DOCTRINE PHYSIOLOGIQUE

APPLIQUÉE

A LA MÉDECINE VÉTÉRINAIRE.

OUVRAGES DU MÊME AUTEUR.

TRAITÉ analytique de médecine légale vétérinaire, 1 vol. in-12
Paris, 1817; prix, 4 fr. 50 c.

NOTIONS élémentaires de médecine vétérinaire militaire, ou
CONSIDÉRATIONS générales sur le choix et les différentes qualités des chevaux de troupe; leur conservation, les causes
de leurs maladies; les remontes, les réformes, le service
des vétérinaires militaires, etc., etc., un vol. in-12. Paris,
1825; prix, 3 fr. 50 c.

RECHERCHES sur la nature de l'affection maladive à laquelle on
a donné le nom de rousse. Paris. 1825.

A PARIS, IMPRIMERIE DE L. COURCIER.
rue des Mathurins Saint-Jacques, n° 20.

DOCTRINE PHYSIOLOGIQUE

APPLIQUÉE

A LA MÉDECINE VÉTÉRINAIRE,

OU

De la nature et du traitement de différentes maladies, et en particulier de la *GOURME*, de la *FOURBURE*, de la *MORVE*, du *FARCIN*, de la *POUSSE*, des *FIÈVRES GAS-TRIQUES*, des *PLEURO-PÉRIPNEUMONIES AIGUËS*, etc., etc., éclairés par de nouvelles observations et par leur étude anatomico-pathologique;

Par J.-B.-C. Rodet,

Professeur-Adjoint à l'École Royale Vétérinaire d'Alfort, ex-Vétérinaire en chef des Hussards de la Garde Royale, Membre correspondant de la Société royale et centrale d'Agriculture; de la Société de Médecine et de la Société Médicale d'Émulation de Paris; de la Société des Amateurs des Sciences, de l'Agriculture et des Arts de Lille, etc., etc.

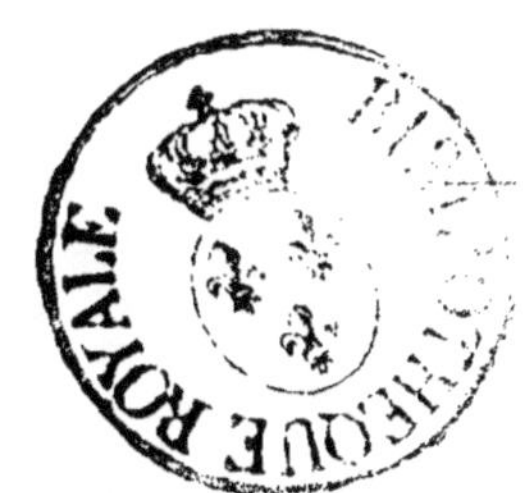

PARIS,

Chez
L. CORDIER, Imprimeur-Libraire, Éditeur, rue des Mathurins Saint-Jacques, N.° 10;
Joseph JANET, Libraire, rue de Sorbonne, N.° 4,
GONDAR-ROBLOT, Libraire, rue Saint-Jacques, N.° 61.

1828.

PRÉFACE.

Depuis que nous possédons deux journaux
de médecine vétérinaire, ces intéressans recueils ont suffisamment prouvé toute l'importance, toute l'utilité des travaux du même
genre que ceux que je me suis déterminé à
publier dans ce volume. Ils ont fait connaître
aussi combien ces ouvrages sont propres à
éveiller les idées et à exciter le zèle des praticiens pour les progrès de notre art. Je m'estime heureux d'avoir pu fournir, à l'un et à
l'autre de ces journaux, de nombreux articles, qui ont été quelquefois accueillis avec
plus de bienveillance que je n'aurais osé m'y
attendre, et je regarde par conséquent comme
une dette qui doit m'être inspirée par ma
reconnaissance, l'obligation qui en est résultée pour moi, de continuer à rendre publiques par cette voie toutes les observations
que je possède ou que je pourrais recueillir
encore, et qui me paraîtraient, d'une part,

susceptibles d'y être insérées, d'une autre part, plus ou moins dignes de fixer l'attention des vétérinaires. Mais ces journaux n'ayant, pour chaque mois, qu'un petit nombre de feuilles, les Mémoires d'une certaine étendue sont par cela seul peu propres à y être admis. C'est cette considération qui m'a fait sentir la nécessité de réunir en un même corps de travail, pour les faire imprimer à part, ceux que j'offre ici au public.

Les Mémoires sur le *farcin*, sur la *pousse*, sur les *hydatides*, sur la *folie* dans les animaux, sur la *fourbure aiguë* des pays chauds, et sur les *pleuro-péripneumonies aiguës*, ont été publiés déjà en différens temps, soit dans des journaux de médecine humaine, soit dans des recueils de Mémoires de diverses Sociétés savantes; mais j'ai cru ne pouvoir me dispenser de les reproduire ici, 1.º parce qu'ils sont tous peu connus des vétérinaires; 2.º parce que, dans la nouvelle édition que j'en donne maintenant, ces ouvrages ont reçu des développemens plus ou moins importans, plus ou moins nécessaires à l'éclaircissement du sujet qui y est traité. Quant aux autres Mémoires que j'y ai joints, ils ont bien été, il est vrai, adressés à différentes époques ou à la Société royale et centrale d'agriculture, ou à la Société médicale d'émulation de Paris, ou à la Société des Amateurs des sciences, de l'agriculture et des arts de Lille ; mais, quoique plusieurs d'entre eux aient été peut-être trop favorablement jugés par quelques-unes de ces Sociétés savantes, ils n'ont point encore été livrés à l'impression, et j'ai pensé devoir par conséquent les faire connaître, dans l'espérance qu'ils pourront être de quelque utilité pour la science, ne fût-ce qu'en rappelant l'attention des vétérinaires qui se livrent à l'observation, sur les cas maladifs qui en sont l'objet, et sur les différens points de pratique que j'y ai considérés.

Mon zèle, pour les progrès de la médecine vétérinaire, le desir que j'ai d'y contribuer autant que me le permettent mes faibles moyens, ont bien pu, à la vérité, me tromper sur le degré plus ou moins grand d'importance que je suppose à une partie de ces Mémoires; mais ils me font espérer aussi qu'on daignera au moins les accueillir et les juger avec quelque indulgence, en me tenant compte des efforts et des vœux que je ne cesserai de faire pour l'avancement de notre art.

DOCTRINE PHYSIOLOGIQUE

APPLIQUÉE

A LA MÉDECINE VÉTÉRINAIRE.

MÉMOIRE

Sur les altérations morbides que présentent les tissus organiques plus particulièrement affectés dans le farcin *des chevaux.* (1)

Quelle est la nature de la maladie qui, dans le cheval, prend le nom de *farcin?* Telle est la question que je me suis proposé d'éclaircir, et pour la solution de laquelle j'ai cru nécessaire d'étudier les causes, le siége, les terminaisons et les altérations morbides de cette maladie dans les différens états, et sous les diverses formes qu'elle offre à l'observation.

---

(1) J'ai publié, dans le cahier de juin 1824, tome XVIII, page 289 et suivantes du *Journal complémentaire du Dictionnaire des Sciences médicales*, un premier *Mémoire sur les altérations morbides que présentent les tissus organiques plus particulièrement affectés dans le* farcin *des chevaux*; c'est ce même mémoire que je reproduis ici, mais avec des développemens que je n'avais pu lui donner lorsqu'il était destiné à former un article de journal. Au reste, il diffère surtout du premier parce qu'il présente des faits suffisans à l'appui et comme preuves des idées que j'y ai exposées.

Cette marche m'a paru la plus propre à nous
conduire à la connaissance de toutes les particularités principales de cette maladie, puisque c'est
effectivement en nous éclairant, par l'application
des lumières de l'anatomie pathologique à cette
investigation analytique, que nous pouvons espérer
de parvenir à nous former des idées bien précises
sur les points les plus importans de son histoire,
tels que ceux du diagnostic et du pronostic de cette
affection, ainsi que des indications vraies qu'elle
peut présenter.

Telles sont les recherches qui m'ont semblé devoir précéder celle des moyens que nous avons,
dans l'état actuel de la science, soit pour en prévenir le développement, soit pour essayer de la guérir, quand cela serait encore possible, bien qu'elle
existât déjà avec la réunion plus ou moins complète
de ses signes extérieurs les plus caractéristiques.

Ce que j'aurai à dire du *farcin* pourra paraître
long ; mais cette maladie est si fréquente, si rebelle,
elle fait périr annuellement tant de chevaux, son
étude d'ailleurs, si importante sous ces divers points
de vue, peut encore jeter un si grand jour sur les
affections du système absorbant, considérées en
général, et même peut-être devenir ainsi la source
de quelques découvertes précieuses, soit sur les
autres altérations maladives du même genre, soit
sur leur traitement, que l'on sentira aisément combien il m'importait de ne rien négliger de tout ce
qui concerne celle dont il est ici question.

(3)

Le *farcin*, regardé par MM. Dupuy (1), Guersent (2) et Aygalenq (3) comme le *scrofule* des
chevaux, et qui a reçu des Espagnols qui ont écrit
sur l'hippiatrique, le nom de *lamparon, lampa-
rones*, lequel, dans leur langue, signifie aussi les
écrouelles, les *scrofules* de l'homme ; le *farcin*,
dis-je, a été considéré avec raison, par un grand
nombre d'auteurs, comme ayant son siége organique
dans les vaisseaux et dans les glandes lymphatiques ;
mais ils se sont bornés à l'avancer sans en apporter
des preuves qu'ils auraient pu puiser cependant
dans l'étude anatomico-pathologique de cette maladie : c'est ce qui m'a porté à employer le même
moyen pour vérifier ce qu'une telle opinion pouvait avoir de plus ou moins exact ; et les recherches cadavériques auxquelles je me suis livré dans
cette intention, m'ont fait reconnaître, en effet,
que le *farcin* est aux vaisseaux et aux ganglions lymphatiques, ce que le flegmon et toutes les inflammations rouges sont aux tissus organiques essentiellement formés de vaisseaux capillaires sanguins :
l'un et l'autre genre de maladie est le produit d'une
irritation en quelque sorte *spéciale*, et par conséquent plus particulièrement éprouvée et ressentie,

----

(1) De l'affection tuberculeuse. Paris, 1817.

(2) Article *Epizooties* du Dictionnaire des Sciences médicales.

(3) Aperçu sur la perfectibilité de la médecine vétérinaire.
Paris, an 9.

savoir, le *farcin* dans les vaisseaux lymphatiques, le *flegmon* dans cet ordre de vaisseaux capillaires qui charrient ou peuvent charrier du sang. Des usages physiologiques particuliers aux vaisseaux dont l'irritation produit ces deux genres d'affection, de leurs propriétés vitales différentes, de leur organisation, de leur degré plus ou moins grand de sensibilité relative, etc., etc., provient donc uniquement la dissemblance des phénomènes morbides qui caractérisent et font distinguer l'irritation des uns de celle qui peut affecter les autres. Les symptômes du flegmon, comme ceux de toutes les flegmasies analogues, et les altérations de tissu produites par lui dans les parties qui en sont spécialement le siége, ont été plus étudiés et sont mieux connus, parce qu'ils sont plus subits, plus marqués, plus contrastans avec l'état de santé, et dès-lors infiniment plus faciles à observer ; aussi nous reste-t-il bien moins à desirer sous ce rapport que relativement au *farcin*, pour lequel, au contraire, nous avons encore presque tout à apprendre.

Les vétérinaires ne sauraient donc trop s'appliquer à l'observation de cette maladie, et devraient ensuite se faire un devoir de publier les résultats de leur expérience sur ce sujet. Il en résulterait de nouvelles lumières propres à nous guider plus sûrement dans la thérapeutique. Pour payer mon tribut, je vais rapporter ce que je sais concernant les effets qu'elle produit dans les tissus qu'elle affecte, en avouant toutefois qu'il convient de regarder ce travail comme très-incomplet encore. Mais avant d'entrer en matière, j'exposerai, sur les causes prochaines du *farcin*, quelques considérations qui me paraissent d'autant plus nécessaires, qu'elles serviront à faire mieux connaître le véritable caractère de la maladie.

L'observation semble prouver que les causes, pour ainsi dire spéciales, qui agissent plus ou moins sûrement sur les vaisseaux et les ganglions lymphatiques, pour en déterminer l'*irritation*, se distinguent principalement par une action aussi peu énergique d'abord, que lente ensuite à produire des effets marqués.

Elles sont surtout, au moins en général, long-temps continuées dans leur action (1), ce qui les distingue essentiellement des causes de l'irritation flegmoneuse, car celles-ci agissent toujours avec plus de force d'abord ; elles produisent leurs effets dès les premiers temps de leur application à l'organisme, et n'ont pas besoin d'ailleurs de continuer long-temps à agir pour les déterminer tout entiers. —Une contusion ou une piqûre de la peau, par exemple, occasione sur-le-champ une inflammation toute flegmoneuse, tandis qu'une irritation modérée, soutenue et plus ou moins long-temps continuée du derme, ne produit souvent qu'une

---

(1) Il faut néanmoins en excepter la *peste* et la *siphilis*, dont les effets sur les ganglions lymphatiques sont souvent très-prompts.

infiltration du tissu cellulaire sous-cutané d'abord, et détermine quelquefois ensuite un engorgement des lymphatiques de la partie, de l'irritation morbide desquels résulte alors le *farcin*.

L'expérience journalière démontre l'exactitude de la distinction que je viens d'établir. Pour en rapporter quelques exemples familiers, même aux hommes les moins versés dans la pratique de la médecine vétérinaire, je ferai remarquer,

1.º Que l'ingestion des substances âcres, irritantes, produit de suite une maladie vivement inflammatoire des organes de la digestion, tandis que l'usage long-temps continué d'alimens ordinaires, mais en partie altérés ou avariés, dont les effets ne peuvent qu'irriter légèrement ces viscères, lesquels alimens, pris sans relâche, entretiennent pendant un certain temps cette irritation très-modérée, ne détermine souvent, au contraire, qu'un simple engorgement des vaisseaux et des ganglions lymphatiques du mésentère, et par la suite un *farcin* qui, avec le temps, deviendra une affection générale;

2.º Qu'un coup, une distension des ligamens, etc., produisent bientôt sur les articulations des membres une véritable inflammation aiguë, avec tous ses caractères et toutes ses suites, tandis que les fatigues d'une première marche soutenue, au moins chez des animaux non encore habitués aux longs voyages, ou bien encore les douleurs prolongées des mêmes régions articulaires qui accompagnent un accroissement difficile, et toutes les causes enfin qui, comme

(7)

celles-ci, ne déterminent qu'une irritation modérée et un engorgement indolent des parties, sont plus communément suivies (surtout si cette irritation, ainsi que ses effets, se continuent long-temps) de la production du *farcin*;

3.º Qu'une irritation subite et forte de la poitrine cause de suite une pneumonie, une pleurésie, une péricardite aiguës, etc.; au lieu que, si la cause de l'irritation des organes thoraciques a peu d'énergie, n'agit seulement que par la prolongation de ses effets, et, bien que peu active, se renouvelle sans cesse, l'altération morbide qui en résulte est peu prononcée, peu vive; une bronchite légère ou une pleurésie partielle et peu intense, en est tout au plus le résultat; mais ces maladies, peu graves en apparence, se perpétuent comme la cause qui les a produites et qui les entretient, en sorte que, sous l'influence de leur propre irritation long-temps prolongée, elles occasionent insensiblement des dégénérescences lardacées et tuberculeuses des poumons ou des ganglions bronchiques, qui, à leur tour, deviennent les causes prochaines d'un *farcin* extérieur, véritable production morbide consécutive à ces dégénérescences;

4.º Qu'une inflammation des membranes muqueuses nasales, assez intense pour donner lieu à une réaction fébrile générale, peut, dans les jeunes chevaux, où les affections franchement inflammatoires sont plus fréquentes parce que chez eux le système sanguin prédomine ordinairement, s'accompagner d'une abondante sécrétion morbide de mucus, et de la suppuration des tumeurs sympathiques qui se forment alors sous l'*auge*, puis enfin l'animal guérir vite et complètement, tandis que, dans les chevaux avancés en âge, et chez lesquels le système sanguin se montre moins susceptible de participer aux affections locales, ou bien encore chez ceux où le système lymphatique est vraiment prédominant, les inflammations des muqueuses nasales ne s'accompagnent fort souvent que d'une irritation moins violente, et le flux nasal est d'abord moins copieux, mais ensuite l'un et l'autre se prolongent beaucoup plus long-temps, prennent une existence vraiment chronique, et dès-lors, comme dans tous les autres cas où des irritations peu énergiques se continuent un temps assez long pour produire ces effets, les lymphatiques qui prennent naissance dans la partie affectée, et les ganglions qu'ils traversent s'irritent, s'affectent eux-mêmes consécutivement, puis se montrent ensuite susceptibles d'éprouver tous les modes de terminaison dont ce genre d'altération morbide est ordinairement suivie; d'où résulte, selon les parties qui se montrent le plus essentiellement affectées, tantôt la *morve*, et tantôt le *farcin*;

5.º Enfin, qu'un *clou de rue*, une *brûlure* de la *sole*, un *étonnement* de *sabot*, produisent, par leurs effets violens, la suppuration prompte des parties offensées; tandis que, au contraire, le *dermitite-chronique* des extrémités inférieures des membres

(les *eaux aux jambes*) produisent souvent, à la longue, l'engorgement des ganglions de la région supérieure des membres, puis celui des extrémités malades, et ensuite des ulcères farcineux (*scrofules véritables*) de la peau des parties affectées. Il en est de même, au reste, de tous les engorgemens froids, œdémateux, véritables hydropisies partielles, qu'un obstacle à la circulation existant dans les parties supérieures d'un membre semble produire au moins dans un grand nombre de cas; car en eux, et par un effet absolument consécutif, les lymphatiques, tant ceux de la peau que ceux de l'intérieur du membre malade, s'affectent, s'engorgent, et finissent par suppurer; de sorte que de véritables *ulcères scrofuleux*, que l'on nomme ici *plaies farcineuses*, en sont ordinairement la suite.

Ainsi donc, et sans nous étendre davantage sur ce sujet, je pense qu'il est bien démontré, par l'observation même des faits, puisque les détails dans lesquels je viens d'entrer ne sont que leur plus stricte expression, 1.º que l'irritation, souvent consécutive des lymphatiques, est la cause prochaine du *farcin*; 2.º que, considérées d'une manière générale, les causes capables de produire leur irritation agissent d'une manière opposée, au moins sous divers rapports, au mode d'action particulière de celles qui déterminent ordinairement les maladies nommées *flegmasiques*; 3.º enfin que les causes du *farcin* ont peu d'énergie, qu'elles ne déterminent que des effets d'abord peu marqués, les-

quels ensuite font des progrès communément très-
lents, et que ces mêmes causes, pour les produire,
ont encore besoin de la longue continuité d'une
action plus ou moins modérée, mais constante, ou
tout au moins peu interrompue.

Il résulte de là qu'une irritation peu violente,
mais long-temps entretenue, dans quelque partie
du corps qu'elle existe, peut devenir une des principales causes déterminantes du *farcin*. Voilà pourquoi cette affection se déclare si souvent dans les
pénibles convalescences qui suivent les maladies
longues ou incomplètement guéries ; voilà pourquoi
elle est si commune également dans ces troubles
prolongés, mais peu graves d'abord, et dès-lors peu
marqués aussi des fonctions générales, qui suivent
immédiatement les changemens de pays, de nourriture, de genre de travaux, et qui sont si souvent produits par un acclimatement difficile. Soit que, dans
ces cas, les lymphatiques des organes visiblement
affectés, ou de ceux qui le sont sans le paraître, y
puisent et portent ensuite au loin des liquides altérés
par la sécrétion des parties malades, et capables
d'irriter d'une manière spéciale les ganglions éloignés qu'ils traversent, ou les vaisseaux lymphatiques
avec lesquels ils communiquent ; soit que leurs tissus eux-mêmes, venant à la longue à participer à
l'état d'irritation de la partie malade dans laquelle
ils prennent leur origine, cette irritation, quand ils
la partagent enfin, en s'étendant successivement,
puisse ainsi se propager et se répéter, de proche en

proche, jusque dans les régions du corps les plus éloignées les unes des autres.

La prédominance du système lymphatique, quand elle existe, ce qui arrive fréquemment dans les chevaux des pays tempérés, surtout lorsqu'ils ont été élevés aux pâturages dans des contrées humides, rend les tissus organiques qui appartiennent à ce système beaucoup plus susceptibles d'éprouver toutes les variétés d'irritation morbide dont ils peuvent être affectés; c'est ce qui explique pourquoi ces chevaux sont, plus souvent que les autres, attaqués du *farcin*, maladie qui, chez eux surtout, a presque toujours, dès son invasion, un caractère vraiment constitutionnel, lequel en fait dès-lors une affection des plus difficiles à combattre avec quelque espoir de succès. Ainsi, sans aller chercher la cause prochaine du *farcin* dans une prétendue faiblesse idiosyncratique des sujets qui n'existe ordinairement pas (1), ou dans une sorte de *qualité spécifique* sur laquelle on est loin de s'accorder, tenons-nous-en aux effets marqués que l'on observe dans le développement de cette maladie, et recon-

---

(1) Si le *farcin* se développe souvent chez des animaux épuisés par de longues maladies, ce n'est pas parce qu'ils sont faibles, mais bien uniquement parce que les lymphatiques des parties malades, lesquels ont toujours besoin, comme tous les vaisseaux du même genre, d'éprouver une longue excitation anormale pour se montrer irrités, viennent enfin, avec le temps, à participer à l'état d'irritation de ces mêmes parties.

naissons que les lymphatiques sont d'autant plus susceptibles de se montrer affectés d'une altération maladive quelconque, que, prédominant dans l'organisme par leur énergie d'action propre, ils sont doués de propriétés vitales plus prononcées, et montrent même déjà, dans l'état de santé, une certaine activité vitale toujours très-voisine de l'état de maladie, dont elle peut, ici surtout, être considérée plutôt comme un premier degré que comme une simple prédisposition.

Je ne pouvais me dispenser d'entrer dans le détail de cette longue série de faits, concernant les circonstances dans lesquelles on voit le plus ordinairement se développer le *farcin*, non-seulement parce que ces faits sont très-propres à faire connaître les véritables sources de cette maladie à ceux qui, fidèles encore aux théories de l'humorisme, ne voient, dans l'altération morbide qui nous occupe, qu'une affection toujours et uniquement *spécifique*, mais encore parce qu'ils donnent une exposition assez exacte des causes physiologiques les plus fréquentes du *farcin*, au moins dans les cas les plus ordinaires, et surtout parce qu'ils rendent également raison des premières altérations morbides que l'on peut observer dans les chevaux qui en sont attaqués. Maintenant je vais considérer d'une manière particulière les lésions qui accompagnent les différens états de cette maladie dans les tissus qui en sont affectés.

Le *farcin*, que les maréchaux, les hippiatres, et ceux des vétérinaires qui ont écrit sans fonder leur opinion sur l'anatomie pathologique, ont toujours placé au rang des maladies externes, ne borne cependant pas ses effets comme ils ont semblé le croire (puisqu'ils l'ont avancé) aux seules parties extérieures et plus ou moins superficielles du corps; car, si le *farcin* peut bien, il est vrai, dans beaucoup de circonstances, débuter par les régions sous-cutanées, et pendant quelque temps les attaquer exclusivement, il est également démontré, par l'étude cadavérique des sujets attaqués de cette maladie, que dans d'autres cas le *farcin*, qui semble n'exister qu'au dehors de l'économie, pour ainsi dire, n'en doit pas moins, la plupart du temps, être regardé comme n'étant qu'un effet secondaire de quelque maladie interne, ordinairement chronique, et plus ou moins ancienne. Ainsi donc le *farcin*, dans cette dernière circonstance, n'est déjà plus une maladie uniquement bornée aux parties externes du corps. Enfin, dans les cas même où le *farcin* a développé ses premiers effets, ou à la surface de la peau, ou dans les ganglions lymphatiques sous-cutanés, il arrive souvent, pour peu qu'il prolonge son existence, et quelquefois même lorsqu'on n'observait dans le malade aucun trouble, soit général, soit sympathique, capable de faire connaître l'extension qu'a pu prendre cette maladie, que le *farcin* que l'on voit à l'extérieur du corps est devenu la source et le principe d'altérations subséquentes, toujours alors plus ou moins graves, de l'un ou de plusieurs des principaux viscères situés dans les cavités splanchniques, comme je vais en offrir quelques observations prises au hasard parmi les faits nombreux du même genre que j'ai pu recueillir dans ma pratique.

Première observation. — Une jument de selle de race normande, d'un tempérament froid et d'une constitution très-maladive, âgée de cinq ans et demi, qui depuis cinquante jours était traitée infructueusement pour un *farcin* qui ne paraissait consister qu'en de simples boutons isolés répandus sur différentes parties du corps, et qui, quand on les avait guéri sur une région, se renouvelaient bientôt sur une autre, mourut sans avoir montré aucun autre signe de maladie que ces boutons de *farcin*, dont l'existence était néanmoins accompagnée de l'engorgement froid des membres postérieurs, et d'un peu de maigreur pendant les derniers jours de sa vie. Elle présenta à son ouverture, outre les boutons de *farcin* situés sur la peau, des hépatisations anciennes, mais sèches, de nombreux tubercules parvenus à différens états dans les deux lobes des poumons, ainsi que plusieurs cavernes tuberculeuses creusées dans leur lobe droit, et où il se trouvait une matière blanchâtre homogène, puriforme, aussi consistante que de la bouillie.

Deuxième observation. — Un cheval allemand, d'une très-forte constitution, âgé de seize ans, appartenant à un officier qui le possédait depuis très-long-temps, et ne l'avait jamais vu malade, devint tout-à-coup, et après la manifestation de quelques troubles légers dans sa santé, affecté de boutons de *farcin* placés sur différentes parties du corps, telles que l'encolure, les côtes et la face interne des cuisses. On s'attacha, mais infructueusement, à combattre cet état par tous les moyens indiqués ; enfin, sans que ce cheval ait montré le moindre signe d'aucune autre maladie, il succomba, en apparence, par les seuls effets de ce *farcin* extérieur. On trouva, lors de son ouverture, qu'il existait aussi en lui un engorgement assez prononcé des ganglions mésentériques, beaucoup de tubercules très-volumineux dans les deux lobes du poumon, qui présentaient aussi quelques hépatisations anciennes, et enfin, que plusieurs de ces mêmes tubercules étaient ramollis en une matière puriforme grisâtre un peu épaisse.

Troisième observation. — Une jument de race commune, âgée de douze ans, montra d'abord un engorgement inflammatoire du genou gauche, qui fut suivi, un mois après, de l'apparition d'une corde de *farcin* sur l'avant-bras correspondant, laquelle s'étendit bientôt jusque sur les côtes. On chercha vainement à guérir cette maladie, qui se compliqua enfin de l'engorgement des ganglions lymphatiques sous-maxillaires du même côté ; circonstance qui, quatre mois après que les premiers signes du *farcin* s'étaient montrés, détermina le sacrifice de cette jument. On trouva à son ouverture, 1.° que celui des membres antérieurs qui était affecté du *farcin*, était le siége d'un engorgement considérable de la peau et du tissu cellulaire sous-cutané, qui, endurci, épais, présentait une infiltration couenneuse jaunâtre, et très-dense ; qu'au milieu de l'engorgement sous-jacent, il existait plusieurs foyers isolés de ramollissement, qui tous contenaient une matière puriforme grisâtre, grumeleuse, plus ou moins abondante; 2.° que le lobe droit des poumons renfermait plusieurs grosses infiltrations lardacées très-dures, au centre de chacune desquelles il y avait un foyer de matière puriforme blanchâtre, homogène, enfermée dans un kyste à parois fibreuses, épaisses, et incrustées intérieurement de petites granulations tuberculeuses.

Quatrième observation. — Un cheval normand, âgé de douze ans, d'une forte constitution, ayant les muscles très-prononcés, malgré qu'il avait la poitrine étroite, l'encolure grèle et les extrémités trop hautes, jouissait depuis plus de trois ans d'une très-bonne santé, lorsqu'il devint affecté d'une *corde de farcin* qui s'étendait tout le long du membre, depuis le jarret droit jusqu'au scrotum, où se trouvaient aussi quelques volumineux boutons de *farcin*. Ce *farcin* fut opéré selon les procédés ordinaires. Peu de jours après l'opération, de nouveaux boutons, très-volumineux aussi, se formèrent, surtout au voisinage des articulations, ainsi qu'une forte tumeur de même nature, qui se montra sur le trajet de la jugulaire droite. Les ganglions sous-maxillaires du même côté devinrent engorgés, et le cheval se mit à jeter légèrement par la narine droite. Bientôt il y eut flux par les deux naseaux, et la pituitaire n'ayant pas tardé à se désorganiser, l'animal fut abattu. Le tissu aréolaire de presque toutes les parties du corps offrait, sous la peau, beaucoup de boutons de *farcin*, dont la plupart étaient ramollis en une substance grisâtre de consistance puriforme ; dans les interstices des muscles des membres, ce même tissu était infiltré d'une épaisse sérosité jaunâtre et gélatiniforme ; les ganglions inguinaux, très-volumineux, noirs à l'extérieur, offraient, dans l'intérieur de leur substance, des portions rouges gorgées de sang et indurées, d'autres parties qui n'étaient que squirrheuses, et dont la couleur était d'un blanc jaunâtre. La membrane pituitaire était, surtout sur la cloison médiane du nez, recouverte de boutons farcineux, la plupart abcédés, ainsi que de nombreux ulcères chancreux. La muqueuse des bronches présentait quelques ulcérations. Le lobe droit des poumons était hépatisé et très-dense dans une bonne moitié de son étendue ; il contenait, dans d'autres parties de son parenchyme, de volumineux caillots de fibrine décolorée, d'une consistance gélatineuse, et par conséquent ramollie, qui remplissaient les principales divisions des artères, dont le diamètre était considérablement augmenté, et on y observait aussi plusieurs indurations lardacées : enfin, à sa partie postérieure, il contenait un kyste oblong d'un pouce et demi de diamètre, renfermant une matière caséiforme à demi ramollie, et dont les parois fibreuses étaient

parsemées, dans leur intérieur, de tubercules grumeleux et secs.

A ces faits qui me sont propres, et que j'aurais
pu multiplier si je n'avais craint d'être trop long,
j'en joindrai un autre que je tire de l'ouvrage de
M. Dupuy (1), afin de prouver que d'autres vétérinaires ont pu, comme moi, observer des faits de
même nature que ceux qui me sont particuliers.

Cinquième observation. — « Le professeur des
hôpitaux de l'école d'Alfort a fait abattre, le 4 avril
1815, un cheval de selle, de race anglaise, âgé
de dix ans, taille d'un mètre soixante centimètres,
affecté du *farcin* depuis long-temps. Le propriétaire
a déclaré que c'était pour la troisième fois qu'il était
en traitement. Les boutons de *farcin* étaient dans
la direction de la veine crurale droite, et sur les
bords cartilagineux des côtes : ces boutons étaient
petits, arrondis, durs; quelques-uns étaient arrivés
au ramollissement ou à l'état de suppuration; les
autres, fermes et lardacés, offraient dans le tissu,
vu intérieurement, des tubercules jaunâtres et miliaires. Les ganglions lymphatiques de l'aine étaient
affectés, ainsi que ceux de l'entrée de la cavité
thoracique et des bronches. A la division de la
bronche droite, dans le tissu cellulaire lâche et
abondant qui s'y trouve, on a remarqué une tumeur
jaunâtre lardacée; dans l'épaisseur, il y avait beau-

---

(1) De l'affection tuberculeuse. Paris, 1817, page 177.

coup de tubercules miliaires passés à l'état de suppuration. Les parties voisines des poumons avaient subi la même dégénération. En examinant avec attention, on pouvait observer tous les changemens qui précèdent la suppuration des tubercules ou leur transformation en vomiques. Les parties du poumon les plus éloignées étaient hépatisées ; le tissu de la circonférence de la tumeur était jaunâtre, serré, mais moins dur que le milieu, où se trouvaient situés les tubercules. Les cavités nommées *vomiques* renfermaient une matière grumeleuse, caséiforme et sanieuse.... La membrane pituitaire ou nasale, dans la partie qui recouvre les cellules de l'os ethmoïdal et la base de la cloison du nez, était comme dans l'état ordinaire ; elle était seulement épaisse, pâle ; on y remarquait des boutons arrondis blancs, durs ; les uns de la grosseur d'un pois ; les autres, plus petits, miliaires, et à l'état d'ulcération. Un tubercule miliaire non ulcéré se trouvait dans la gouttière moyenne, et plusieurs à la base des cornets ; mais il y en avait un plus grand nombre sur la narine droite que sur la gauche. Les ganglions sous-linguaux droits renfermaient des tubercules miliaires qui étaient gros, durs, décolorés, non-ramollis : deux étaient en suppuration ».

Ainsi donc ceux des anciens auteurs qui admettaient deux variétés principales de *farcin*, dont l'une était *externe*, et l'autre *interne*, avaient en quelque sorte raison, et l'on a eu tort ensuite de croire, en ne fondant cette idée que sur des raisonnemens hy-

pothétiques, que le *farcin* ne devait être considéré
que comme une maladie qui bornait ses effets spéciaux exclusivement aux seules parties externes du
corps.

Tout démontre dans le *farcin* la *sur-excitation* des
parties qui en sont le siége ; aussi son invasion est-
elle marquée surtout par les signes suivans : afflux
et accumulation dans les parties affectées des liqueurs
qui leur sont propres ; surcroît de nutrition, et par
conséquent augmentation simple de volume , au
moins pendant un certain temps, ou bien véritable
engorgement maladif, quelquefois même assez rapide. Ces phénomènes sont accompagnés, dans certains cas, de tension, de chaleur et de douleurs
locales plus ou moins vives, quand les vaisseaux
sanguins et les nerfs des parties malades sont brusquement gênés, comprimés, tiraillés ou distendus
par l'accroissement de la tumeur, de sorte qu'il
peut même en résulter, chez certains sujets irritables, une réaction fébrile générale, avec tous les
phénomènes sympathiques qui constituent cet état
maladif. Mais quand la tumeur a acquis tout le développement qu'elle doit conserver, alors les symptômes de réaction sympathique disparaissent insensiblement ; la chaleur et la douleur de la partie
diminuent ; ensuite la maladie demeure pendant
un temps plus ou moins long dans un état véritablement stationnaire (au moins quant à la manifestation des signes extérieurs), pendant la durée
duquel, néanmoins, un travail intestin semble pré-

parer le ramollissement de la tumeur, qui du reste
n'a jamais lieu sans qu'il se manifeste, au moment
où il va s'effectuer, un retour de chaleur et de douleur locales plus ou moins exaltées, et parfois même
une nouvelle réaction fébrile générale. Alors la fonte
ou le ramollissement plus ou moins prompt et plus
ou moins complet de la tumeur a définitivement
lieu; puis elle s'ouvre d'elle-même, le plus souvent
à l'extérieur, pour suppurer pendant un temps in-
déterminé, mais en général jusqu'à ce que la maladie, en affectant successivement plusieurs régions
du corps, ait produit une diathèse générale presque
toujours accompagnée d'une fièvre hectique plus ou
moins forte, qui conduit le sujet à la mort, quand,
par des traitemens appropriés à sa nature, la marche du *farcin* n'a pu être, avant cette époque, ni
arrêtée ni suspendue. On pourrait donc, à la ri-
gueur, si toutes ces divisions arbitraires ne se trouvaient pas trop souvent en défaut quand il s'agit
d'en faire l'application à l'animal malade, reconnaître, en général, dans le développement du *farcin*, quatre stades principaux : 1.º *Invasion* avec ou
sans réaction fébrile; 2.º *état stationnaire* ou de
crudité, avec cessation des troubles sympathiques,
quand ils ont existé; 3.º *ramollissement* et *suppuration*, annoncés quelquefois par le renouvellement
de la réaction fébrile; 4.º enfin, *diathèse générale*
avec fièvre hectique.

Au reste, et quoi qu'il en soit, la plupart des
auteurs ont divisé le *farcin*, envisagé comme affec--

tion purement externe, en *farcin* VOLANT, *farcin* CORDÉ, et *farcin* CUL-DE-POULE OU CONFLUENT. Ces divisions auraient pu devenir d'une certaine utilité, sinon dans la pratique, au moins dans l'étude de cette maladie, si l'on n'avait pas voulu faire de chacune d'elles une affection en quelque sorte différente des deux autres, quand chacune de ces trois variétés n'aurait dû être considérée, au contraire, que comme une simple forme, une pure modification d'une seule et même altération morbide.

I. Or, si nous admettons un instant, pour parvenir plus sûrement à mieux préciser le diagnostic de cette maladie, la nécessité de considérer en particulier chacune des trois formes que peut affecter le *farcin* dans les chevaux qui en sont attaqués, nous reconnaîtrons, d'après tout ce que nous avons dit précédemment, que la première et la plus simple des variétés sous lesquelles on peut l'observer, celle que les maréchaux ont désignée sous le nom de *farcin* VOLANT, consiste en un nombre plus ou moins grand de boutons, dont la grosseur varie depuis celle d'une noisette jusqu'à celle d'un œuf de poule, et qui, dans leur principe, sont arrondis, séparés de la peau sous laquelle ils se forment, et roulant au milieu du tissu cellulaire dans lequel ils sont placés.

Si l'on ouvre un bouton isolé du *farcin*, d'une grosseur moyenne, et tout récemment formé, avant qu'il ait commencé à se ramollir, ce bouton, très-dur, indolent, souvent arrondi, complètement détaché de la peau et des autres parties, se trouve alors entièrement formé, dans son intérieur, d'un tissu dur, fibreux, très-serré, d'un blanc de lait, criant sous le bistouri, et qui, d'une texture partout homogène dans certains cas, est cependant quelquefois sillonné et pénétré par quelques capillaires sanguins. Mais un peu plus tard, c'est-à-dire quand il commence à se ramollir dans son centre, comme à s'attacher à la peau, et quelquefois même avant qu'il y soit devenu adhérent, on observe (si sa fonte toute récente n'est pas entière et complète) qu'il conserve encore dans son pourtour une partie du tissu fibreux blanc et dur qui auparavant le formait en totalité, et que, dans l'intérieur, il renferme une matière pultacée jaunâtre ou d'un blanc sale, ou légèrement colorée en rouge. Enfin, quand sa fonte est complète, on trouve dans ce bouton, avant qu'il ne soit abcédé, que plusieurs petites productions morbides, unies par couches les unes aux autres (se contenant réciproquement et simulant des membranes séreuses accidentelles légèrement engorgées, dont la plus intérieure paraît comme ulcérée à sa surface interne) concourent à en former les parois et renferment une matière blanche épaisse, homogène, dont la consistance, variant beaucoup, est tantôt caséeuse, tantôt puriforme, tantôt analogue à celle d'une épaisse bouillie.

Lorsque les *boutons* ou les *cordes* de *farcin* se développent chez des chevaux irritables, d'un tempérament très-sanguin, ou dans une partie abondamment pourvue de capillaires artériels et veineux, ainsi que de nombreux filets nerveux, comme aux paupières, aux naseaux, aux lèvres, etc., le ramollissement en est prompt et la suppuration presque subite. Mais quand ils se forment chez des chevaux dans lesquels les systèmes sanguins et nerveux sont loin de prédominer, ou sur des parties dont la peau molle et lâche recouvre soit du tissu cellulaire ou adypeux plus ou moins abondant, soit des muscles épais, soit enfin quelques parties peu vasculaires, comme à la région supérieure de l'encolure, au poitrail, aux flancs, à la croupe, sur les cuisses, sur les membres, etc., les phénomènes morbides qu'ils présentent sont infiniment plus longs à s'accomplir. Néanmoins, et quoi qu'il en soit de la marche lente ou rapide qu'affecte le *farcin* dans les différens cas que je viens de mentionner, toujours les altérations de tissu que présente chaque bouton correspondent aux signes extérieurs qu'il offrait, et cela aussi bien dans les cas où la marche de cette maladie est la plus prompte, que dans ceux où elle montre ce caractère de lenteur particulier qui lui est plus ordinaire.

Il résulte quelquefois de la fonte intérieure d'un bouton de *farcin* plus ou moins volumineux, et profondément situé dans quelque partie, un véritable abcès enkysté, dont les parois sont semblables, par l'aspect intérieur, à une membrane séreuse engorgée, et qui renferme une matière absolument analogue à celle d'un bouton de *farcin* ordinaire. Une fois formés, ces abcès peuvent demeurer un

temps plus ou moins long, quelquefois même jusqu'à la mort du cheval, sans éprouver, ou du moins
sans paraître éprouver aucun changement bien manifeste dans leur manière d'être. Or, quelque longue
que soit leur durée, comme ils contiennent toujours
la même matière pultacée et en aussi grande quantité, on se demande naturellement si la matière
renfermée dans ces abcès enkystés se renouvelle.
La question semble, au premier abord, assez difficile à décider; néanmoins tout porte à se prononcer pour l'affirmative; car la membrane séreuse de
ces kystes peut, comme les plèvres enflammées
avec lesquelles son organisation lui donne de la
ressemblance, et qui sécrètent dans l'état de maladie une humeur blanchâtre lactescente et puriforme, être ici également l'organe sécréteur de la
matière morbide qu'il renferme. Au reste, cette
matière paraît toujours nouvelle, toujours fraîche-
ment formée, et se montre souvent exempte de
toute altération putride; car elle est ordinairement
homogène, blanche, inodore, partout d'une consistance égale dans ses diverses parties, et elle remplit
très-exactement la capacité du kyste qui la contient.
D'ailleurs, si l'on ouvre un de ces abcès enkystés de
farcin, et que sans détruire le kyste, ou sans l'irriter assez fortement pour le désorganiser, on se
contente de le panser comme une plaie simple, ou
enfin si on l'abandonne à lui-même, on le voit continuer de suppurer, et constituer ainsi un ulcère

atonique ou une plaie fistuleuse, qui ne tend jamais alors vers la guérison.

II. La deuxième forme de la maladie qui nous occupe, celle où les tumeurs qui la constituent ont une configuration alongée, et se composent d'un nombre plus ou moins grand de boutons de *farcin*, desquels le volume varie, mais qui sont unis entre eux par de moindres engorgemens cylindriques, indolens, et plus ou moins curvilignes, situés ordinairement sur le trajet des principales veines extérieures des parties, et s'étendant d'un bouton de *farcin* à un autre; cette forme des affections farcineuses est celle qui a reçu des maréchaux le nom de *farcin* corde. Voici les caractères qu'elle présente.

Envisagée sous le rapport de l'anatomie pathologique, la seule différence qui existe entre ce qu'on nomme une *corde* ou un *cordon de farcin* et un *bouton* de même nature, consiste en ce que cette variété particulière de la maladie dont nous traitons, examinée soit avant, soit après son ramollissement, offre, dans son état de crudité, une induration blanche, alongée, plus ou moins cylindroïde, souvent détachée de la peau et des tissus sous-jacens, dont le volume varie, et dont la direction, rarement rectiligne, est ordinairement celle des principaux vaisseaux lymphatiques des parties où on l'observe. Cette induration, quelquefois plus ou moins indolente, présente, d'espace en espace, des renflemens plus ou moins prononcés, qui sont autant de *boutons de farcin* distincts, sur-ajoutés au corps même du *cordon farcineux*. Du reste, elle est également formée à l'extérieur d'un tissu blanc dense, serré, quelquefois même fibreux, ou bien encore tuberculeux; tandis qu'elle présente souvent dans son intérieur, au moins quand elle existe déjà depuis quelque temps, un long canal, véritable foyer de suppuration, dans la capacité duquel est renfermée la matière pultacée du *farcin*, lorsque cette *corde* farcineuse est déjà parvenue à son état de ramollissement. A cette même période, une partie dés renflemens qu'elle présente, ramollis pour leur compte, bien que simultanément avec la *corde* elle-même, ou même avant elle, ressemblent, comme je l'ai dit, à autant de *boutons* farcineux, qui se comportent alors comme le feraient, dans le même cas, des *boutons* isolés; c'est-à-dire qu'ils tendent, en s'unissant à la peau, que bientôt ensuite ils parviennent à percer, à s'abcéder spontanément, tandis que la *corde de farcin* continue à demeurer isolée, parfaitement détachée de la peau dans les intervalles qui les séparent, absolument comme dans son état de crudité, et ne paraît nullement disposée à donner prochainement issue à la matière qu'elle contient; ce qui d'ailleurs est excessivement rare, parce que chaque *bouton* déjà ouvert, communiquant avec le foyer intérieur de la *corde*, offre à la matière suppurée formée par elle une voie plus facile, et bien suffisante pour en permettre l'écoulement à mesure qu'elle est formée.

Les ouvrages des vétérinaires sont pleins de faits

qui démontrent le vérités que je viens d'exposer, et M. Dupuy a rapporté, à la page 237 de son ouvrage (1), l'ouverture d'un cheval de six ans attaqué du *farcin*, dont les résultats prouvent aussi une partie des choses que j'ai déjà dites des altérations extérieures qui existent dans cette maladie. « Les tumeurs dites farcineuses situées, dit-il, dans le tissu de la peau, se présentaient sous trois états différens : les unes, telles que celles de l'encolure, étaient formées d'un *tissu lardacé* très-dur et non encore ulcéré; d'autres étaient ramollies au centre, et, de même que les précédentes, recouvertes par la peau; les dernières étaient également ulcérées, et, de plus, avaient détruit le tissu de la peau. Les kystes qui enveloppaient ces tumeurs étaient très-durs et presque cartilagineux. »

Dans le même cheval, l'épididyme et le testicule gauche étaient recouverts d'une enveloppe épaisse et fibreuse; ils renfermaient aussi une matière puriforme semblable à celle qui se trouvait dans le corps de la peau; le testicule droit renfermait beaucoup de tubercules ramollis et dégénérés; les veines étaient variqueuses; le cordon avait éprouvé la même altération. Les ganglions lymphatiques de l'aine, du mésentère, des bronches, des poches gutturales et les sous-linguaux étaient gonflés, blanchâtres, mous, décolorés; ces derniers contenaient des tubercules miliaires. Les poumons renfermaient des tubercules;

____

(1) De l'affection tuberculeuse. Paris, 1817.

la membrane pituitaire, couverte de petites ulcérations, offrait aussi plusieurs tubercules miliaires
blancs, ronds, durs, roulans sous le doigt. Le même
auteur a aussi donné, à la page 201, la description
suivante des boutons farcineux que portait sur différentes parties du corps un cheval de trait morveux,
âgé de cinq ans :

« Presque tous ces boutons étaient ramollis (or,
le *farcin* était ici plus avancé que dans le premier
cas); la matière puriforme que ces kystes renfermaient était grumeleuse et d'une odeur désagréable;
beaucoup avaient percé la peau, et présentaient des
ulcérations dont les parois grisâtres, fibreuses enfin,
avaient l'aspect d'une dégénérescence cancéreuse. Le
tissu cellulaire sous-cutané était blanc, fibreux,
épais de plusieurs pouces, dur. Ce tissu squirrheux
était difficile à entamer avec le bistouri; il suintait
des portions coupées beaucoup de sérosité qui y
paraissait combinée; la peau était très-adhérente à
ce tissu; elle portait des cicatrices qui annonçaient
qu'on avait appliqué le feu sur ce membre. »

On a prétendu que chaque *bouton* sur-ajouté à une
corde de farcin correspondait aux valvules des vaisseaux lymphatiques affectés, ou aux ganglions de
même nature non apercevables dans l'état de santé
que ces mêmes vaisseaux traversent; mais ces choses
sont assez difficiles à constater dans l'état de maladie,
et j'ai remarqué seulement que chacun des *boutons*
qui font protubérance sur le corps d'une *corde de
farcin*, correspond précisément aux endroits où les

capillaires sanguins existent en plus grand nombre et sont le plus développés ; ce qui explique pourquoi ces mêmes points de l'engorgement farcineux sont aussi les plus douloureux, et pourquoi enfin ces *bou-tons* particuliers suppurent plus promptement et plus facilement que la *corde* dont ils dépendent.

Il n'est pas inutile de dire, avant de terminer ce qui concerne particulièrement les boutons et les cordes de *farcin*, 1.º que dans une maladie qui, comme celle dont nous parlons, s'étend progressivement et souvent de proche en proche, et dans laquelle toutes les parties qui offrent une organisation plus ou moins analogue à celles des tissus primitivement malades, peuvent devenir à leur tour et subséquemment affectées, il arrive assez fréquemment que l'on observe en même-temps, et quelquefois sur la même région du corps, dans les sujets qui en sont atteints, et des *boutons* qui suppurent, ou même des *boutons* qui sont déjà abcédés depuis long-temps, et d'autres *boutons* arrivés seulement à un état de crudité stationnaire, et d'autres enfin qui ne font encore que commencer à se former ; 2.º que chacun de ces développemens successifs, de ces nouvelles éruptions de *boutons* et de *cordes de farcin*, est quelquefois accompagné des mêmes phénomènes maladifs, tant locaux que sympathiques, que l'on a vu exister lors de l'invasion des premiers engorgemens farcineux qui se sont montrés, en sorte que l'on peut observer, dans un même cheval, autant de fois différentes des récidives plus ou moins marquées de la réaction fébrile générale, qu'il se développe successivement un certain nombre de tumeurs farcineuses dans le même temps, et enfin, que ces récidives peuvent se manifester d'une manière d'autant plus rapprochée, que leur cause physiologique se renouvelle à de moindres intervalles.

Si le *farcin* existe quelque temps, et fait de grands progrès sans être combattu; si la constitution du sujet en favorise le développement et tend à en accélérer la diathèse générale, ou enfin, quand les boutons isolés et les cordes extérieures qui les renferment se développent au voisinage de quelques groupes plus ou moins grands de ganglions lymphatiques, on voit bientôt dans cette affection ces mêmes ganglions prendre un développement maladif plus ou moins volumineux, montrer une sensibilité insolite, et même quelquefois un certain degré de chaleur morbide. Mais ces deux derniers phénomènes ne persistent guère qu'autant de temps que dure l'accroissement de l'engorgement qui se forme alors dans le corps de ces ganglions; car, aussitôt que cet engorgement est parvenu au degré de développement qu'il doit conserver, comme pendant tout le temps qu'il demeure stationnaire, la chaleur et la sensibilité anormales des ganglions malades disparaissent plus ou moins complètement, et reviennent même souvent à leur type naturel, pour ne se reproduire ensuite que quand commencera le ramollissement purulent ou la fonte cancéreuse de la tumeur.

Ouverts dans le moment du développement de leur engorgement morbide, les ganglions malades présentent un tissu peu serré, mollasse, assez humide, dont les parties n'ont entre elles que peu de cohésion, par conséquent se déchirent facilement, et dont enfin la couleur est d'un blanc grisâtre tirant quelquefois plus ou moins sur le rose; du reste, ils sont sillonnés alors à leur surface extérieure, et même quelquefois injectés dans leur intérieur par des capillaires sanguins plus développés, plus apercevables, et qui, par conséquent, paraissent plus nombreux que dans l'état sain. Quand on les coupe, ils laissent suinter de toutes parts une humeur limpide, blanchâtre ou incolore, vraiment lymphatique, qui semble, par son affluence et son séjour dans le corps des ganglions, contribuer essentiellement à produire l'engorgement et l'infiltration blanche que présentent dans ces cas toutes les portions extérieures de leur tissu. Enfin, le tissu cellulaire environnant est non-seulement plus ou moins enflammé, mais encore plus ou moins engorgé.

Examinés, après qu'ils ont accompli tous les progrès de l'engorgement qu'ils doivent conserver, les ganglions lymphatiques malades offrent, dans leur intérieur, quand ils ont cessé depuis un temps plus ou moins long, de montrer une chaleur et une sensibilité morbides, et tout aussi long-temps enfin qu'ils n'ont point encore cessé d'exister à leur état de crudité, un tissu plus ou moins sec et serré d'un blanc légèrement cendré, homogène, plus ou moins dur, quelquefois même vraiment squirrheux, qui crie quand on le coupe, et du milieu duquel on voit sortir, d'espace en espace, mais seulement des endroits correspondans aux principaux vaisseaux lymphatiques qui ont été divisés par l'instrument, quelques gouttelettes lactescentes ou d'un aspect, d'une consistance et d'une blancheur comparables à ceux d'un pus fourni par une plaie simple, desquelles gouttelettes le volume se prononce encore davantage lorsque l'on comprime avec un peu de force le tissu engorgé de la glande.

Quand leur état d'induration indolente, que l'on doit souvent considérer alors comme constituant un véritable engorgement tuberculeux, a duré très-long-temps, on trouve quelquefois, dans la matière squirrheuse que contiennent ces ganglions dégénérés, un tissu lardacé ou encéphaloïde, ou bien un tissu fibreux ou fibro-cartilagineux accidentels plus ou moins durs, ou bien encore il s'est insensiblement formé et accumulé, peu à peu, dans le même tissu squirrheux, des granulations tophacées qui s'y trouvent incrustées. Enfin, dans un état encore plus avancé, ces ganglions, sensiblement moins durs à l'extérieur, redevenus néanmoins et momentanément un peu plus chauds, mais surtout plus douloureux (et qui d'ailleurs se montrent alors adhérens aux parties environnantes, aux os, à la peau, etc., par un engorgement développé dans le tissu cellulaire qui les circonscrit), étant explorés intérieurement, présentent bien encore dans quelques parties, et surtout jusqu'à une certaine épaisseur, dans leurs parois extérieures, le même tissu squirrheux, dur, serré, assez sec, et quelques traces des tissus fibreux ou fibro-cartilagineux et autres, et enfin de ces concrétions qu'ils renfermaient déjà auparavant ; mais on trouve en outre qu'ils ont éprouvé, dans des portions plus ou moins grandes, plus ou moins étendues de leur engorgement intérieur, un ramollissement, une fonte cancéreuse, d'où est résultée la production d'une certaine quantité de matière puriforme, dont la couleur varie du blanc et du jaune au gris plus ou moins foncé, et dont la consistance est également plus ou moins grande. Cette matière est contenue dans des cavités plus ou moins étendues, creusées dans la substance même du tissu malade. La fonte cancéreuse d'un tubercule ou d'un ganglion squirrheux une fois commencée, elle peut être plus ou moins lente ; mais elle paraît ne pas s'arrêter qu'elle ne soit complète ; en sorte que plus elle est avancée, plus le tissu de l'organe se trouve détruit par la formation de la matière puriforme que son ramollissement produit, et qui, dans l'intérieur de la partie malade, remplit ainsi successivement la place auparavant occupée par le tissu dont la fonte pultacée la forme véritablement : néanmoins, cette matière puriforme n'est pas la seule que l'on puisse rencontrer dans les ganglions lymphatiques après qu'ils sont passés de l'état squirrheux à celui de fonte cancéreuse ; car je les ai trouvés plusieurs fois, dans ce cas, convertis dans leur intérieur en une matière diffluente assez épaisse, grumeleuse, peu liée, de la couleur et de la consistance de la lie de vin rouge, ou en une matière également diffluente bourbeuse et *noire*. On remarque alors que ces ganglions ont extérieurement la couleur des matières qu'ils contiennent. Enfin, je dois faire observer que ce sont les seuls ganglions bronchiques qui jusqu'ici m'ont présenté ces altérations morbides particulières (1). Au reste, quand les ganglions lymphatiques, ou plutôt les engorgemens tuberculeux qui les avaient envahis, sont entièrement détruits, et par conséquent remplacés par la matière puriforme, cette matière alors est ordinairement renfermée dans une sorte de kyste qui paraît formé ou par la membrane extérieure qui recouvrait ces ganglions, ou par le tissu cellulaire environnant.

III. Enfin, la troisième forme du *farcin,* celle qui a reçu autrefois le nom de *farcin* CUL-DE-POULE, résulte toujours de l'ouverture soit des boutons isolés, soit même, dans quelques cas assez rares, de l'ouverture des engorgemens cordés du *farcin,* soit enfin de l'ulcération des engorgemens cutanés des membres dans cette maladie ; elle consiste donc d'abord en des boutons souvent arrondis, à bords épais ren-

---

(1) Depuis que j'ai publié ce mémoire pour la première fois, j'ai trouvé, dans plusieurs sujets attaqués de différentes maladies, que les ganglions mésentériques présentent aussi quelquefois une couleur *violette* très-foncée, tant à l'extérieur qu'à l'intérieur.

versés, calleux, qui fournissent une matière gluti-
neuse, ichoreuse, souvent fétide, quelquefois mêlée
de stries de sang, et qui se sèche souvent en croûtes
jaunâtres, plus ou moins épaisses et dures, autour
ou sur la surface de la plaie qui la forme. Ces boutons sont situés à la superficie de plus ou moins
volumineux engorgemens froids, indurés, rénitens,
et les petits ulcères qui en résultent se multiplient
plus ou moins promptement. Quand ces ulcères,
soit par leur excessive multiplication, soit par leur
extension progressive, viennent à se réunir les uns
aux autres, il en résulte le *farcin* qui a été qualifié
de CONFLUENT.

Lorsque les vaisseaux lymphatiques des membres,
et par la suite les ganglions de leurs régions supérieures, sont attaqués du *farcin*, la circulation et
l'absorption, soit générale, soit partielle de l'extrémité malade languissent, ou sont quelquefois nulles,
au moins dans celles de leurs parties où prennent
naissance les lymphatiques affectés ; il en résulte
bientôt des engorgemens ordinairement indolens,
mais toujours plus ou moins volumineux, qui sont
d'autant plus prononcés et plus étendus, que les
lymphatiques du membre malade sont plus généralement intéressés. D'abord, dans ces cas, la peau
devient très-épaisse, plus ou moins dure, et se
montre plus ou moins tendue ; les poils paraissent
plus gros ; ils sont ternes, rudes et hérissés ; la
transpiration cutanée locale est troublée, et par la
suite la peau devient sèche, quelquefois bouton-

neuse et inégale, puis croûteuse, ou unie et luisante ;
bientôt des *dermitites* isolées, plus ou moins multipliées, se forment dans diverses régions ; dans
d'autres, de petites glandes lymphatiques ou cé-
bacées s'engorgent, acquièrent un développement
maladif plus ou moins grand, et s'abcèdent spontanément pour donner issue à une matière dont la
couleur, la consistance et la quantité varient, mais
qui est toujours plus ou moins ichoreuse, et souvent
même assez âcre pour corroder les parties sur lesquelles elle s'écoule : les bords de ces ulcérations
superficielles sont irréguliers, blafards, renversés,
et les plaies qui en résultent forment de véritables
ulcères atoniques. Enfin, la peau, partout irritée
par les diverses causes que je viens d'exposer, se
gerce en quelques endroits, et se désorganise en
d'autres ; alors elle laisse suinter une abondante
humeur jaunâtre gluante, qui, se séchant à sa surface, l'irrite encore ; bientôt elle offre sur plusieurs
points des plaies carcinomateuses ou scrofuleuses,
des ulcères rongeurs, de véritables cancers cutanés.
Au milieu de tous ces désordres, de véritables
boutons, et quelquefois même des *cordes* de *farcin,*
s'observent encore, surtout vers le trajet des veines
sous–cutanées, et peuvent aussi, dans ces cas, s'abcéder, suppurer, s'étendre de proche en proche,
devenir confluens, et concourir par conséquent à
augmenter beaucoup les ravages de la maladie et la
désorganisation des parties qu'elle affecte.

Quand on examine anatomiquement les membres

frappés des engorgemens dont je viens de parler,
si la tuméfaction est récente et encore peu prononcée, la rénitence du membre peu marquée, et la
peau un peu souple, et surtout si elle conserve encore l'impression du doigt qui l'a pressée, alors les
tissus cellulaires et adypeux situés sous le derme,
et ceux qui occupent le voisinage des articulations,
ainsi que les intervalles des muscles et des tendons,
se montrent infiltrés par des amas plus ou moins
copieux de fluides séreux, jaunâtres, qui remplissent
et distendent leurs aréoles, et qui quelquefois, assez
liquides encore, s'écoulent aussitôt que l'on coupe
les utricules qui les renferment, tandis que d'autres
fois ces infiltrations se présentent déjà sous la forme
de concrétions gélatineuses fixes, solides, et plus ou
moins étendues. Dans les deux cas, on observe que
les tissus lymphatiques de ces parties ne sont encore
attaqués que d'un *farcin* à l'état de crudité, surtout
s'il existe depuis peu de temps ; car les *cordes* et les
boutons qui le constituent peuvent encore se distinguer assez facilement, au milieu de l'infiltration
générale, par les engorgemens blancs, alongés, durs,
fibreux, et plus ou moins volumineux, qu'ils ont
déjà déterminés.

Mais plus tard, quand l'engorgement du membre
est devenu dur, rénitent, insensible, et tout aussi
long-temps que la peau n'est pas encore généralement
ulcérée, désorganisée par des plaies atoniques et par
des ulcères cancéreux, on trouve que des indurations
d'un blanc jaunâtre, lardacées, dures, d'un tissu

plus ou moins serré, ont envahi les tissus cellulaires
et adypeux partout engorgés; que les capsules articulaires et les gaînes tendineuses partagent souvent
cet état d'engorgement, et que déjà même quelquefois de petits foyers de matière suppurée se font
observer dans l'intérieur de ces tissus morbides,
que traversent d'ailleurs, ou qu'entrecoupent encore
les engorgemens farcineux que l'on y rencontre.
La peau enfin est considérablement épaissie, et sa
tuméfaction maladive offre une dureté comparable
à celle que présente une partie frappée d'induration.

Enfin, quand le mal est arrivé à sa période de
désorganisation, les indurations lardacées et autres
se fondent, en commençant par leur centre, en
matière suppurée plus ou moins analogue à la suppuration du tissu cellulaire; et celle-ci, gagnant de
proche en proche, par la fonte successive des parois
de chacune des cavités qui la contiennent, d'abord
en de petits foyers isolés, augmente constamment
en quantité, de telle sorte que l'on voit s'agrandir
sans cesse les foyers qui la renferment, et qui
d'ailleurs se réunissent même souvent les uns aux
autres. Plus tard, cette matière suppurée attaque
définitivement la peau, la perfore, et y détermine
les ulcères atoniques, blafards, à bords renversés,
ou scrofuleux et cancéreux dont j'ai parlé. Enfin,
c'est aussi dans des cas de ce genre que de grands
foyers de matière suppurée, plus ou moins multipliés et étendus, plus ou moins profondément situés,
s'établissent quelquefois dans l'intérieur des membres

engorgés. Telles sont effectivement les lésions les plus constantes dans ces cas, celles que, par conséquent, on rencontre le plus fréquemment dans l'état maladif qui vient de nous occuper. A la suite de ces lésions, toutes les parties malades, mais surtout la peau et les tissus aréolaires, plus ou moins complétement confondus d'abord dans les engorgemens dont ils sont le siége, sont ensuite détruits ou désorganisés par leur ramollissement; c'est-à-dire par suite de leur fonte puriforme qui succède enfin, et d'une manière plus ou moins éloignée pour l'ordinaire, aux différentes dégénérescences indurées dont ils sont primordialement affectés.

Dans les chevaux chez lesquels le feu, qui avait été appliqué pour résoudre des engorgemens semblables à ceux que je viens de décrire, n'avait que suspendu pour quelque temps les progrès désorganisateurs du *farcin*, j'ai trouvé, lorsqu'après cette pratique les membres avaient conservé long-temps un certain degré d'engorgement, que des productions fibreuses accidentelles, d'une densité voisine de celle du fibro-cartilage, d'un aspect brillant et argenté comme lui, et qui, offrant également une demi-transparence, criaient aussi sous le scalpel, produisaient quelquefois ces engorgemens éminemment chroniques, et se comportaient par la suite, pour déterminer leur ramollissement et leur fonte puriforme, comme les tissus morbides de même nature le font dans tous les cas analogues. Je n'ai pas besoin d'ajouter que je n'ai plus été surpris en-

suite, ni de l'impossibilité que j'avais presque toujours éprouvée d'en obtenir *la résolution*, quelle
qu'ait été la nature des méthodes de traitement que
j'avais pu leur appliquer, ni de voir qu'un nouveau
farcin excessivement dangereux se manifestât, à
une époque plus ou moins éloignée, dans ces anciens
engorgemens des membres que, dans leur principe,
l'application du feu et des autres moyens les plus
puissamment résolutifs n'avaient pu faire disparaître.

IV. On sait combien facilement toutes les affections du système lymphatique s'étendent et se *répè-
tent* dans les diverses régions de l'organisme, sur les
tissus de même nature que ceux qui en sont le siége
primitif. Cette disposition fâcheuse explique non-
seulement la fréquence, mais encore l'extrême
facilité avec lesquelles le *farcin* parvient à une
diathèse générale. En effet, lorsque les affections
farcineuses se développent sous l'influence d'une
constitution éminemment lymphatique, favorisées
par les effets de cette constitution, elles parviennent promptement et très-communément, d'une
manière plus ou moins inévitable, à cette diathèse
générale qui constitue alors un état maladif toujours d'autant plus fâcheux, que sa léthalité, pour
ainsi dire absolue, n'est d'ailleurs que trop constante
en de semblables cas.

Dans ces funestes circonstances, non-seulement
les ganglions inguinaux, brachiaux, gutturaux,
sous-maxillaires et autres, quelquefois même les
glandes mammaires, quand ces groupes de ganglions

se trouvent placés dans le département ou sur le passage des lymphatiques primitivement affectés du *farcin*, ou de ceux qui prennent leur origine dans les parties qui en sont attaquées, mais encore, et peu de temps après, les ganglions mésentériques, ceux des bronches, ceux du voisinage ou de l'intérieur de tous les organes, et souvent même enfin des ganglions lymphatiques que l'on n'apercevait pas dans l'état sain, sont plus ou moins promptement affectés, s'engorgent et parcourent ensuite toutes les phases de l'état morbide auquel ils sont alors en proie, et que j'ai déjà décrites, en parlant de la manière dont se comportent, quand ils sont attaqués du *farcin*, les ganglions lymphatiques situés à l'extérieur du corps. Alors, à l'exploration des cadavres, on trouve des lésions de toutes ces parties d'autant plus étendues, multipliées et avancées, que la maladie a fait plus de progrès, a eu une durée plus prolongée, a été plus ou moins exaspérée par un régime et des traitemens ou inconvenans ou intempestifs, et qu'elle a été plus ou moins favorisée dans son développement par le tempérament individuel, par le sexe, par l'âge, ou par les autres circonstances hygiéniques dans lesquelles se sont trouvés les animaux. Mais ces lésions, au reste, sont toujours en tout analogues à celles des ganglions extérieurs qui se trouvent malades au même degré. Enfin, il arrive assez souvent que, dans les chevaux chez lesquels le *farcin* est parvenu à sa diathèse générale, on trouve encore, lors de l'exploration cadavérique, quelques autres lésions plus ou moins graves, mais qui, plus ou moins étrangères au *farcin*, et dès-lors indépendantes de ses effets spéciaux ordinaires, varient suivant les circonstances qui ont précédé, accompagné ou suivi l'invasion et le développement de cette maladie, ou bien suivant les affections qui elles-mêmes l'ont précédé ou accompagné ; et ces lésions sont toujours d'autant plus prononcées alors, que les maladies qui les ont produites ont été plus intenses, ou ont duré plus long-temps.

Néanmoins, et quoi qu'il en soit, les lésions propres du *farcin*, parvenu à sa diathèse générale, ne sont pas toujours absolument les mêmes ; c'est-à-dire que non-seulement ce ne sont pas toujours les mêmes parties qui en sont affectées, mais encore que parmi celles qui, dans les sujets où on les examine, s'en montrent attaquées, tantôt les unes et tantôt les autres régions du corps se trouvent présenter les lésions les plus prononcées, les plus avancées, en un mot les plus anciennes, et par conséquent celles qui doivent être regardées comme les seules primitives ; de telle sorte que les parties, tant intérieures qu'extérieures de l'organisme, considérées dans des animaux différens, peuvent alternativement se montrer comme les plus gravement affectées ; mais cette différence, dans tous les cas, ne dépend que de la manière dont le *farcin* a commencé, et de l'ordre qu'il a suivi dans son développement, lequel peut avoir lieu de deux manières opposées : 1.º de l'extérieur, où la maladie com-

mence souvent; à l'intérieur, où elle s'étend ensuite,
en se propageant aux ganglions situés dans les cavités splanchniques; 2.º de l'intérieur, où la maladie
se développe alors sous l'influence d'une irritation
maladive qui commence au contraire par produire
l'altération morbide des ganglions situés près des
viscères affectés; à l'extérieur, où l'affection que
ceux – ci ont contractée d'une manière primitive
s'étend ensuite pour attaquer les tissus lymphatiques de la surface sous–cutanée du corps. Or, on
observe toujours, dans l'un et l'autre cas, que,
toutes choses égales d'ailleurs, les tissus qui les premiers ont été attaqués du *farcin*, sont souvent plus
ou moins complètement détruits déjà, quand les autres qu'il n'a attaqués que consécutivement, commencent à peine à se montrer affectés, ou sont encore
bien moins avancés dans les progrès des altérations
désorganisatrices que l'on y rencontre; en sorte que
là où les lésions du *farcin* se trouvent être plus prononcées, mais surtout si l'organisation de la partie
n'était pas propre d'ailleurs à en accélérer extraordinairement la marche, elles doivent communément
être supposées avoir dû plutôt se développer dès l'invasion même du *farcin*, que là, au contraire, où elles
ne font pour ainsi dire que commencer à exister.

Je ne terminerai pas ces observations sans avertir
que j'ai cherché, en décrivant les altérations morbides que peuvent présenter les cadavres des chevaux
attaqués du *farcin*, à ne les exposer que dans leur
plus grande simplicité, afin de mieux faire connaître

les effets pour ainsi dire exclusifs qui dépendent le plus essentiellement de cette même maladie, comme pour mettre mieux à même de les distinguer au milieu de tous les désordres qui les accompagnent quelquefois, et au milieu des autres effets, tant primitifs que secondaires, de toutes les affections différentes qui la précèdent et la produisent, ou l'accompagnent et la compliquent simplement dans un grand nombre de cas ; car l'expérience ne démontre que trop qu'il est fort rare de rencontrer les lésions produites par le *farcin* dans cet état de simplicité et d'isolement dans lequel je les ai décrites, en appliquant à leur étude la voie de l'analyse anatomique, ainsi que le sujet semblait au reste l'exiger. Je ferai également remarquer qu'en étudiant bien les phénomènes morbides qui s'observent dans les différentes variétés du *farcin,* on arrive à ce résultat important, qui, dans l'état actuel de la science, peut être regardé comme une sorte de progrès pour la médecine vétérinaire, que les maladies nommées *farcineuses* dans les chevaux, ont, dans leur principe, beaucoup d'analogie, peut-être même une identité parfaite, avec les affections *scrofuleuses* de l'homme, et que, comme ces dernières, elles déterminent aussi, par leurs progrès ultérieurs, des diathèses *tuberculeuses* et *cancéreuses* non moins désorganisatrices.

Je me crois donc en droit de conclure de toutes ces choses, et en résumant les faits que j'ai énoncés, 1.º que c'est avec raison que l'on a regardé le *farcin*

comme ayant son siége spécial dans les vaisseaux et
les ganglions lymphatiques ; 2°. que les causes capables de le produire ne sont pas toujours différentes par leur nature de celles qui déterminent ou
peuvent occasioner des affections flegmoneuses ;
mais que les causes les plus particulières du *farcin*
ont néanmoins besoin, dans la très-grande majorité
des cas, pour le développer, d'agir lentement, et
d'une manière aussi modérée que soutenue ou que
fréquemment répétée sur les tissus lymphatiques
de l'organisme, puisque ce n'est que de cette manière qu'elles parviennent à exciter l'irritation morbide qui est propre à ces tissus et qui constitue le
farcin ; 3.° que le *farcin*, même quand il débute par
attaquer les parties externes, ne tarde pas à se compliquer d'altérations graves des viscères intérieurs,
altérations qui sont tantôt la cause, tantôt l'effet du
farcin extérieur, mais qui le rendent toujours également dangereux dans l'une comme dans l'autre circonstance ; 4.° que le *farcin* n'est et ne peut être une
maladie légère et peu grave, une maladie curable
et de facile guérison, que dans les cas, beaucoup plus
rares, où il ne s'accompagne de l'existence d'aucune
altération intérieure qui ait avec lui une analogie
plus ou moins grande de nature ; 5.° enfin, que, vu
son incurabilité, que toutes ces causes ne rendent ordinairement que trop fréquente ; que vu ses funestes
effets, qui par conséquent ne sont que trop multipliés, on doit surtout s'appliquer, pour prévenir ses
ravages, à écarter les causes de cette maladie, afin

d'en empêcher le développement, puisque, dans l'état actuel de la science, nous ne possédons pas encore de moyen de la guérir dans les cas graves et si communs dont je viens de parler, ainsi que dans ceux où le *farcin* s'est manifesté, sous l'empire d'une constitution caractérisée, par une prédominance plus ou moins excessive du système lymphatique.

* J'adressai en 1824, à *la Société royale et centrale d'A-griculture,* mes Recherches sur la *pousse,* qui furent imprimées l'année suivante dans ses *Mémoires ;* à cette époque quelques exemplaires en furent tirés séparément ; cependant cet ouvrage est peu répandu parmi les vétérinaires, et j'ai eu des occasions depuis ce temps, non-seulement d'augmenter le nombre de mes observations sur cet état maladif, mais encore de rassembler plusieurs faits recueillis par d'autres personnes, et qui contribueront, je l'espère, à rendre mon travail plus complet : c'est donc uniquement pour ces deux motifs que je me suis déterminé à le retoucher et à en donner ici une nouvelle édition.

Ensuite, l'expérience artificielle avait démontré que la section ou la compression des nerfs de la huitième paire pouvaient donner lieu à la *pousse ;* des faits pathologiques que je rapporte en fournissent la preuve. Enfin, tous les autres phénomènes de la *pousse* des chevaux la faisaient regarder comme très-analogue à l'asthme de l'homme ; on aurait pu objecter contre une telle opinion que l'asthme est une maladie d'accès, tandis que la *pousse* n'offre guère de véritables paroxismes ; mais je cite encore à cet égard des faits qui démontrent que, dans certaines circonstances, la *pousse* se manifeste aussi avec de véritables accès, qui, comme dans l'autre maladie, prennent également alors en elle un caractère spasmodique.

Voilà les différences principales qui existent entre cette seconde et la première édition de mes Recherches sur la *pousse.*

RECHERCHES

Sur la nature de l'affection maladive à laquelle on a donné le nom de Pousse. *

SYNONIMIE.

Orthopneia, des Grecs;

Anhelatio, orthopnea, equus suspirosus, equus anhelator, des Latins;

Bolso, bulso, bolsaggine, fiato grosso, sospiro, asma, des Italiens;

Pursy, pursiness, des Anglais;

Schlegticheit, schlegtich, des Allemands;

Nerfago, huerfago, asma, Guerfago, des Espagnols, etc.;

Pousse, asthme, courte-haleine, coup-de-vent, etc., des Français (1).

Mon intention n'est point de considérer, dans ce mémoire, si l'affection qui va nous occuper mérite

---

(1) Cette synonimie m'a paru propre à favoriser les recherches des personnes qui desireraient connaître tout ce qui a été écrit sur la *pousse*. Je n'ai pas indiqué ici le *xenoxrisis* des hippiatres grecs, comme étant l'un des noms d'une variété de la *pousse*, ainsi que le pense Kurt Sprengel dans son *Histoire générale de la Médecine*, parce que ce nom me semble indiquer plutôt le *cornage* que l'*asthme* des chevaux.

ou non d'être conservée au rang des maladies *redhi-bitoires*, ni si elle est ou n'est pas une affection susceptible de se transmettre par voie d'*hérédité*. Porter le flambeau de l'analyse dans l'examen des altérations morbides qui la constituent, et dès-lors, éclairé par l'anatomie pathologique, reconnaître, s'il se peut, quel est le siége organique, et par conséquent quelle est aussi la cause prochaine de cette affection, tel est le but que je me propose, tous les autres points de vue sous lesquels on pourrait ensuite considérer la *pousse* me semblant devoir dépendre naturellement des connaissances qui peuvent émaner d'un semblable examen : car s'il nous faut, suivant un avis bien juste de M. *Girard* fils (1), pour parvenir à écarter toutes les qualifications vides de sens qui abondent encore dans la médecine des animaux, tirer nos dénominations de l'essence même des choses, nous devons, certes, commencer par chercher à reconnaître quels sont, dans ce dérangement morbide auquel les vétérinaires ont conservé le nom de *pousse*, et l'organe essentiellement malade, et la manière dont cet organe peut être offensé, pour partir de cette connaissance fondamentale, afin d'établir ensuite, d'une manière d'autant plus sûre qu'elle se trouvera appuyée sur le résultat des explorations

----

(1) *Compte rendu des travaux de l'École royale vétérinaire d'Alfort, le 27 octobre 1822.*

cadavériques, les idées que nous devons conserver de cette affection particulière.

Si nous commençons nos recherches relatives à la nature de la *pousse,* par la comparaison des opinions émises jusqu'à nos jours sur la cause prochaine de cette maladie par les auteurs vétérinaires, nous trouverons d'abord qu'ils sont peu d'accord entre eux, non-seulement sur l'organe particulier qui, en elle, se montre le plus essentiellement affecté, mais encore sur le genre de lésion que l'on retrouve, dans cette maladie, sur les différens viscères dont l'altération leur a paru, chez les divers sujets qu'ils ont observés, devoir en être regardée comme la cause déterminante. Je sais bien que dans ce grand nombre d'auteurs il en est quelques-uns dont les opinions, purement théoriques peut-être, ne sauraient être d'un grand poids; mais cependant on ne saurait douter qu'il en est beaucoup d'autres qui inspirent plus de confiance, et dont les idées enfin, puisqu'ils les ont publiées, devaient être appuyées sur l'observation plus ou moins exacte des faits : au reste, et quoi qu'il en soit, cette diversité d'opinions étant une première preuve de la justesse de l'idée que nous nous sommes faite, d'après les faits déjà connus et d'après nos propres recherches sur la nature des lésions morbides qui donnent lieu à la *pousse,* nous rapporterons succinctement celle de chaque auteur sur ce sujet, et cela malgré que M. *Godine* jeune, à qui nous emprunterons même quelques-unes de ces citations, ait déjà, dans un autre ouvrage, mais à la vérité dans d'autres vues que nous, exposé une partie de ces détails historiques (1).

§ I.ᵉʳ *Opinions des Auteurs, tant anciens que modernes, sur la cause prochaine de la* pousse.

Ce que nous avons conservé des hippiatres qui ont écrit sur la *pousse,* antérieurement à la renaissance des lettres, est fort peu de chose; nous savons seulement, à cet égard, que les vétérinaires grecs, au moins suivant ce qu'en dit *Francini* (2), ne regardaient comme poussifs *que les seuls chevaux qui avaient les poumons ulcérés, rompus et pleins de boue;* que d'après ce que nous en font connaître J. *Ruel* (3), M. *Tramezino* (4), J. *Massé* (5), qui ont traduit le *texte des vétérinaires grecs de Sim. Grynœus* (6), *Apsyrte, Eumèle, Pelagonius,* etc., ont parlé d'une maladie qu'ils nommaient *haut-vent,* dans laquelle le poumon était *froissé* et *rompu,* maladie qui, par les signes qu'ils en font

____

(1) *Elémens d'hygiène vétérinaire, et Recherches sur la pousse.* Paris, 1815.

(2) *Hippiatrique.* Paris, 1646.

(3) *Veterinariœ medecinœ, libri duo.* Paris, 1530.

(4) *Opera della medecina de Cavalli, etc.* Venetia, 1543.

(5) *Art vétérinaire,* ou *Grande maréchalerie.* Paris, 1563.

(6) *Ton ippiatrixon biblia duo* (dont on ne trouve plus que l'édition de Bâle, in-4.º, 1537). Il a été fait aussi en Espagne une traduction de cet ouvrage, publiée in-folio à Toledo, en 1564, par *Alonzo Suarez.*

connaître, paraît ressembler au moins autant à la phtisie pulmonaire qu'à la *pousse*; mais que cependant *Apsyrte, Hiéroclès, Magon de Carthage, Pelagonius, Tiberius*, etc., ont encore, sous le nom de *courte-haleine (orthopnée)*, traité d'une autre maladie, ayant beaucoup plus d'analogie que la première avec la *pousse*; et enfin, selon ce qu'en rapporte J. *Jourdin* (1), autre traducteur du texte des vétérinaires grecs, que *Theomnestus* dit que la toux produit ordinairement des ruptures au poumon, à cause des grandes secousses qu'elle lui donne, comme le font aussi les grandes courses, les sauts et les efforts.

On a dit que *Végèce* n'ayant point indiqué le siége et la cause de la *pousse*, son silence à ce sujet avait été imité par ses compilateurs et ses copistes (2). Je m'en étais néanmoins rapporté à cette assertion, et j'avais négligé de consulter cet auteur; cependant, revenant plus tard à l'idée de m'assurer par moi-même s'il ne parlait en aucune façon de la maladie qui nous occupe, j'ai trouvé que cette affection, dans le chapitre 46 du livre 3 de son ouvrage (3), était

---

(1) *La vraie Connaissance du cheval.* Paris, 1647; et *le Parfait Cavalier*, ainsi que *le Grand-Maréchal*, du même auteur.

(2) Vitet avait déjà, avant moi, prouvé le contraire dans l'analyse qu'il nous a donnée de l'ouvrage de Végèce.

(3) *Vegetii Renati artis veterinariæ sive mulomedicinæ*, etc. *Editio secunda. Jo. Matthia Gesnero.* Lipsiæ, 1774.

au contraire décrite en ces termes : *Orthopneicum jumentum* (1) *his agnoscitur signis : etiamsi trahatur, ambulare detractat, anhelat graviter, frequenter suspirat, ronchos ducit, ilia suspendit, dum manducat, tussit,* et il ajoute : « On guérit difficilement ce vice....; car le poumon de ces animaux se dessèche en se rétractant, d'où il arrive d'ordinaire que le marasme et la mort en sont les suites : *Pulmo enim eorum contrahendo se comburit, unde et macies cum morte insequi consuevit.* » Ainsi donc la sécheresse du poumon, qu'il regardait comme brûlé, la diminution de son volume normal, et peut-être même celle de la capacité des canaux bronchiques; telles étaient, à ce qu'il paraît, les causes que *Végèce* assignait à la *pousse,* au moins à en juger par le passage que je viens de rapporter (2).

Ce n'est donc que du commencement du seizième

---

(1) On sait que les Grecs donnaient à la *pousse* ce nom d'*orthopnée,* que *Végèce* lui a conservé ici ; mais il parle néanmoins encore une autre fois de la *pousse,* sous le nom de *anhelatio* (*ex anhelitu*), dans le chapitre 39 du même livre 3, et ce dernier nom est effectivement celui que les auteurs latins employaient le plus ordinairement pour désigner cette affection.

(2) Au reste, je dois faire observer que Vitet pense que le troisième livre de l'ouvrage ayant pour titre *Ars veterinaria,* etc., publié sous le nom de Végèce, pourrait bien n'être pas de lui, mais avoir été fait, au contraire, par Sambuc, qui donna à Vienne, en 1564, une édition corrigée de l'*Art vétérinaire* de Végèce. (Voyez page 18 des *Analyses des Auteurs,* qui font suite à la *Médecine vétérinaire* de Vitet. Paris, 1783.)

siècle (1531) que datent les premiers ouvrages dans
lesquels, à notre connaissance, il est parlé d'une manière plus ou moins précise, tant de la *pousse* que
des causes internes auxquelles on l'attribue, et l'on
peut rallier aux différens chefs suivans les diverses
opinions que les auteurs vétérinaires, tant anciens
que modernes, nous ont laissées sur les causes prochaines de cette affection.

1.° *L. Rusé* (1), le plus ancien des hippiatres
qui, à ma connaissance, ait parlé de la *pousse* d'une
manière assez positive pour lui consacrer un chapitre particulier, et qui dit *que cette maladie se produit dans les canaux pulmonaires en les opilant.*

2.° *Fernando Calvo* (2) et *Baltazar Francisco
Ramirez* (3), qui la comparent tous les deux à
l'asthme de l'homme, et qui lui assignent pour
causes, dans certains cas, la grande sécheresse des
poumons, qui les prive de leur élasticité normale,
et, dans d'autres cas, la mauvaise qualité du sang,
sa trop grande abondance ; l'afflux des humeurs,
puis enfin l'étroitesse morbide des bronches. *Francisco de la Reyna* (4) lui avait déjà, avant eux,
assigné la première et la dernière de ces causes.

---

(1) *Hippiatria, sive marescalia.* Parisiis, 1531.

(2) *Libro de Albeyteria.* Alcala, 1602.

(3) *Discurso de Albeyteria.* Madrid, 1655.

(4) *Libro de Albeyteria, illustrado y glosado por Fernando
Calvo.* Alcala, 1603. L'ouvrage de *F. de la Reyna* parut
pour la première fois en 1564.

3.º *Ruini* (1), qui en trouve la cause prochaine dans le déchirement et dans l'ulcération des poumons ; *Baret de Rouvray* (2), qui dit que *les chevaux deviennent poussifs pour leur tomber parfois quelque fluxion qui leur ulcère les poumons ;* et *de la Bessée* (3), qui, après avoir reconnu que la *pousse* est causée par l'embarras des conduits du poumon, qui sont pleins de phlegme qui les bouche (bronchite), dit aussi que les chevaux deviennent poussifs quelquefois par l'humeur âcre qui leur ulcère les poumons : or, ces auteurs me paraissent, tous les trois, en placer la cause dans l'ulcération des tissus pulmonaires.

4.º *Beaugrand* (4), qui regarde la *pousse* comme une maladie sèche et aride, qui vient souvent pour avoir mis le cheval hors d'haleine, et lui avoir fait trop prendre de travail ou quelqu'autre grand effort.

5.º *F. Liberati* (5), qui attribue la *pousse* à la rupture et à l'ulcération des poumons, et *De la Bussinière* (6), qui, après lui avoir déjà assigné ces mêmes causes, dit encore que cette maladie peut aussi être produite par quelqu'*obstruction* qui se fait

---

(1) *Anatomia del cavallo.* Venezia, 1618.

(2) *Traité des Chevaux,* dédié à la Noblesse française. Paris, 1645.

(3) *Le Maréchal méthodique.* Paris, 1675.

(4) *Le Mareschal expert.* Paris, 1621.

(5) *La Perfettione del cavallo.* Roma, 1640.

(6) *Le Nouveau et Parfait Maréchal.* Paris, 1660.

dans les conduits du poumon ; puis aussi que quelquefois cet organe étant adhérent aux côtes, rend,
avec le temps, le cheval poussif; et enfin que cette
affection peut être héréditaire.

6.º L'auteur *de la Connaissance parfaite des
chevaux* (1), ainsi que *G. Saunier* (2), et l'auteur
de l'*Agronome* (3), qui avancent que la *pousse* est
causée par des humeurs viciées qui s'arrêtent, s'a-
massent et séjournent dans les poumons.

7.º *J. Jourdin* (4), qui dit que pour que le cheval
soit poussif, il faut qu'il ait les poumons sains et
entiers, d'après l'opinion du vulgaire, et que cette
maladie ne provient que de l'étroitesse de la poitrine, ou *de l'obstruction des naseaux,* ou de
vieillesse; et je ferai remarquer ici que cette opinion a quelque analogie avec celle de *Clater* (5),
qui, à la vérité, dans tout le cours de son ouvrage,
fait preuve de la plus profonde ignorance, tant de
l'anatomie que des autres sciences médicales, mais
qui, quoi qu'il en soit, a dit que *la pousse lui paraît
avoir son siége dans le passage qui existe dans la
tête, entre les narines et la trachée-artère, et très-*

---

(1) Un volume in-8.º Paris, 1730.

(2) *La parfaite Connaissance des chevaux,* in-4.º Paris,
1734, page 67, paragraphe IV.

(3) *L'Agronome, Dictionnaire du Cultivateur.* Paris,1764.

(4) *Loc. cit.*

(5) *Le Vétérinaire domestique,* traduit de l'anglais par
Prétot, 21.ᵉ édition. Paris, 1822.

près de celle-ci, et qui prétend enfin que *le flux nasal, dans la pousse humide* (causé par ce qu'il lui plaît de désigner sous la qualification assez bizarre d'*inflammation du mucilage des glandes*), *ne peut provenir que de cette partie.*

8.° *Francisco Cabero* (1), qui dit que les causes de la *pousse* sont d'abord des humeurs lymphatiques qui se fixent aux vésicules du poumon (bronchite); que de cette adhérence suit, dans la partie où elle existe, le défaut de circulation qui cause la *pousse* (*y como a esta adherencia se sigue la falta de circulo correspondiente, se causa el bulso*); ensuite, l'excès de la masse du sang, dont les vaisseaux pulmonaires sont extraordinairement pleins (état varicoso – anévrysmatique), lequel s'extravase et *gêne* ou *anéantit* la circulation, d'où résultent tantôt la *pousse* humide et tantôt la *pousse* sèche ou spasmodique; et M. *Demoussy* (2), qui a publié que, dans cette maladie, les vésicules aériennes et les tuyaux bronchiques paraissent avoir perdu de leur diamètre : que le parenchyme du poumon, gonflé de sang, est rouge, spongieux, et que, pressé entre les doigts, après avoir été coupé, il laisse exsuder plus de sang que dans l'état normal; que le système vasculaire offre un développement morbide, et que la lésion constante *est la disposi-*

---

(1) *Institutiones de Albeyteria.* Madrid, 1773.

(2) *Mémoire sur la* rousse, extrait des *Mémoires de la Société royale et centrale d'agriculture.* Année 1824.

(59)

tion varicoso-anévrysmatique des vaisseaux, lequel état maladif produit cette gêne de la circulation pulmonaire, qui devient la cause première du développement tant de la *pousse* que des anévrysmes des cavités droites du cœur, qu'il regarde comme étant toujours secondaires dans cette maladie, et qui enfin, par les signes qu'il rapporte des prodromes de la *pousse*, indique assez, bien qu'indirectement, qu'elle est souvent précédée du catarrhe bronchique, comme l'avait déjà dit *Cabero*.

9.º *Vitet* (1), qui semble avoir beaucoup mieux connu la nature de la *pousse* que tous ceux qui l'ont précédé, et que la plupart de ceux qui l'ont suivi, ce dont je trouve la preuve dans le passage suivant de son ouvrage : « Si vous considérez, après la mort de ces animaux, l'état où se trouvent leurs poumons, *n'allez pas faire autant d'espèces de* pousse *que vous remarquerez de lésions différentes;* les uns ont une partie des poumons *adhérens* à la plèvre; les autres offrent des poumons d'une couleur jaunâtre; ceux-ci ont les extrémités des bronches presque remplies d'une humeur visqueuse et limpide; ceux-là sont affectés de petites vésicules aqueuses et transparentes situées vers les extrémités des bronches; quelquefois ces vésicules sont rassemblées, et occupent un grand espace dans un des lobes du poumon; chez le plus grand nombre

---

(1) *Médecine vétérinaire.* Lyon, 1783.

de ces animaux on voit les vaisseaux sanguins du poumon dilatés par beaucoup de sang ; les poumons de plusieurs renferment des petites tumeurs pleines d'une humeur blanchâtre et tenace : en exprimant les bronches de certains, il en sort une humeur jaunâtre. On rencontre souvent le tissu cellulaire qui unit les lobules des poumons dilaté par un air élastique et prêt à s'échapper à la moindre ouverture d'une cellule : quelques cadavres contiennent beaucoup d'air élastique entre la plèvre et les poumons ; enfin, on observe que la plupart ont les poumons trop volumineux, respectivement aux cavités où ils sont renfermés ; » mais ensuite il distingue néanmoins plusieurs espèces de *pousse*, savoir : *celle de naissance*, la *pousse sèche*, la *pousse humide*, la *pousse causée par une maladie de poitrine*, et la *pousse par réplétion*.

10.º *Coleman* (1), qui lui donne pour cause le déchirement des vésicules pulmonaires ; et *W. Ryding* (2), qui, en parlant de la *pousse* sous le nom de *courte-haleine* (ce que l'on reconnaît aux symptômes qu'il lui assigne, bien qu'il avertisse que ce sont deux maladies différentes, et qu'il faut bien se garder de confondre l'une avec l'autre), dit d'abord qu'elle est produite par l'obstruction des passages aériens, laquelle obstruction provient de ce que,

----

(1) *De la Bère-Blaine.* — *Notions fondamentales de l'art vétérinaire.* Paris, 1803.

(2) *Pathologie vétérinaire.* Paris, 1804.

quand l'inflammation du poumon ne se termine ni
par suppuration ni par gangrène, elle produit la
coagulation de la lymphe extravasée, ce qui diminue
la capacité des vésicules bronchiques, et qui, enfin,
ajoute ensuite que, *comme dans cette maladie il y
a rupture des vésicules du poumon*, celles-ci ne
pouvant plus se vider entièrement dans une seule
expiration, l'animal est obligé d'expulser l'air en
deux temps. Ces deux auteurs paraissent attribuer la
pousse au déchirement des vésicules bronchiques,
et par conséquent à l'emphysème des poumons, ou
tout au moins aux bulles d'air qui se forment alors
à leur surface (1); mais le dernier ajoute encore à

---

(1) La dilatation des vésicules bronchiques dans la *pousse*
n'est point une découverte aussi récente que l'on a semblé vouloir le dire, et la priorité de son observation dans le cheval ne
nous appartient pas plus qu'aux Anglais et aux Allemands.
Fernando Calvo, auteur espagnol, qui écrivait en 1602, en
citant les maladies du poumon, après avoir parlé de cet organe
selon les idées de son temps, dit expressément qu'il peut être
lésé par des plaies et des *vésicules* morbides qui viennent dans
sa propre substance. (*Ouvrage déjà cité*, chap. 15, fol. 20.)
Puisque je viens de parler de la dilatation des vésicules
bronchiques dans la *pousse*, je saisirai cette occasion de faire
observer que, dans un ouvrage imprimé depuis la première publication de mes Recherches sur la *pousse*, j'ai lu avec d'autant
plus de surprise que je n'ignore pas quels sont les talens et la
grande érudition de l'auteur de cet ouvrage, « que pour admettre leur *dilatation* (des vésicules bronchiques), leur relâchement, leur rupture, il faudrait reconnaître ces altérations
à l'autopsie cadavérique des chevaux décidément poussifs ; or,

cette idée qu'après les inflammations des bronches, la membrane qui les tapisse s'épaissit quelquefois, et qu'alors la capacité des poumons diminue; que cette maladie (bronchite chronique) est souvent, à ce qu'il croit, une cause de la *pousse,* car la membrane est alors très-épaisse, et il y a probablement quelques ramuscules du canal aérien qui sont obstrués, et la toux violente qui existe alors est sujette à rompre quelques-unes des cellules aériennes.

11.º *Soleyssel* (1), et après lui *La Guérinière* (2),

---

nous ne savons pas que le scalpel le plus délicat ait pu rendre palpable jusqu'ici ces mêmes altérations des vésicules pulmonaires; comment donc l'esprit ne se refuserait-il pas d'admettre cette théorie? » Je répondrai donc à cela, que *ce fait* de la dilatation des vésicules bronchiques, que l'on vient de présenter comme si difficile à constater, est cependant très-aisé à vérifier; que d'ailleurs, et même depuis long-temps, **MM.** Magendie et Dupuy en ont fait connaître le moyen, qui consiste, 1.º à lier avec une ficelle l'un des lobules du poumon après l'avoir rempli d'air insufflé par les bronches; 2.º à le faire dessécher ensuite complètement par son exposition à l'air dans un lieu sec; 3.º enfin, à le couper par lamelles avec un instrument bien tranchant, tel qu'un rasoir, par exemple; et alors on aperçoit les cellules formées par les extrémités des bronches maladivement dilatées. Mais, dans cette expérience, il ne faut pas perdre de vue que les chevaux poussifs n'ont pas tous des vésicules pulmonaires dilatées au-delà de leur capacité normale; car cela n'existe effectivement que dans les cas où la *pousse* est due à l'emphysème des poumons.

(1) *Le Parfait Maréchal.* Paris, 1684.
(2) *École de Cavalerie.* Paris, 1733.

qui reconnaissent la cause de la *pousse* dans l'embarras des canaux bronchiques, déterminé par l'épaississement des humeurs, etc.; *Fernando de
Sande y Lago* (1), qui l'attribue à l'obstruction
des bronches et à la lésion du parenchyme pulmonaire; *Delcampe* (2), qui la place dans le vice d'une
humeur trop gluante des poumons; *Salvador Monto
y Roca* (3), qui, quand la *pousse* lui paraît procéder
de l'humeur phlegmatique, la croit causée par la
surabondance des humeurs froides et pituiteuses
qui ont afflué aux poumons, lesquels, comme des
éponges, en sont demeurés gorgés; et qui, quand
elle lui semble produite par l'humeur colérique, la
regarde comme causée par cette même humeur,
qui, recuite et brûlée, affluant ainsi à ces parties et
s'y fixant, les ulcère et les détruit; *De la Chenaye
Desbois* (4), qui définit la *pousse* une oppression de
la poitrine, causée quelquefois par la rupture de
quelques vaisseaux de cette partie; *Garsault* (5),
qui dit aussi que la *pousse* est une oppression de la
poitrine; *Bourgelat* (6), qui lui assigne pour cause
l'opilation des vaisseaux et l'état vicié des mêmes

---

(1) *Compendio de Albeyteria*. Madrid, 1729.
(2) *Connaissance parfaite des chevaux*. Paris, 1730.
(3) *Sanidad del cavallo*. Valencia, 1742.
(4) *Le Parfait Cocher*. Paris, 1744.
(5) *Nouveau Parfait Maréchal*. Paris, 1755.
(6) Au mot *pousse*, de l'ancienne *Encyclopédie*.

organes ; et enfin *Lawrence* (1), qui a observé que dans les chevaux poussifs la substance pulmonaire offrait un épaississement général, qui détruit en partie leur élasticité, augmente leur pesanteur, et diminue leur perméabilité par l'air ; tous ces auteurs me semblent avoir voulu désigner, sous ces diverses qualifications qui me paraissent présenter toutes des idées assez analogues, les altérations du tissu pulmonaire, que l'on nomme aujourd'hui *hépatisations, dégénérescences lardacées, tissus encéphaloïdes et mélaniques, tubercules, etc.,* ainsi que les catarrhes anciens, et par conséquent les *bronchites chroniques,* qui sont souvent la cause première de ces diverses altérations morbides.

Il en est à-peu-près de même de *L'Hoste* (2), qui regarde comme causes de la *pousse* l'épaississement de l'humeur des bronches amassée dans les vésicules du poumon, les adhérences du poumon à la plèvre, les tubercules plâtreux dans les vésicules pulmonaires, et la pléthore. Mais parmi les écrivains plus ou moins anciens qui ont parlé de la *pousse,* un de ceux qui lui ont assigné le plus grand nombre de causes différentes, c'est l'auteur anonyme du *Grand Maréchal français* (3) ; il dit d'abord (page 108, première partie), que *c'est une maladie qui*

---

(1) *Recherches sur la structure et l'économie animale du cheval.*

(2) *Guide du parfait Maréchal expert.* Orléans, sans date.

(3) Un volume in-12. Paris, 1654.

*vient aux chevaux courageux et pleins d'ar-
deur.... à cause de l'altération des poumons;* puis
(page 24, troisième partie) que *bien souvent, dans
les poumons, s'engendre une tumeur qui empéche
les conduits de la respiration.... cela arrive communément aux chevaux qui sont gras de nature,
pour quelqu'effort ou travail;* ensuite (page 28,
même partie), que *souvent le cheval* (poussif), *pour
prendre son haleine, fait deux efforts; cela arrive
principalement lorsque les poumons étant devenus
secs, ils s'attachent aux côtes;* enfin (page 29,
toujours même partie), que *cette maladie vient
pour avoir mangé de la terre ou des plumes, ou
pour avoir trop fait courir le cheval après qu'il a bu.*

12.° *Bartlet* (1) et son traducteur *Dupuy-Demportes* (2), ainsi que l'anglais *Gibson* (3), qui l'attribuent à l'hypertrophie des poumons et du cœur,
comme le fait aussi *Hall* (4) dans un ouvrage traduit également de l'anglais par *Dupuy-Demportes.*

13.° *Lafosse* (5) et *Rozier* (6), puis aussi, d'après
ce qu'en dit M. *Godine* jeune (7), l'allemand *Frent-*

---

(1) *De la Bère-Blaine. Loc. cit.*

(2) *Le Gentilhomme Maréchal.* Paris, 1756.

(3) *De la Bère-Blaine. Loc. cit.*

(4) *Le Gentilhomme cultivateur.* Paris, 1763.

(5) *Cours d'hippiatrique; Dictionnaire d'hippiatrique; le
Guide du Maréchal.*

(6) *Dictionnaire d'Agriculture.*

(7) *Loc. cit.*

zel (1), qui en placent la cause dans l'épaississement des humeurs et dans le relâchement des vésicules aériennes des poumons ; mais le premier la compare à l'asthme de l'espèce humaine, tandis que le dernier cite aussi au nombre des causes de la *pousse* les adhérences, les tubercules des poumons et l'ossification des cartilages des côtes.

14.° *Aygalenq* (2), qui regarde l'asthme convulsif de l'homme comme ayant du rapport avec une espèce de *pousse*, et ajoute que celle-ci est quelquefois un vice héréditaire, et tient à un défaut de conformation du thorax ou des organes qu'il renferme.

15.° L'anglais *Lower* (3), qui en indique pour cause la rupture du nerf diaphragmatique.

16.° L'italien *Pozzi* (4), qui, après avoir dit qu'elle est tantôt sthénique et tantôt asthénique, la définit une affection du système nerveux, avec maladie particulière du poumon.

17.° *Toggia* (5), qui, adoptant les idées du professeur *Gandolfi* sur ce sujet, pense aussi, et d'après les faits communiqués à lui par ce dernier, que la *pousse* est une irritation chronique des bronches,

---

(1) *Manuel pratique à l'usage des vétérinaires et des économes.* Leipsick, 1795.

(2) *Aperçu général sur la perfectibilité de la médecine vétérinaire.* Paris, an 9.

(3) *De la Bère-Blaine. Loc. cit.*

(4) *Trattato de zooïatra.* Milano, 1807 et 1810.

(5) *Veterinaria legale.* Torino, 1823.

ignorée, négligée ou mal traitée dans son principe, et qui dégénère en une asthénie locale et incurable; mais, indépendamment de cela, il prétend aussi qu'en général les tissus qui composent les poumons dans les cadavres des chevaux morts poussifs, sont de beaucoup plus flasques que dans les chevaux morts d'autres maladies.

18.° *Guettard* (1), qui l'attribue au foin vasé, et par conséquent, quoiqu'il ne le dise pas expressément, aux effets subséquens des irritations gastriques.

19.° *Francini* (2), *Pedro Garcia Condé* (8), *Miguel de Paracuellos* (4), *Martin Arredondo* (5), *Dutz* (6), *Winter* (7), *Pessina* (8), etc., qui, soit les uns, soit les autres, après avoir attribué la *pousse* à toutes les altérations morbides qui peuvent affecter les organes de la respiration, ou au moins après en avoir placé le siége dans les poumons, regardent encore cette affection comme pouvant être causée secondairement par les affections du *foie*, de la *rate*,

---

(1) *Mémoires de l'Académie des Sciences*. Année 1745.
(2) *Loc. cit.*
(3) *Verdadera Albeyteria*. Madrid, 1685.
(4) *Libro de Albeyteria*. Zaragoza, 1702.
(5) *Obra de Albeyteria*. Zaragoza, 1704.
(6) *L'Anti-Maréchal*, ou *le Vrai Miroir des maladies*. Liége, 1773.
(7) *Hippiater expertus*. Norimbergæ, 1678.
(8) M. *Godine* jeune. *Loc. cit.*

du *péritoine*, du *diaphragme*, des *parois thoraciques*, etc., etc.

20.° *Volpi* (1), qui, prétendant que l'on ne trouve
presque jamais, à l'ouverture des chevaux poussifs,
nulle part, ni dans le poumon, ni dans les autres
parties environnantes, *même une seule ombre de
lésion morbide*, regarde la *pousse* comme une maladie nerveuse, accompagnée, tout au plus, d'une
diathèse de contro-stimulus.

21.° M. de *Gasparin* (2), qui, au contraire, dit
que la *pousse* paraît tenir souvent à un état d'héré-
thisme des vaisseaux pulmonaires, et qui, par conséquent, lui assigne pour cause l'irritation nerveuse
ou vasculaire de la poitrine.

22.° M. *Delaguette* (3), qui rapporte avoir répété
l'expérience de l'école de Lyon, mais sans résultat
favorable, et avoir vu, à l'ouverture de différens
chevaux poussifs, dans les uns, les altérations re-
connues par M. Godine; dans d'autres, l'état emphysémateux des poumons, et qui termine en disant : « La *pousse* peut donc être occasionée par
plusieurs altérations organiques des poumons, ou
des organes principaux de la circulation, qui, tous,
agissent de la même manière (4). »

---

(1) *Compendio de medecina pratica veterinaria.* Milano,
1823.

(2) *Manuel d'Art vétérinaire.* Paris, 1817.

(3) *Annotations* placées par lui à la suite de l'*Abrégé de l'Art
vétérinaire de* J. White. Paris, 1823.

(4) La traduction française de J. White étant annotée par

Ensuite, il résulterait de renseignemens qui semblent avoir été fournis par M. Damoiseau à l'auteur de l'article *asthme*, du Dictionnaire de médecine, en 18 volumes (1), que ce vétérinaire aurait assuré à celui-ci, que, « à l'ouverture de leur corps (des chevaux poussifs), on trouve des lésions du cœur, des gros vaisseaux, des poumons, et que les lésions du cœur sont, la plupart du temps, des dilatations des cavités droites; plus rarement des ossifications de l'aorte, avec épaississement du ventricule gauche. »

23.° Il est encore, d'une part, suivant M. *Huzard* fils (2), des auteurs qui ont aussi attribué la *pousse* aux abcès des poumons, aux congestions formées dans le sac des plèvres ou dans le péricarde, etc., » c'est-à-dire aux pulmonies, aux pleurésies et aux péricardites chroniques, dont toutes ces lésions ne sont que des effets consécutifs; et d'autre part, selon M. *Demoussy* (3), il en est également d'autres qui

---

M. Delaguette, j'avais d'abord, et par inadvertence, commis l'erreur de croire que toutes les notes que l'on y trouve devaient appartenir à ce praticien distingué. Ce n'est que trop tard, pour ne point lui attribuer un fait qui appartient à l'auteur anglais, comme je l'ai fait dans la première édition de mes *Recherches sur la* pousse, que j'ai reconnu que les notes de M. Delaguette étaient toutes rassemblées à la fin du volume.

(1) Tome III. Paris, 1821.

(2) *Nouveau Cours complet d'agriculture*, tome XII, et *Esquisse de Nosographie vétérinaire*. Paris, 1820.

(3) *Loc. cit.*

l'ont attribuée « à l'ulcération de la bifurcation de la trachée-artère, et à l'ossification des cartilages du larynx. »

24.° L'auteur de l'article *pousse*, du *Dictionnaire abrégé des sciences médicales* (1), M. *Hurtrel d'Arboval*, qui, à la vérité, dit n'avoir fait que deux ouvertures de chevaux poussifs, et qui embrasse l'opinion de M. *Godine* jeune sur la cause de la maladie qui nous occupe.

25.° Enfin, depuis que mes *Recherches sur la pousse* ont été publiées pour la première fois, le même auteur, M. *Hurtrel d'Arboval*, a adopté, dans un autre ouvrage (2), mon opinion sur la nature de cette affection maladive, ainsi que l'a fait aussi M. le professeur *Vatel* (3), qui cependant, tout en disant que la cause de la *pousse* n'est pas unique, que le soubresaut qui la caractérise peut être une conséquence de différentes affections contenues dans la cavité thoracique, telles que l'emphysème, l'œdème, l'état varicoso-anévrismatique des poumons, etc., n'en qualifie pas moins le signe pathognomonique de la *pousse* de *symptôme nerveux,* et classe définitivement la *pousse* comme une *névrose de la muqueuse des voies aériennes.*

---

(1) Voyez cet article dans l'ouvrage cité, tome XIII. Paris, 1825.

(2) *Dictionnaire de Médecine et de Chirurgie vétérinaires,* 3 vol., au mot *pousse.* Paris, 1827.

(3) *Élemens de Pathologie vétérinaire.* Paris, 1828.

Ainsi donc, et pour récapituler ces diverses opinions, il convient de faire observer que ceux qui l'attribuent au déchirement des vésicules pulmonaires, et ceux qui lui assignent pour cause des dégénérations morbides du poumon, son ulcération, ses adhérences, son hypertrophie, etc., font de la *pousse une maladie idiopathique de l'organe essentiel de la respiration* (1); tandis que les auteurs qui pensent que cette maladie est causée par la rupture du nerf diaphragmatique, par l'ossification des cartilages des côtes ou du larynx, ceux qui la regardent comme une affection nerveuse, enfin ceux qui la considèrent comme n'étant que subséquente aux irritations gastriques, aux affections des plèvres, du diaphragme, du péricarde, du cœur, du foie, de la rate, du péritoine, etc., n'en font, au contraire, qu'*une altération simplement secondaire, et peut-être même sympathique des poumons.*

D'ailleurs, il résulte encore de tout ce qui précède

---

(1) *Brugnone* dit aussi, mais sans donner aucune explication sur ses causes, que cette maladie dépend toujours du vice des poumons. (Voyez *Mascalia, o sia la medecina veterinaria ridota a suoi veri principj*. Milano, 1773, page 142.) Il en est de même de J. *Taquet* (voyez *Philippica*, ou *Haras des chevaux*. Anvers, 1614), et de l'auteur du *Grand Maréchal français*. Paris, 1654, ainsi que de *Chalette*, qui regarde la *pousse* comme déterminée par un vice de conformation de la poitrine et des parties qu'elle renferme. (Voyez *Médecine des chevaux à l'usage des laboureurs*. Paris, 1763.)

que la *pousse*, à diverses époques, et par les différens auteurs que j'ai cités, a été regardée comme
devant être causée, tantôt par des altérations qui
pouvaient être retrouvées à l'ouverture des cadavres,
et tantôt par un dérangement morbide *purement
nerveux*, duquel, à l'autopsie des chevaux poussifs,
on ne rencontrait aucune trace ni aucun signe plus
ou moins manifestes : aujourd'hui que l'anatomie
pathologique a fait de plus grands progrès, comme
on n'admet plus l'existence de ces maladies, qui
étaient réputées ne troubler que l'exercice des fonctions exclusivement, sans provenir ou sans produire
d'altérations quelconques dans les tissus organiques,
je me contenterai de faire observer que les causes
matérielles, c'est-à-dire les lésions morbides auxquelles les auteurs sus-mentionnés ont attribué la
production de la *pousse*, se réduisent aux altérations
suivantes :

A. *Les bronchites chroniques,* qu'il faut placer
au premier rang, et qui même, selon la plupart de
ces auteurs, leur ont paru être la source première
d'un grand nombre des autres causes qu'ils ont re-
latées, mais surtout des deux altérations suivantes :

B. *L'emphysème du poumon,* ou au moins *les
bulles d'air* trouvées à sa surface, et qui indiquent
également *la rupture* soit *des vésicules aériennes,*
soit *des canaux bronchiques,* produite ou par les
efforts de la toux causée par les bronchites anciennes, ou par toute autre cause.

C. *L'état varicoso-anévrysmatique* des capillaires

sanguins du poumon, qui a paru également à différens auteurs être aussi la suite ou l'effet de l'inflammation chronique des mêmes bronchites anciennes.

D. *L'ulcération des poumons.*

E. *L'hypertrophie des poumons et du cœur.*

F. *La rupture du nerf diaphragmatique.*

G. *Toutes les altérations dites organiques de la substance pulmonaire.*

H. *Les affections des conduits aériens.*

I. *Celles des parois de la cavité thoracique.*

J. *Les hydropisies de la même cavité.*

K. *La gêne et la douleur causées par les mouvemens du diaphragme dans les maladies du foie, de la rate, de l'estomac, du péritoine, etc.*

L. En un mot, *toutes les maladies, tant des organes principaux que des organes accessoires de la respiration, ainsi que toutes les affections des parties qui les avoisinent, ou même des viscères qui peuvent sympathiser le plus directement avec eux.*

Mais ce n'était point encore assez que les opinions les plus opposées, les plus disparates eussent été tour-à-tour avancées sur ce sujet, il fallait encore que les idées les plus absurdes, les plus ridicules vinssent aussi s'y mêler...... et pour n'en citer que ces exemples entre mille, dirai-je que *Soleyssel* lui-même attribuait aussi particulièrement la *pousse* à *l'obstruction du conduit qui se rend des poumons dans les reins* (1)? qu'un auteur espagnol,

____

(1) *Loc. cit.*

Fernando de Sande y Lago, regardait cette maladie comme causée *par le chyle cru et froid qui tombait du cerveau* (1); et enfin, qu'un autre Espagnol, le bachelier *don Francisco Cabero* (2), a dit très-sérieusement aussi que « la *morve* n'est autre chose qu'une collection ou amas d'humeurs phlegmeuses ou lymphatiques impures dans la tête; humeurs qui, depuis cette partie, s'épandent à diverses régions du corps, etc.? et ainsi, si la matière tombe aux poumons, elle cause l'asthme ou la *pousse*!!!.... »

Jusqu'ici, et je l'ai fait à dessein, il n'a encore été question que des seuls auteurs dont les opinions sur la cause prochaine de la *pousse* nous sont connues, mais sans que nous sachions jusqu'à quel point elles pouvaient leur paraître fondées sur l'observation des lésions cadavériques, qu'ils auraient remarquées dans les chevaux poussifs, puisqu'ils n'ont point rapporté de faits à l'appui de leurs opinions; maintenant nous allons citer les observations et les expériences qui reposent sur des faits plus ou moins récens, et desquels, d'ailleurs, on ne saurait nier l'authenticité.

§ II. *Faits et observations sur la cause prochaine de la* pousse, *rapportés par les auteurs vétérinaires.*

Les faits que nous possédons sur ce sujet, assez

---

(1) *Loc. cit.*
(2) *Loc. cit.*

peu nombreux jusqu'à présent, se réduisent, au moins à ma connaissance, à ceux qui suivent :

1.º On trouve à la suite de l'ouvrage de *Jean Floyer*, traduit de l'anglais en 1761 (1), l'ouverture d'une jument poussive, qui était, dit-il, extrêmement incommodée de cette maladie, et qui était devenue très-maigre (depuis un an elle était affectée de la *pousse*). Il y avait dans le foie un très-petit nombre de squirrhosités; les boyaux poussaient le diaphragme fort avant vers le thorax (il ne dit pas pourquoi); le poumon parut *fort gonflé* et beaucoup plus gros qu'à l'ordinaire (emphysème). Le dehors du poumon paraissait couvert de tubercules; mais en les pressant et en les ouvrant, on trouva que ce n'était autre chose que *des vésicules très-distendues par l'air*. On souffla de l'air dans quelques lobules du poumon, et on trouva qu'il n'en ressortait point, et que le poumon ne s'affaissait pas de lui-même. Il n'y avait aucune autre altération maladive, soit dans les poumons ou les autres organes respiratoires, soit dans le cœur ou dans les gros vaisseaux.

2.º *Flandrin* père (2), en 1791, avait déjà reconnu que l'introduction de l'air atmosphérique dans le thorax par une ouverture faite sur les espaces intercostaux causait une interruption des mouvemens ordinaires du diaphragme, et l'écartement de ces mêmes espaces intercostaux.

____

(1) *Traité de l'Asthme.*
(2) M. *Godine* jeune. *Loc. cit.*

3.° *Gohier*, de son côté, a cru reconnaître à Lyon, en 1809 (1), sur trois chevaux poussifs, que le doigt introduit dans une ouverture pratiquée entre les deux dernières côtes sternales sentait, pendant l'expiration, le diaphragme fuir vers le bassin; et que, sur trois chevaux sains, au contraire, dans ce même temps de la respiration, la cloison diaphragmatique se dirigeait en avant, tandis qu'elle se portait en arrière dans le temps de l'inspiration ; or, on en a conclu, et M. *Grognier* en infère (2), que la *pousse* est une maladie du muscle diaphragmatique.

4.° *Gohier* (3), d'une autre part, a observé à l'École vétérinaire de Lyon, « une tumeur qui pesait treize kilogrammes, située dans la partie antérieure du thorax d'un vieux cheval, en avant du cœur, adhérente au péricarde et aux poumons. Elle était blanchâtre, d'un tissu très-dense ; elle contenait de la graisse, et présentait dans son centre quelques grandes cellules remplies par du sang caillé. L'animal qui la portait avait eu quelques symptômes de *pousse*. »

5.° MM. *Dupuytren* et *Dupuy* (4) ont observé

------

(1) Compte rendu des travaux de l'École vétérinaire de Lyon, le 17 mai 1810; et *Correspondance vétérinaire*, par *Fromage de Feugré*. Paris, 1810.

(2) *Fromage de Feugré. Loc. cit.*

(3) Compte rendu des travaux de cette École, année 1809, page 22.

(4) M. *Godine* jeune. *Loc. cit.*; et Compte rendu des travaux de l'École vétérinaire d'Alfort en 1816.

que la compression et la section des nerfs de la huitième paire de *Bourgelat* (1) [dixième paire de
M. *Girard père* (2), le *pneumo-gastrique*] produisaient plusieurs symptômes propres à la *pousse.*

6.° *Fromage de Feugré* (3), dans un cheval poussif, ouvert par lui avec soin, a trouvé les poumons
affaissés ; une partie de leur substance était *dans un
état œdémateux,* et ils étaient hépatisés dans d'autres parties ; pressés dans les doigts, ils laissaient
échapper l'air avec crépitation ; et enfin les cerceaux
cartilagineux étaient mollasses. D'après cette ouverture, il regarde la *pousse* comme un commencement de phthisie pulmonaire.

Il rapporte aussi qu'on lui a raconté que M. *Bre-
din* n'avait rien trouvé, à l'ouverture d'un cheval
poussif, *que le foie qui était trop volumineux.*

Enfin, il dit encore que MM. *Gennerat* et *Joly*
avaient déjà observé avant lui, dans les chevaux
poussifs, la mollesse des cerceaux cartilagineux de
la trachée-artère, qui n'est pas rare (4).

7.° MM. *Dupuy* et *Godine* jeune (5) ont trouvé,

---

(1) *Élémens de l'Art vétérinaire ; Anatomie du cheval, etc.*
Paris, an 6.

(2) *Anatomie des animaux domestiques.* Paris, 1807.

(3) *Cours complet d'agriculture de Rozier.* Paris, 1809.

(4) Cette mollesse des cerceaux de la trachée-artère dans la
pousse est bien connue ; elle a même toujours été regardée,
dans l'animal vivant, comme l'un des symptômes extérieurs les
plus constans de cet état maladif.

(5) *Recherches sur la* POUSSE, déjà citées.

dans un grand nombre de chevaux poussifs, des altérations organiques du cœur et des gros vaisseaux, et le dernier en conclut que la *pousse* est le résultat de quelques-unes des maladies organiques de ces parties, telles que le défaut de proportion entre les cavités droites et les cavités gauches du cœur, ses anévrysmes, ses ossifications, etc., ainsi que celles des gros vaisseaux.

M. *Godine* jeune a aussi observé que des causes purement mécaniques pouvaient donner lieu à la production des symptômes de la *pousse*.

8.º M. *Dupuy* a publié le fait suivant (1) : « Une jument normande, propre au cabriolet, sous poil alezan, âgée de seize ans, fut sacrifiée le 29 février 1816; elle était *poussive*, et de plus morveuse. A l'examen, nous avons observé un grand nombre de tubercules dans le parenchyme des poumons; ces productions enkystées étaient situées sur le bord dorsal principalement. La face interne de ces kystes était rougeâtre, comme on l'observe dans les membranes muqueuses, à la suite des catarrhes. La matière renfermée dans ces poches était blanchâtre, grumeleuse, parfaitement identique avec celle qui constitue les tubercules des vaches attaquées de la pommelière. Il y avait six tubercules miliaires isolées sur le cornet maxillaire gauche. La membrane muqueuse du larynx offrait

---

(1) *De l' Affection tuberculeuse*. Paris, 1827. page 140.

une large ulcération, et une autre était située à la base du cartilage épiglotique. La parois externe du ventricule gauche du cœur était amincie de plus de moitié. Ce ventricule était très-dilaté ; l'aorte postérieure était déviée de sa position naturelle, et *rétrécie* par des exostoses bifurquées, qui s'élevaient du corps des 9.ᵉ, 10.ᵉ, 11.ᵉ et 13.ᵉ vertèbres dorsales. »

Nous devons également à M. *Dupuy* une autre observation qui offre une nouvelle preuve que le symptôme caractéristique de la *pousse,* le soubresaut, peut, dans quelques cas, être produit par une cause toute mécanique ; cette observation devant être dans les mains de tous les vétérinaires, je m'abstiendrai d'en rapporter ici les détails (1).

9.° Nous devons à MM. *Dupuy* et *Trousseau* (2) l'autopsie d'un cheval poussif qui avait servi à des expériences *sur les altérations du sang, considérées comme causes ou comme complications des maladies locales.* Ils ont trouvé le cœur sans ramollissement ; les gros vaisseaux n'offraient ni rougeur ni altération quelconque. Les poumons présentaient à leur sommet quelques dilatations emphysémateuses; du reste, le parenchyme en était parfaitement sain.

10.° M. *Ferrus* (3) dit que « M. *Magendie,* en ouvrant des chevaux poussifs, a souvent fait remarquer

---

(1) Voyez le *Journal pratique de médecine vétérinaire,* tome I.ᵉʳ, page 24.

(2) *Archives générales de médecine,* tome **XI**, page 378.

(3) Art. *Asthme* du *Dictionnaire de Médecine,* en 18 vol.

aux médecins vétérinaires l'emphysème des poumons; » et il ajoute encore : « Nous l'avons vu bien
manifest ment, MM. *Magendie, Breschet, Ribes*
et moi, en ouvrant il y a quelques jours le corps
d'un cheval atteint de cette maladie. » (1)

11.º M. *Girard* fils (2) a recueilli le fait suivant :
« Dans un cheval de douze ans, dit-il, une partie
de la portion flottante de l'épiploon pénétrait dans
la poitrine, à la faveur d'une ouverture de forme
elliptique, du diamètre d'un pouce en hauteur, et
d'un peu moins en largeur, pratiquée vers le milieu
du centre aponévrotique du diaphragme. Cette ouverture, qui paraissait fort ancienne, portait dans sa
périphérie un bord épais et arrondi, représentant
une sorte d'ourlet; la portion de l'épiploon qui la
traversait, de la longueur de plus d'un pied et de la
grosseur d'un tuyau de plume à écrire, allait se
fixer à la troisième côte postérieure droite, à une
espèce de renflement formé par suite d'une périos-
tose. Par un hasard heureux, cet animal avait été

***

(1) M. Hurtrel d'Arboval, art. *pousse* de son *Dictionnaire*,
cite M. Guersent au nombre des médecins qui ont pu en de
semblables cas observer l'emphysème du poumon dans les
chevaux. Cependant, dans l'article que ce médecin a donné
dans le *Dictionnaire de Médecine* en 18 vol. sur l'*asthme aigu*
des enfans, je ne trouve pas qu'il ait parlé de la *pousse* des
chevaux; et il ignore s'il en a fait mention ailleurs.

(2) Compte rendu des travaux de l'École vétérinaire d'Alfort, le 28 octobre 1822, par M. *Girard* fils, professeur.

examiné avant sa mort, et l'on avait observé dans les mouvemens respiratoires une irrégularité remarquable. L'inspiration se faisait à-peu-près comme dans l'état ordinaire ; mais la sortie de l'air était interrompue par un mouvement spasmodique, suivi d'un affaissement considérable de toutes les côtes asternales, qui, se portant avec violence en avant, faisait éprouver à l'animal une secousse générale ; en un mot, le soubresaut, qui forme le caractère distinctif de la *pousse,* était beaucoup plus marqué qu'il ne l'est jamais dans aucun cheval. »

12.° Enfin, J. *White,* dans une note de son ouvrage (1), dit « que, dans un cheval poussif qu'il a ouvert, les poumons étaient spécifiquement plus légers que dans l'état naturel, et que, quoiqu'on n'aperçût pas de bulles d'air à leur surface, il y avait évidemment une grande quantité d'air répandue dans leur tissu cellulaire ; ce qui avait dû être occasioné par la rupture d'une ou de plusieurs vésicules aériennes ou ramuscules du canal aérien, parce qu'il n'existe pas d'autre source qui puisse le produire. »

La véracité bien connue des auteurs qui nous ont rapporté ces faits ne permet nullement de les contester ; et malgré la diversité si étonnante, sans doute, de leurs résultats, il est cependant impossible de ne pas les admettre tous comme également

---

(1) *Abrégé de l'Art vétérinaire.* Paris, 1823.

G

exacts, ou tout au moins comme également avérés, puisqu'ils sont d'ailleurs uniquement fondés sur l'observation; mais au reste, pour l'instant, nous nous contenterons d'en faire seulement remarquer la dissemblance, nous proposant d'en tirer les conclusions qui doivent naturellement en être déduites, quand nous aurons aussi rapporté nos propres observations sur la nature des lésions morbides qui peuvent donner lieu à la manifestation du symptôme caractéristique et déjà si connu de la *pousse*.

§ III. *Exposé de mes observations sur la cause prochaine de la* pousse.

S'il est très-rare, comme chacun le sait, que dans la vie civile on ait des occasions d'ouvrir des chevaux qui ne soient que seulement atteints de la *pousse* au moment de leur mort, dans l'état militaire, où les chevaux poussifs sont réformés et rendus au commerce général, quand ils ne sont plus propres au service de la cavalerie, il est encore plus difficile d'avoir des occasions de se livrer à l'exploration cadavérique de semblables chevaux; cependant, depuis plus de trois ans que je m'occupe sans relâche des recherches dont je rends compte actuellement, je suis parvenu, à force de soins, à rassembler les faits suivans :

Première observation. —Un cheval normand, âgé de sept ans, devint attaqué de la *pousse* à un degré excessivement prononcé, et offrit, en même temps, plusieurs symptômes de morve; il fut abattu en octobre 1819. Sans parler ici des lésions qui appartiennent à la morve d'une manière exclusive, je trouvai encore, à l'ouverture de ce cheval, 1.° un engorgement chronique très-prononcé de la muqueuse des bronches; 2.° un engorgement squirrheux et très-considérable des ganglions bronchiques; 3.° une très-forte hydropisie du péricarde; 4.° enfin, un état anévrismatique du cœur, de ses oreillettes et des gros vaisseaux (1).

Deuxième, troisième et quatrième observation. — Le 6 octobre 1821, en présence de M. *Potelle,* médecin vétérinaire du département de l'Oise, et de M. *Loiset,* alors vétérinaire en second dans notre régiment, aujourd'hui médecin vétérinaire du département du Nord, j'ai ouvert, à Beauvais, trois vieux chevaux poussifs appartenant à notre corps; savoir, l'*Écossaise,* n.° 95, du 4.° escadron, jument espagnole de la Manche, âgée de quatorze ans; le *Duvet,* n.° 71, du 3.° escadron, cheval d'Auvergne, âgé de treize ans; et le *Fauve,* n.° 59, du 5.° escadron, cheval navarin, âgé de quinze ans. Ces trois chevaux avaient été réformés, mais n'avaient pu être mis en vente, parce qu'ils jetaient très-légèrement, quoique d'une manière habituelle, et cela depuis

---

(1) Cette observation est extraite de mes Recherches sur les causes de la morve, dans les régimens de cavalerie de la Garde royale, que j'ai adressées manuscrites, en 1821, à la Société royale et centrale d'agriculture.

quelque temps : au reste, aucun d'eux n'avait ni engorgement des ganglions lymphatiques de l'auge, ni inflammation de la membrane nasale; au contraire, tous les caractères de la *pousse*, avec son indispensable *soubresaut*, se trouvaient portés en eux à un degré très-avancé, car tous les trois étaient poussifs depuis environ un an. Nous les examinâmes, à leur ouverture, avec le plus grand soin (ils furent tués par effusion de sang). Quand, au moment où je coupai les muscles intercostaux pour explorer l'intérieur de la poitrine, l'air atmosphérique put pénétrer dans cette cavité, les poumons s'affaissèrent comme dans l'état normal; de cette action de l'air sur ces organes, nous dûmes naturellement conclure que, dans ces chevaux, au moins, les vésicules bronchiques n'étaient pas distendues au point d'empêcher les effets de l'élasticité naturelle de ce viscère, et nous passâmes outre dans notre examen. Le tissu parenchymateux des poumons n'était point emphysémateux non plus : dans tous les trois chevaux il était souple, crépitant, d'une belle couleur de rose pâle, partout perméable à l'air, et partout complètement sain; nulle adhérence des plèvres, nulle fausse membrane, aucune trace d'inflammation ancienne, aucune concrétion gélatiniforme ou autres n'existaient à la surface des plèvres, du péricarde, du diaphragme ou du médiastin; enfin, les ganglions bronchiques, modérément développés, paraissaient aussi être parfaitement sains; le cœur, les vaisseaux aortiques, l'artère et la veine pulmonaires, ainsi que les veines caves, ne présentaient ni excès de volume, ni ampleur extraordinaire, ni altérations quelconques de leurs tissus : seulement, dans l'un d'eux, le *Fauve,* cheval ardent, vif, rapide à la course, et des moyens duquel on avait souvent abusé, *l'aorte postérieure* nous sembla présenter un diamètre un peu plus grand que dans l'état normal; mais ses parois offrant une force un peu plus grande et une épaisseur un peu plus prononcée que dans l'état ordinaire, cette disposition, qui ne nous parut pas avoir ici quelque chose de maladif, fut dès-lors regardée par nous comme congéniale, ainsi que comme compatible avec le maintien de la santé, et cela d'autant plus, que, dans ce cheval, toutes les autres artères présentaient, quand nous les examinâmes ensuite, des proportions de diamètre et d'épaisseur de leurs parois absolument analogues à celles de l'aorte.

Les seules altérations morbides dignes d'être remarquées que nous présentèrent ces trois chevaux, quand nous examinâmes l'intérieur des divisions des bronches jusque dans leurs dernières ramifications, furent des traces assez visibles *de rougeur morbide dans leur membrane muqueuse,* laquelle se montrait aussi *légèrement engorgée* et un *peu ramollie; une multitude infinie de capillaires sanguins injectés de sang et maladivement développés à leur surface,* où ils formaient, mais principalement dans l'endroit de la division des bronches, un lacis très-facile à distinguer; et enfin, partout la présence d'un *mucus épaissi blanchâtre* (*véritable sécrétion morbide* de la muqueuse engorgée) *assez abondant, gluant, tenace*, recouvrant plus particulièrement les endroits les plus enflammés de la membrane bronchique, et qui (quand d'ailleurs, tant la rougeur chronique que l'état d'engorgement de cette membrane n'auraient pas assez démontré l'altération déjà ancienne dont elle était le siége) aurait suffi pour la faire reconnaître.

Or, dans ces trois chevaux, quelle qu'ait été notre attention à en chercher la cause physiologique, ne trouvant nulle autre lésion que celles que je viens de faire connaître, nous fûmes forcés de regarder la *dyspnée* particulière avec soubresaut existant dans le mouvement du flanc, au moment de l'expiration, et par conséquent la *pousse* dont ils étaient attaqués depuis long-temps, comme étant causées par la *bronchite chronique*, bien manifeste et bien prononcée, qui existait seule et que nous venions d'observer en eux.

Ces observations, déjà bien curieuses en ce qu'elles prouvent que la bronchite chronique peut donner lieu à l'existence de ce groupe de symptômes qui a reçu le nom de *pousse*, me semblent avoir encore une autre importance moins directe, mais non moins précieuse que la première, puisqu'elles doivent au moins conduire à soupçonner, si elles ne prouvent pas jusqu'à la conviction la plus entière, qu'une partie de ces cas de prétendue *pousse nerveuse*, dans laquelle, à l'ouverture des cadavres,

on prétend n'avoir trouvé aucune lésion, soit des
organes de la circulation, soit des organes respiratoires, pourraient bien, au moins dans nombre de
cas, avoir eu aussi pour cause prochaine des bronchites anciennes que l'on n'aurait pas aperçues ou
que l'on aurait négligé de noter, parce qu'on ne les
aurait pas cru capables de produire cet effet. Au
reste, je ne veux pas dire pour cela que la *pousse*
ne puisse jamais être produite par la seule lésion
des nerfs qui se rendent dans les principaux organes
de la respiration; car les expériences faites à ce sujet
dans les écoles vétérinaires de France semblent
prouver, au contraire, que la *pousse* peut quelquefois être aussi déterminée par cette dernière cause;
mais je pense que ce devraient être là les seuls cas
où l'affection qui nous occupe devrait recevoir la
qualification de *pousse nerveuse.*

Cinquième observation. — Dans un cheval normand, âgé de dix ans, *le Climat*, n.º 21, du 2.ᵉ escadron, poussif depuis le mois d'avril 1823, chez
lequel tous les symptômes de la *pousse*, portés au
plus haut degré, étaient accompagnés en outre d'une
dyspnée très-prononcée, et qui est mort le 8 septembre de la même année, j'ai trouvé un sixième
environ de la substance parenchymateuse des deux
lobes du poumon occupé par des hépatisations nombreuses, et dont l'étendue variait beaucoup; les
ganglions bronchiques très-fortement développés
et réduits en une matière cancéreuse, semblable à
de la lie de vin; les poumons n'avaient contracté

aucune adhérence avec les parties voisines; mais
les canaux aériens avaient partout leur membrane
muqueuse attaquée d'une bronchite chronique, et
recouverte aussi d'une petite quantité de mucus
épaissi, blanchâtre, que l'on ramassait facilement
avec la lame du scalpel; au reste, les poumons s'é-
taient bien affaissés quand j'avais ouvert la poitrine;
et les vésicules bronchiques, ainsi que les bronches
elles-mêmes, étaient entières, de volume ordinaire,
et par conséquent sans dilatations maladives apparentes : le diaphragme n'offrait aucune altération
morbide; mais le péricarde était rouge, épaissi,
présentait une inflammation chronique bien prononcée; il contenait une certaine quantité de sérosité citrine, foncée, trouble et un peu épaisse : le
cœur, considéré en masse, offrait une augmentation
de volume que l'on pouvait évaluer à un quart environ au-dessus de celui qu'il aurait dû avoir dans
l'état normal. L'oreillette droite et le ventricule du
même côté, qui présentaient à la première vue une
grande augmentation de capacité, paraissaient d'a-
bord être les seuls affectés; mais en ouvrant le
ventricule gauche, il se montra aussi plus grand
que dans l'état ordinaire, tandis que l'oreillette
gauche, au moins en la comparant aux trois autres
cavités cardiaques, semblait au contraire être plus
petite que de coutume : au reste, l'excès de volume
des trois autres parties du cœur avait lieu en même
temps qu'une diminution bien marquée dans l'é-
paisseur naturelle de leurs parois. Cette disposition

morbide du cœur le rendait visiblement déformé,
et le ventricule droit, par sa saillie extraordinaire,
contribuait surtout à procurer cette particularité.

Sixième observation. — **D**ans une jument limousine, âgée de six ans, morte le 16 juillet 1823, *la
Ficine,* sur la maladie comme sur l'exploration
cadavérique de laquelle j'ai envoyé une observation
détaillée à l'École vétérinaire d'Alfort, j'ai trouvé,
entre autres lésions aussi graves que remarquables,
et telles que l'hydropisie la plus complète de la
poitrine, la diminution si grande du volume des
poumons, d'ailleurs presque entièrement hépatisés,
qu'ils semblaient être comme atrophiés ; de fausses
membranes très-épaisses et très-étendues, des
adhérences des plèvres, etc.; j'ai trouvé, dis-je,
une autre très-grande et très-forte adhérence de la
partie postérieure du péricarde au centre aponévrotique du diaphragme : outre la dyspnée très-
prononcée qui en résultait, la respiration, avant la
mort de cette jument, était coupée, tant dans l'inspiration que dans l'expiration, par des soubresauts
si fortement marqués, qu'elle ne s'exécutait plus
que par des secousses saccadées, lesquelles fatiguaient et faisaient beaucoup souffrir l'animal.

Sans doute cette jument n'était pas attaquée, à
proprement parler, de ce qu'en médecine vétérinaire on appellerait du nom de *pousse ;* mais les
graves lésions qui existaient en elle produisaient,
dans l'acte de la respiration, les soubresauts les plus
marqués que j'aie jamais observés : or, ce symp-

tôme pathognomonique de la *pousse* pourrait donc aussi, dans d'autres animaux, dépendre de l'existence d'altérations analogues à celles que présentait la jument qui fait le sujet de cette observation, que, pour cette seule cause, j'ai cru devoir rapprocher de celles que j'ai réunies dans ce mémoire.

Septième observation. (1) — Dans un très-petit cheval entier, âgé d'environ quinze ans, d'un embonpoint modéré, qui avait une toux sèche devenue en apparence habituelle, et chez lequel il existait, même pendant le repos, un soubresaut bien marqué dans le temps de l'expiration, j'ai trouvé, à son ouverture, que les poumons ne s'affaissaient pas complètement, et semblaient comme infiltrés d'air dans la partie antérieure de leurs lobes : cet état ressemblait à un emphysème du tissu cellulaire, et ne dépendait cependant que d'un excès de dilatation des vésicules aériennes correspondantes : le poumon, dans l'endroit où il était ainsi gonflé d'air, était sec et légèrement crépitant ; mais, dans toute sa masse, il n'offrait nulle autre altération de tissu, si ce n'est un seul petit tubercule sec et très-dur,

---

(1) J'ai recueilli cette observation, et aussi les quatre qui la suivent immédiatement, ainsi que quatre autres qui précèdent l'avant-dernière de celles que j'ai rapportées, sur des chevaux poussifs que je me suis procurés à Paris, en différens temps, et concernant lesquels chevaux je n'ai pu connaître par conséquent, touchant leur maladie, aucun détail antérieur à l'époque où ils ont été abattus pour que j'en fisse l'ouverture.

placé sur le lobe gauche, à sa face costale ; enfin, il n'y avait dans ce cheval ni adhérences de la plèvre, ni hydropisie de sa cavité, ni bronchite chronique ; mais le cœur était anévrysmatique, et présentait, dans les parois de ses ventricules, une grande diminution d'épaisseur.

Huitième observation. — Un cheval hongre, âgé d'environ dix-huit ans, de moyenne taille, propre au trait, qui était fortement poussif, et chez lequel par conséquent le temps de l'expiration était coupé par un soubresaut bien marqué, avait le cœur anévrysmatique, et ses parois fort amincies ; enfin, non-seulement ses poumons étaient fortement emphysémateux comme dans le précédent, mais encore il existait des bulles d'air bien prononcées et bien distinctes à leur surface ; en sorte que quand on pressait dans la main la portion antérieure des lobes pulmonaires, où se trouvait l'air accumulé dans ces bulles, les cellules distendues qui le contenaient, en crevant entre les doigts, produisaient un claquement égal à celui des gousses du pistachier et à celui que produisent aussi les vessies aériennes des petits poissons quand on les écrase ; mais c'étaient là les seules lésions que présentait ce cheval.

Neuvième observation. — Un beau cheval entier, limousin, âgé de quatorze ans, appartenant à un manége de la capitale, était, depuis plus de six mois, regardé comme *poussif outré*, et fut enfin abattu, comme étant pour cette cause devenu impropre à toute espèce de service; j'en fis l'ouverture trente heures après qu'il avait été sacrifié : les symptômes qu'il avait présentés, et qui l'avaient fait regarder comme attaqué de la *pousse*, étaient dus à un hydrothorax développé à la suite d'une pleuro-péripneumonie chronique; les poumons étaient non-seulement comme atrophiés, mais encore complètement hépatisés dans toute l'étendue de la moitié postérieure de chacun des deux lobes; la muqueuse des canaux aériens était partout envahie par une inflammation chronique très-prononcée; des concrétions gélatineuses assez épaisses couvraient les plèvres et le péricarde, qui, ainsi que le médiastin, étaient aussi frappés d'une inflammation chronique, et avaient acquis une épaisseur extraordinaire par l'effet de leur engorgement; mais il n'existait dans ce cheval aucune autre espèce de lésion morbide.

Dixième observation. — Un cas bien remarquable, relativement à la manière dont m'a paru s'être produit le symptôme caractéristique de la *pousse* dans l'animal qui m'en a fourni l'observation, s'est présenté chez une jument âgée de dix-neuf ans environ, complètement ruinée, sous poil noir, et propre au trait, qui, parce qu'elle était destinée à être sacrifiée, était restée six jours entiers sans recevoir aucune espèce d'aliment : elle présentait, lorsqu'elle fut abattue devant moi, un mouvement des flancs très-irrégulier, coupé en outre, dans le temps de l'expiration, par le soubresaut, que chacun regarde comme le signe pathognomonique de la *pousse*. Elle fut tuée par effusion de sang, puis fut ouverte sur-le-champ ; mais quelque soin que j'aie pu apporter à rechercher en elle la cause de cette irrégularité des mouvemens respiratoires, je n'ai pu en découvrir aucune, ni dans les organes essentiels, ni dans les organes accessoires, tant de la respiration que de la circulation, qui, tous, étaient parfaitement sains ; et je me suis vu forcé, dès-lors, à regarder ce trouble de la respiration comme un phénomène purement sympathique, dépendant uniquement, peut-être, de l'état excessif de souffrance dans lequel une abstinence aussi absolue, et surtout aussi prolongée, tant d'alimens solides que de boisson, que celle que cette jument venait de supporter, avait dû plonger les organes de la digestion. Au reste, l'estomac cependant, et quoique ses parois fussent fortement rapprochées, de manière même à diminuer beaucoup le volume ordinaire de cet organe, ne me parut.être le siége d'aucune inflammation appréciable, non plus que les intestins.

Onzième observation. — Un très-grand cheval de carrosse, normand, ayant plus de vingt ans, qui avait, depuis très-long-temps, la respiration gênée, difficile, très-laborieuse, mais cela, surtout, quand il avait fait quelque temps de trot, et chez lequel l'inspiration commençait brusquement, était entre-coupée et légèrement saccadée, tandis que, dans l'expiration, on observait en lui un soubresaut qui la coupait en deux temps, me présenta les lésions

suivantes : De légères fausses membranes, très-anciennes, existaient sur le côté gauche du péricarde,
tant en avant qu'en arrière de cette poche membraneuse, laquelle, dans toute l'étendue de sa base,
vers le sternum, offrait aussi des engorgemens gélatiniformes très-étendus, et de l'épaisseur de vingt-
huit millimètres (environ un pouce); enfin, du côté
droit de la poitrine, le péricarde adhérait en outre,
si toutefois je puis m'exprimer ainsi, à la plèvre
costale, par un prolongement fibreux, organisé,
mince, alongé, occupant à-peu-près le centre de
la cavité droite du thorax, et au-dessus duquel se
trouvait placé le lobe droit du poumon, dont cette
bride, assez forte, devait gêner les mouvemens
d'extension et de la dilatation dans le temps de l'inspiration, et peut-être même en rendre l'exécution
douloureuse, par le tiraillement que devait alors
éprouver la plèvre costale d'une part, et le péricarde de l'autre. La cinquième partie environ du
lobe droit du poumon, vers son bord inférieur, était
anciennement hépatisée, dure, imperméable à l'air,
et quelques légères hépatisations sèches existaient
aussi dans le lobe gauche du même organe. Le cœur
avait acquis un volume excessif; mais ses parois,
très-minces et très-flasques, étaient fortement af-
faissées sur elles-mêmes, et il y avait dès-lors en
même temps, 1.º anévrisme du cœur, c'est-à-dire
augmentation très-manifeste de la capacité des deux
cavités ventriculaires de cet organe; 2.º amincisse-
ment considérable de ses parois; 3.º enfin, ramol-

lissement bien marqué de son tissu; puis enfin, les tissus adipeux qui garnissent la base de ce viscère, et qui s'étendent ensuite à sa surface antérieure, étaient convertis en des engorgemens gélatiniformes très-volumineux et très-épais. L'ouverture de l'abdomen me fit découvrir aussi l'existence d'une péritonite chronique; il y avait une ascite assez considérable, et en outre une lésion morbide, qui était d'autant plus remarquable pour moi, que je ne l'avais encore alors observée que deux fois; elle consistait en des *vergetures* rouges, semblables à de petites ecchymoses très-nombreuses, et qui paraissaient très-anciennes, lesquelles, distribuées en grande partie par rangées longitudinales, se dirigeaient toutes en forme de rayons rectilignes, et existaient seulement du côté de l'abdomen, uniquement sur la partie gauche du centre aponévrotique du diaphragme.

Douzième observation.—Toutes les observations que je viens d'exposer sont relatives à des ouvertures de chevaux poussifs, faites dans l'intention de chercher à reconnaître la nature des causes internes occasionelles de la *pousse :* celle que je vais rapporter ne leur est point analogue; mais elle tendrait à prouver que, dans quelques cas, la *pousse,* après avoir existé à un degré même très-exaspéré, pourrait diminuer tout-à-coup d'intensité d'une manière spontanée et sans cause connue : aussi, malgré que cette observation n'ait effectivement qu'un rapport très-indirect avec le sujet de ce mémoire, et qu'elle soit presque la seule que je connaisse en ce genre, je n'ai pas cru devoir me dispenser de la placer ici , comme offrant un fait assez remarquable pour mériter d'être connu.

Un cheval âgé de plus de quinze ans, *le Capitaine*, n.° 6, du 2.ᵉ escadron, était, depuis le mois d'août 1823, réformé pour cause d'usure complète, et se trouvait en même temps affecté de *pousse* au degré le plus prononcé, lorsque le 1.ᵉʳ septembre suivant, dans la crainte de le voir, d'un instant à l'autre, mourir dans les rangs de son escadron, tant la dyspnée qu'il éprouvait était grande , je le fis placer, en attendant qu'il fût mis en vente, dans une écurie de l'infirmerie : le soubresaut du temps de l'expiration était si marqué dans ce cheval, qu'il déterminait très-fortement tout le corps en avant, et sa toux sèche, quinteuse, faible, mais fréquente, le fatiguait encore plus que cette secousse violente et sans cesse répétée du battement des flancs : l'écartement des espaces intercostaux était extrême, et les mouvemens des parois du thorax très-marqués ; les yeux étaient saillans, vifs, hagards, et leur expression seule aurait suffi pour donner une idée de l'excessive anxiété dans laquelle cet animal était plongé ; il avait en outre les naseaux fortement dilatés, leurs ailes très-mobiles, et alongeait sans cesse l'encolure comme pour respirer moins difficilement. Placé à côté de chevaux qui étaient tenus au régime blanc, il fut, plutôt par indifférence que dans un dessein réfléchi, soumis au même régime que ces animaux ; d'ailleurs, il conservait un bon appétit, mangeait bien tant que sa toux n'y mettait pas obstacle, et n'avait jamais éprouvé de mauvaises digestions. Pendant une quinzaine de jours environ, il supporta assez bien ce régime; puis tout-à-coup il se montra attaqué de violentes coliques, qui durèrent pendant près de trois jours, temps pendant lequel il ne cessa pas de se débattre; mais il essaya vainement de se coucher, car il éprouvait dans cette position une gêne si grande de la respiration, qu'elle le forçait à se relever assez vite; cependant il se roulait quelquefois très-vivement sur la litière, et s'y débattait avec force. On se contenta de le priver de tout aliment solide, et de lui donner quelques lavemens; enfin, nous nous attendions à le voir expirer à chaque instant, lorsque, vers la fin du troisième jour, il se calma presque tout-à-coup; ses coliques cessèrent, il redevint tranquille; mais ce qui nous étonna le plus, et devait en effet nous surprendre davantage, c'est que non-seulement ses coliques avaient entièrement cessé sans aucune espèce d'évacuation extraordinaire, mais encore c'est que la difficulté de respirer, auparavant existante, était entièrement disparue aussi; il n'y avait plus en lui ni dyspnée, ni quintes de toux; le soubresaut seul, de tous les symptômes de la *pousse*, existait encore, mais il était si considérablement diminué, qu'il était alors à peine apercevable, qu'il ne produisait plus ces fortes secousses du corps dont j'ai parlé, et que ce n'était plus d'ailleurs qu'en examinant le cheval avec attention que l'on parve-

naît à en reconnaître l'existence ; l'écartement extraordinaire des espaces intercostaux n'existait plus ;
enfin, ce cheval était gai, libre dans tous ses mouvemens, sans souffrances intérieures marquées ; cet
état s'est maintenu jusqu'au 12 octobre 1823, qu'il
fut vendu de réforme pendant que j'étais à Paris
avec notre régiment, en sorte que je n'ai pu me procurer l'occasion d'en faire le sacrifice et l'ouverture.

Treizième observation. — Lorsque j'ai eu l'occasion de recueillir le fait précédent, c'était le seul
exemple que je connusse d'un cas où une partie
des symptômes de la *pousse,* après avoir été aussi
fortement prononcés que dans le cheval qui en fait
le sujet, aient ensuite cessé d'exister : voici encore
une observation du même genre, mais qui d'ailleurs
convient mieux à l'objet que je me suis proposé,
parce que j'ai pu faire l'ouverture du cheval qui
me l'a fournie.

L'*Écuelle,* jument prussienne reçue de remonte
au commencement de 1824, avait plus de six ans,
et était glandée des deux côtés de l'espace sous-
maxillaire quand elle arriva au régiment. On reconnut bientôt qu'elle avait une toux, le plus ordinairement sèche, mais quelquefois suivie d'expectoration, laquelle au reste, toujours profonde et
quinteuse, ne se montrait que comme par des sortes
d'accès ; elle fut soumise pendant long-temps à une
nourriture blanche et à l'usage des farineux, qu'elle
continua jusqu'à sa mise au régime du vert, le 25
mai ; elle resta à ce régime jusqu'au 15 de juillet,

et fut encore remise de nouveau à l'usage des nourritures blanche et farineuse jusqu'au 6 août, qu'une
recrudescence inflammatoire de l'affection chronique
de la poitrine, dont elle était attaquée depuis avant
son entrée au corps, nous obligea de la faire entrer
à l'infirmerie, pour l'y soumettre au traitement que
son état exigeait. Avant cette époque, des exutoires
variés avaient été pratiqués et entretenus avec soin ;
on n'avait négligé ni les autres dérivatifs, ni les
béchiques adoucissans, mais tous ces soins étaient
demeurés sans aucun effet avantageux sur son état :
alors les moyens antiphlogistiques, sans en oublier
les saignées convenablement faites, furent ceux que
l'on employa avec assez de succès pour combattre
cette nouvelle exaspération aiguë de la maladie ;
mais la jument, guérie incomplètement, conservait
toujours sa toux ancienne et sèche, ainsi que les
engorgemens des ganglions lymphatiques de l'auge ;
on fut donc forcé de la retenir à l'infirmerie. Son
régime, réglé sur les indications présentes, fut sur-
veillé avec soin ; mais quelle qu'ait été notre solli-
citude à cet égard, et malgré les divers traitemens
auxquels nous avons pu juger convenable de la
soumettre, elle demeura toujours dans le même état,
jusqu'à ce que les chaleurs de l'été étant venues à se
faire plus fortement sentir, à la fin du mois d'août,
cette jument éprouva bientôt une dyspnée qu'on ne
lui avait pas vue auparavant, et ses flancs, dès-lors,
étant examinés avec soin, il était facile de reconnaître que leurs mouvemens, pendant le temps de

l'expiration, étaient coupés en deux temps, et présentaient enfin ce soubresaut bien marqué qui constitue le signe pathognomonique de la *pousse*. Les choses demeurèrent quelque temps dans cet état; souvent je m'assurais de nouveau de l'existence de ce symptôme de la *pousse;* mais, au bout d'une quarantaine de jours environ, on cessa graduellement d'apercevoir le soubresaut, et la respiration paraissait devenir moins laborieuse; au reste, la jument s'affaiblissait à vue d'œil, dépérissait chaque jour davantage, tomba bientôt dans le marasme, vit aussi la fièvre hectique l'attaquer, et éprouva une dégénération ulcéreuse très-rapide de la muqueuse des cavités nasales. Dans cet état, l'effection de la respiration paraissait être douloureuse; mais on n'apercevait plus, dans le temps de l'expiration, le soubresaut qui avait auparavant existé, et ce fut même vainement que je fis alors donner, pendant une quinzaine de jours, beaucoup de foin à cette jument, depuis long-temps déjà nourrie avec de la paille de froment et des alimens farineux : cette nourriture plus excitante ne fit pas reparaître le symptôme de la *pousse. L'Écuelle* fut enfin abattue le 16 octobre, et ouverte immédiatement après : il n'y avait point d'adhérence de la plèvre, point d'épanchement dans ses cavités, ni dans celle du péricarde, aucune maladie du diaphragme; le cœur n'était le siége d'aucune lésion maladive, et il était, ainsi que les gros vaisseaux, exempt de toute dilatation anévrysmale; mais les poumons, partout tuberculeux, et, dans quelques endroits, conservant encore des traces non complètement dégénérées de la transmutation de leur tissu propre en une substance lardacée, étaient d'ailleurs, dans la presque totalité de leur étendue, déjà fondus en une matière suppurée d'un blanc grisâtre ; la membrane des bronches était partout désorganisée, ulcérée, détruite ou engorgée par une inflammation chronique ; et les glandes bronchiques enfin, très-développées, engorgées, tuberculeuses, étaient déjà en grande partie fondues également en matière puriforme.

Quatorzième observation. — Une jument grise, percheronne, propre au trait, de la taille d'un mètre 495 milimètres, d'un tempérament sec, mais en bon état, âgée d'environ douze ans, légèrement glandée du côté droit, jetant aussi du même côté, chez laquelle le soubresaut de la *pousse* était bien facile à observer, bien marqué, et qui avait une toux faible, mais cependant grasse et profonde, nous présenta les choses suivantes à son ouverture, qui fut faite aussitôt qu'elle eut été sacrifiée :

Quoique très-beaux, très-vermeils, sans adhérences, exempts, à une légère exception près, de toutes dégénérations morbides, telles que tubercules, hépatisations, tissus lardacés, encéphaloïdes et autres, également exempts aussi de concrétions tophacées ; enfin, quoique sans dilatations maladives, comme sans déchirement de celles des vésicules aériennes situées immédiatement sous la plèvre, les poumons ne s'affaissèrent néanmoins que fort peu, à l'entrée de l'air dans la poitrine ; ils restèrent, au contraire, gonflés, distendus et comme soufflés ; la pression de la main même ne les affaissait que difficilement et que très-incomplètement ; enfin, ils étaient comme emphysémateux, mais sans engorgement de lymphe, de sérosité ou de sang, sans inflammation et sans altération apparente de leur parenchyme ; ils étaient partout d'une apparence saine, partout perméables à l'air et partout crépitans, mais seulement, distendus par l'air retenu dans leur substance ; ils ne jouissaient plus, pour s'affaisser sous le poids de l'atmosphère extérieure, de leur élasticité normale ; le lobe gauche offrait simplement une légère hépatisation sèche et très-ancienne, située dans son bord antérieur, et il y avait aussi une matière jaune et écumeuse dans les bronches, sur la membrane desquelles on remarquait cependant encore quelques traces légères d'une inflammation chronique.

Le cœur, examiné extérieurement, ne paraissait être le siége d'aucune altération maladive ; mais cependant la menbrane interne en était blafarde, et présentait en outre, mais seulement dans le fond du ventricule gauche, une multitude de petites taches blanchâtres, sous lesquelles, néanmoins, cette membrane n'était ni enflammée ni épaissie.

Je négligerai ici, comme inutiles à notre objet, les lésions des cavités nasales ; elles annonçaient la manifestation prochaine des derniers degrés de la morve.

Quinzième observation. — Une grande jument de cabriolet, normande, très-maigre, âgée de quinze ans environ, ayant depuis long-temps un séton anglais entre le nombril et le cartilage xiphoïde du sternum, offrait, dans le temps de l'expiration, un grand soubresaut, qui la faisait paraître s'effectuer en deux temps; les mouvemens des flancs étaient précipités et si violens, qu'ils déterminaient tout le tronc en avant, et par conséquent aussi les mouvemens des côtes étaient plus grands que dans l'état normal; enfin, il y avait également une grande augmentation dans l'écartement des espaces intercostaux.

Son autopsie nous fit reconnaître, 1.° qu'il existait des adhérences multipliées de la plèvre pulmonaire avec celles des parties de cette membrane qui recouvrent les côtes, le diaphragme et le péricarde; 2.° des concrétions gélatineuses sur les diverses régions de la plèvre, le péricarde, etc.; 3.° que le parenchyme des poumons était partout envahi par de fortes hépatisations et par des dégérations tuberculeuses très-étendues, lesquelles, pour la plupart, étaient déjà réduites en matière puriforme, et enfin qu'il contenait, en outre, de grandes masses de matière encéphaloïde; 4.° que les glandes bronchiques étaient très-fortement engorgées, et quelques-unes squirrheuses, pendant que les autres étaient déjà réduites en suppuration; 5.° qu'il existait une bronchite chronique, dont les effets avaient désorganisé complètement la muqueuse des poumons ; 6.° enfin, que le cœur, mou, flasque, pâle, très-volumineux, était en outre très-aminci dans les parois de ses ventricules.

Seizième observation. — Une petite jument de trait, âgée d'enviou dix-huit ans, jetant à droite plus fortement qu'à gauche, et glandée des deux côtés de l'auge, avait les espaces intercostaux très-prononcés, une toux profonde et quinteuse, une suspension bien marquée du mouvement de l'expiration, qui le coupait en deux temps bien distincts, et qui produisait enfin un soubresaut bien prononcé dans cette partie de l'acte de la respiration, ne montra, à son ouverture, que les lésions ci-après : 1.° poumons parfaitement affaissés sur eux-mêmes, assez sains, c'est-à-dire ne contenant que quelques très-petites tubercules secs; 2.° membrane muqueuse des bronches frappée d'une inflammation chronique très-prononcée; 3.° glandes bronchiques engorgées, tuberculeuses, offrant déjà quelques points de suppuration; mais la plèvre, le diaphragme, le péricarde, le cœur, etc., étaient sans aucune altération maladive.

Dix-septième observation. — Un cheval de cabriolet, hongre, âgé d'environ onze ans, glandé à gauche, jetant du même côté, mais en très-bon état, offrant une inspiration courte, suivie d'une expiration brusque, précipitée, coupée par un soubresaut aussi brusque que marqué, présenta les lésions suivantes : 1.° poumons sans adhérences, bien affaissés, bien crépitans, partout perméables à l'air, et sans dilatation morbide ni déchirement des vésicules bronchiques; 2.º engorgement volumineux des ganglions bronchiques, qui étaient *noirs* et suppurés; 3.º bronchite chronique très-marquée, par la rougeur et l'engorgement de la membrane muqueuse, mais cependant sans aucune apparence de sécrétion morbide de la partie; 4.º cœur volumineux, anévrysmatique dans ses grandes cavités, dont les parois, au reste, étaient amincies, flasques, et leurs fibres ramollies; 5.º quelques légères ecchymoses sur le côté gauche du centre aponévrotique du diaphragme, à sa face pulmonaire.

Dix-huitième observation. — Un officier acheta, pendant le mois de mars 1824, un cheval de race allemande, alors âgé de six ans, haut d'extrémités, long et grêle de corps, ayant l'œil morne, l'air souffrant, la poitrine étroite, les côtes plates et les flancs retroussés; peu de temps après ce cheval se mit à tousser, devint glandé, jeta même un peu; un régime anti-phlogistique, des sétons, des fumigations et des béchiques adoucissans furent employés avec quelque apparence de succès; le cheval fut ensuite mis au vert, et en éprouva quelques bons effets, tant que dura pour lui l'usage de ce régime; mais, dans le mois d'août, il redevint glandé du côté droit, et se mit à jeter du même côté; la pituitaire était enflammée, violacée, un peu engorgée; des saignées générales convenablement ménagées, la diète, le passage des sétons au poitrail, les fumigations de vapeurs émollientes, firent encore, pendant quelque temps, cesser ces effets extérieurs des irritations chroniques de la poitrine dont ce cheval était affecté. A la fin du mois d'août, nous le perdîmes de vue jusqu'au commencement du mois de novembre. Pendant cet espace de temps, ce cheval, chez lequel l'engorgement des glandes placées sous l'auge s'était reproduit, avait été traité à Paris, mais sans que l'on eût pu obtenir la résolution de ces ganglions engorgés. Alors nous le vîmes; il était languissant, mangeait peu, ne reprenait ni gaîté ni embonpoint, et les altérations des organes pulmo-naires qui existaient en lui, avaient donné lieu à la manifestation d'un léger soubresaut dans le mouvement du flanc pendant le temps de l'expiration, soubresaut qui, au reste, devenait bien plus apparent, bien plus caractérisé lorsque le cheval mangeait l'avoine; il y avait en même temps une toux faible, pénible, et par les effets de laquelle il paraissait même souffrir assez visiblement quand on cherchait à l'exciter.

Le maître de cet animal venait depuis quelque temps de quitter le service : n'ayant donc plus besoin de ce cheval, et ne pouvant trouver à s'en défaire dans l'état où il était, il se décida à le faire abattre; et ce fut le 14 novembre que l'on en fit le sacrifice : je procédai sur-le-champ à son ouverture.

Les poumons s'affaissèrent très-bien; il n'y avait nulle adhérence des plèvres, ni aucune dilatation, non plus qu'aucun déchirement des vésicules bron-chiques; mais les deux lobes pulmonaires présen-

taient beaucoup de légères, d'incomplètes, ou, pour
mieux dire, de demi-dégénérations de la nature des
hépatisations sèches, et ils étaient remplis de très-
nombreux tubercules, en partie réduits déjà en
matière pultacée, ou seulement fondus en matière caséiforme, et dès-lors plus épaisse ; les ganglions bronchiques étaient volumineux, et la muqueuse des bronches présentait plusieurs traces
d'inflammations chroniques, isolées, disséminées
par espaces plus ou moins éloignés, et dont enfin
l'étendue n'avait rien de régulier. Le péricarde
offrait une rougeur insolite assez prononcée, surtout du côté gauche, et il contenait environ deux
verres de sérosité citrine un peu trouble ; la masse
du cœur était flasque et molle, et le ventricule
gauche, plus étendu d'un tiers environ que dans
l'état normal, présentait, dans cet état d'anévrysme,
une assez grande diminution dans l'épaisseur de ses
parois ; mais les autres parties du cœur, ses gros
vaisseaux, les plèvres, le diaphragme, les organes
abdominaux et les organes encéphaliques, toutes
les autres parties enfin, à l'exception, tant des ganglions sous-maxillaires, qui se trouvaient engorgés
et dans un état tuberculeux, que de la membrane
pituitaire, qui présentait une légère inflammation
chronique, étaient dans un état complètement sain.

Dix-neuvième observation. — Une jument normande, âgée de neuf ans, appartenant à un officier,
étant devenue tellement poussive qu'elle n'était plus
propre à aucun service, fut abattue pour cette cause

le 18 octobre 1825; elle n'était attaquée de *pousse* que depuis environ un an. Je trouvai à son ouverture, 1.º que les poumons, fortement emphysémateux, ne s'affaissaient que très-incomplètement; 2.º que les vaisseaux de la surface de ces organes, sous la plèvre pulmonaire et dans les parties les plus postérieures des poumons, étaient extraordinairement développés et très-injectés de sang; 3.º qu'en coupant le parenchyme du poumon en différens sens, il se montrait partout gorgé d'un sang spumeux; 4.º qu'il y avait bronchite chronique très-prononcée; 5.º que les vaisseaux capillaires de la muqueuse des bronches étaient variqueux; 6.º que les ganglions bronchiques étaient très-volumineux, remplis de tubercules, et marbrés de nuances bleuâtres; enfin que le cœur était très-volumineux, anévrysmatique, tant dans ses oreillettes, que dans son ventricule droit, tandis que les parois du ventricule gauche offraient un état d'hypertrophie qui excédait d'environ un tiers leur épaisseur normale.

Vingtième observation. —— Un cheval normand, âgé de neuf ans, d'une forte constitution, mais qui était glandé fortement depuis neuf mois, devint poussif, pour ainsi dire tout-à-coup, le 26 janvier 1827; un mois après, la *pousse* était très-prononcée en lui; enfin, il fut abattu le 29 mars de la même année, comme étant devenu impropre au service, après avoir toutefois été soumis à différens essais de traitement, tant pour la *morve* que pour la *pousse* (1).

____

(1) De tous ces essais de traitement, je ne rapporterai ici que

Je l'examinai avec beaucoup de soin, et voici les
lésions que je trouvai à son ouverture :

---

celui qui rentre dans le sujet qui fait l'objet de ce mémoire, et
qui fut tenté sur le cheval dont il est question, dans l'intention
de vérifier le fait mentionné par Solleyssel (*Parfait Maréchal.*
Paris, 1684), concernant un cas dans lequel un cheval attaqué
de la *pousse*, ayant été pendant plusieurs jours fortuitement
nourri de foin d'une manière exclusive, et privé pendant le
même temps de toute boisson, aurait été guéri de cette maladie.

Dans cette intention donc, le cheval duquel il est ici question fut mis, le 8 mars 1827, à midi, le temps étant très-humide alors, et depuis plusieurs jours constamment pluvieux,
à l'usage exclusif d'un foin de médiocre qualité, donné à dis-
crétion, et dès cet instant aussi on le priva tout-à-coup de toute
espèce de boisson : on alla même jusqu'à défendre de lui épon-
ger les yeux, les naseaux, la crinière, etc., et on cessa aussi
de le sortir de l'écurie, par conséquent de le soumettre à
toute espèce d'exercice. Son pouls alors donnait trente-six
pulsations, et les mouvemens de ses flancs douze inspirations
par minute ; il était gras, et avait un bon poil d'hiver.

Les trois premiers jours il ne parut pas souffrir beaucoup,
mais les flancs néanmoins se creusaient et devenaient de plus
en plus retroussés.

Le quatrième jour, il cherchait l'eau, suivait tous les mouvemens des personnes qu'il voyait, étendait la tête de leur côté
en alongeant le nez, léchait les mains et les habits des hommes
qui l'approchaient, bâillait souvent, et avait l'œil animé. Ces
signes existèrent tous, et se prononcèrent même chaque jour
davantage, tant qu'il fut privé de boisson. Le pouls et la respiration n'offraient encore rien de particulier ; mais le cheval
commençait à maigrir et son poil à tomber fortement.

Le cinquième jour, il y avait craquement des articulations

Les vaisseaux capillaires sous-pleurétiques des
deux lobes du poumon étaient dans un état varicoso-

---

des membres dans les moindres mouvemens, et ce signe aug-
menta d'intensité jusqu'à la fin de l'expérience. Les flancs
étaient très-fortement retroussés, l'appétit diminuait très-sensiblement, le pouls donnait toujours trente-six pulsations,
mais les inspirations n'étaient plus qu'au nombre de huit par
minute. Les membranes muqueuses étaient rouges, injectées ;
un flux nasal se manifesta par la narine gauche, et alla en augmentant de force jusqu'au dernier jour de la privation de boisson ; mais il y avait une grande diminution dans l'engorgement
de la glande, diminution qui se prononça encore bien plus les
deux jours suivans.

Le sixième jour, la maigreur était devenue de plus en plus
grande.

Le septième jour, on n'observa rien de bien remarquable.

Le huitième jour, l'engorgement de la glande cessa de diminuer ; le cheval était triste, il ne mangeait qu'à peine ; ses flancs
étaient retroussés, leurs mouvemens lents, peu faciles à saisir ;
en sorte que l'*irrégularité* de l'*expiration ne pouvait plus être
reconnue*. On ne comptait plus que six inspirations par minute ;
mais le pouls, qui était petit et faible, donnait néanmoins toujours trente-six battemens dans le même temps.

Le neuvième jour, le cheval était triste, la maigreur était
encore plus prononcée ; la glande ne diminuait plus ; le jetage
était très-abondant, jaunâtre, très-adhérent aux ailes de la
narine. L'animal ne mangeait plus, était faible et ne se cou-
chait pas.

Le dixième jour (17 mars), à neuf heures du matin, il y
avait toujours six inspirations et trente-six battemens du pouls
par minute. Le cheval chancelait et continuait à ne pas manger. Cependant le temps avait été très-humide pendant toute la

anévrysmatique très-prononcé, et formaient, surtout à leur partie postérieure et à leur face dorsale,

---

durée de l'expérience, et la température constamment douce ;
le vent n'avait varié qu'entre le sud ouest et le nord-ouest.

N'espérant pas alors pouvoir le faire vivre plus long-temps
si on ne lui fournissait pas à boire, je lui fis donner, dans un
seau , environ quatre litres d'eau mêlée avec un litre et demi de
farine d'orge et de son de froment, et dans laquelle on mit
encore tremper une demi-livre de foin à-peu-près, pour que
le cheval ne pût que humer cette eau, et la bût par conséquent
avec moins d'avidité. Depuis cet instant, et pendant quelques
jours encore, on ne lui donna de l'eau qu'avec beaucoup de
précaution, et toujours blanchie comme la première fois; mais
on le remit tout de suite à sa nourriture ordinaire.

On le vit les jours suivans reprendre son embonpoint avec
une rapidité égale à celle avec laquelle il l'avait perdue.

Le 21 mars, il avait recouvré toutes ses forces ; ses flancs
étaient bien remplis ; il était gai; enfin, le flux nasal avait
beaucoup diminué, ainsi que l'inflammation de la muqueuse
des cavités nasales. Mais, ce qui était surtout digne de remarque, c'est que les mouvemens des flancs, qui se montraient assez
réguliers , *ne présentaient point de soubresaut appréciable
dans le temps de l'expiration.*

Au contraire, le 25 mars, jour où le cheval fut abattu , l'irrégularité des mouvemens des flancs et par conséquent le soubresaut qui, dans la *pousse,* coupe l'expiration en deux temps,
s'étaient *reproduits,* et existaient d'une manière tout aussi
marquée qu'avant l'expérience. Le flux nasal était presque nul,
mais les glandes étaient derechef engorgées et très-dures.

Sans se permettre de tirer de ce fait isolé des conclusions
plus ou moins hasardées, ne doit-il pas nous être permis de
faire observer qu'il semblerait fait pour porter à croire qu'il

une arborisation parfaitement dessinée.... En incisant la substance pulmonaire, on reconnaissait qu'il
existait un emphysème général de l'organe, et en
outre que son parenchyme était gorgé d'un sang
vermeil ; les deux lobes du poumon contenaient
quelques anciennes hépatisations et un grand nombre
de tubercules, dont les uns étaient encore secs, tandis que les autres étaient ramollis et suppurés. Enfin,
les ganglions bronchiques étaient fortement engorgés, noirâtres, et renfermaient de la matière caséiforme. Les autres lésions qui existaient dans ce
cheval, situées sur la muqueuse qui tapisse tant les
cavités nasales que les cornets, m'ont paru être
étrangères à la *pousse* dont il était affecté.

§ IV. *Conclusions.*

En résumant tous les faits précédemment rapportés sur la cause prochaine de la *pousse,* on voit que
les lésions que l'on trouve à l'ouverture des chevaux
atteints de cette affection maladive se composent,

---

est effectivement des cas où le signe pathognomonique de la
pousse peut être momentanément suspendu? d'un autre côté,
que l'état de phtisie pulmonaire avec lequel la *pousse* existait
dans ce cheval, aurait peut-être contribué en quelque chose à
déterminer la promptitude qui a reproduit le symptôme caractéristique de cette dernière? On conviendra donc qu'au moins
sous l'un comme sous l'autre de ces deux rapports, cette expérience peut paraître digne d'attirer l'attention des vétérinaires,
et mérite par conséquent d'être répétée.

en effet, ainsi que les auteurs tant anciens que modernes l'avaient déjà successivement annoncé, des
altérations morbides les plus variées, mais qui,
cependant, peuvent toutes, d'après ces faits, se ré-
duire à celles qui suivent :

1.º Les bronchites chroniques, et toutes leurs
suites, quelque diversifiées qu'elles soient ;

2.º Les bulles d'air de la surface extérieure des
poumons, ou l'emphysème plus complet de leur
tissu intérieur, qui semblent être l'un des effets
subséquens des bronchites chroniques ;

3.º L'état varicoso-anévrysmatique des capillaires
sanguins de la muqueuse des poumons, qui suit et
accompagne également les bronchites chroniques,
dont par conséquent il peut aussi être regardé comme
l'un des effets secondaires ;

4.º L'état œdémateux des organes pulmonaires,
qui est encore l'une des suites de ces mêmes bronchites anciennes ;

5.º Toutes les maladies dites organiques du cœur
et des gros vaisseaux, ainsi que les obstacles à la
circulation existant soit dans l'aorte, soit dans les
poumons ;

6.º Les lésions du diaphragme et celles de ses
adhérences morbides, qui peuvent ou gêner ses
mouvemens, ou les rendre douloureux ;

7.º La lésion, la compression, et peut-être l'altération maladive des nerfs pneumo-gastriques (1);

____

(1) Je disais dans la première édition de ce mémoire : « On

8.º Certaines causes dont l'action est purement mécanique;

9.º Toutes les dégénérescences, et toutes les altérations maladives chroniques des organes pulmonaires;

10.º Les pleurésies chroniques et tous les effets qui en dépendent;

11.º Les péricardites anciennes et leurs suites;

12.º Enfin, l'état de souffrance de certains organes abdominaux, qui, soit par sympathie, soit par la gêne des mouvemens du diaphragme, produisent une influence marquée sur la manière dont s'exécute l'acte de la respiration, ainsi que tendrait au

---

n'a encore rencontré dans aucun cheval poussif l'existence morbide de ce genre de lésion; mais l'expérience artificielle a démontré que la section et la compression de ces nerfs donnaient lieu à la production de plusieurs symptômes de la *pousse*; et ne pourrait-il pas en arriver autant dans les chevaux où ces nerfs seraient comprimés, dans la poitrine, par un engorgement maladif des ganglions bronchiques? »

Maintenant, et non-seulement d'après quelques-uns des faits que j'ai rapportés plus haut, mais encore d'après ceux du même genre observés dans l'homme, d'un côté par **M.** Audral fils *, et de l'autre par **F. G.** Becker **, il n'existe plus aucun doute que la compression *pathologique* des nerfs pneumogastriques peut donner lieu, dans l'homme, à l'*asthme,* et dans le cheval, tantôt au *cornage* ***, et tantôt aussi à la *pousse.*

* *Nouvelle Bibliothèque médicale*, juillet 1826, page 46.

** *Archives générales de médecine,* tome XI, page 449.

*** Voyez le rapport de M. le professeur Dupuy, *sur les causes du cornage. Recueil de médecine vétérinaire,* tome II, page 378.

moins à le faire croire la neuvième observation que j'ai rapportée.

Mais de ce que tous ces dérangemens morbides, et toutes ces lésions plus ou moins graves se sont souvent rencontrés, ainsi que beaucoup d'autres, à l'ouverture des chevaux poussifs, considérés en général, s'ensuit-il pour cela que toutes puissent et doivent par conséquent produire le soubresaut caractéristique de la *pousse?* Non, bien certainement : et l'expérience, à cet égard, a déjà dès long-temps prononcé sur cette question d'une manière on ne peut pas plus négative ; car les ouvertures de cadavres prouvent, chaque jour, à qui cherche à fonder ses jugemens sur l'anatomie pathologique, que la présence des fausses membranes, des concrétions gélatinoso-albumineuses, des hydropisies, etc., dans les cavités de la plèvre et du péricarde ; que les adhérences du poumon à la plèvre costale, au péricarde et au médiastin ; que l'engorgement, l'état squirrheux, la dégénération cancéreuse des ganglions bronchiques ; que les hépatisations, les indurations blanches, les tubercules ; les dégénérescences lardacées, cérébriformes, mélaniques, fibro-cartilagineuses et autres des poumons ; que leur ulcération, les vastes cavernes qu'ils offrent quelquefois, ainsi que les concrétions calcaires, et les hydatides qu'ils peuvent renfermer ; que toutes ces altérations maladives, dis-je, quand elles existent seules, ne produisent jamais la *pousse,* c'est-à-dire son symptôme pathognomonique. Ainsi donc, bien qu'elles puissent se rencontrer à l'exploration des cadavres des chevaux poussifs, comme elles ne déterminent pas par elles-mêmes cet état particulier que l'on a qualifié du nom de *pousse*, il convient donc, quoi que l'on en ait pu dire, de les exclure du ran g des lésions qui, quand elles existent pendant la vie des chevaux, peuvent donner lieu à la manifestation de cette affection morbide.

Toutes les autres lésions, soit des organes respiratoires, soit des organes de la circulation, réunissant au moins en leur faveur le suffrage de quelques praticiens distingués, nous allons livrer à un examen spécial toutes ces autres causes particulières de la *pousse*, afin de les apprécier, d'après les faits, à leur juste valeur.

1.º Les expériences faites sur les animaux vivans ont prouvé que la lésion des nerfs pneumo-gastriques peut produire des effets analogues à la *pousse* : je ne pense pas que ces vivisections soient du nombre de celles qui peuvent en imposer en faisant attribuer à des causes différentes ce qui n'est qu'un effet général de la douleur inséparable de ces sortes d'opérations ; mais il nous manquait toutefois des exemples pathologiques propres à appuyer les conclusions qui en ont été tirées, et eux seuls me paraissant propres à bien juger cette question, je la crois résolue maintenant, d'une manière affirmative, par ceux que j'ai pu rapporter.

2.º Des faits, quoiqu'en petit nombre, prouvent aussi que certaines lésions du diaphragme peuvent donner lieu à la production de la *pousse* ; ici, les faits sont peu nombreux, je viens de le dire ; mais ils sont pathologiques, et me semblent mériter par conséquent qu'on leur accorde la plus grande confiance : or, j'en dirai autant des causes mécaniques que l'on a vu produire la *pousse*.

3.º Des faits très-nombreux, dont les premiers ont été recueillis avec un véritable esprit d'observation, semblent prouver que les anévrysmes du cœur et ses ossifications, ainsi que les mêmes maladies des gros vaisseaux, peuvent aussi causer la *pousse* ; mais comme l'expérience a démontré que ces maladies étaient presque toujours produites consécutivement aux affections chroniques de l'organe pulmonaire, c'est-à-dire le plus ordinairement par leurs effets subséquens, et comme tous les faits de ce même genre, qui ont été rapportés antérieurement, ainsi que tous ceux qui ont ensuite été observés par moi, offraient en même temps des maladies du cœur, et des maladies tout au moins aussi anciennes des poumons ou des organes environnans, dont l'effet avait dû être, relativement à ces dernières, de produire le ralentissement de la circulation partielle de la partie affectée, et par conséquent un obstacle plus ou moins grand à son effection, d'où les maladies du cœur qui se trouvaient exister avec elles auraient pu prendre naissance, il nous reste encore à nous assurer, et à reconnaître, par la voie des recherches anatomico-pathologiques, si les mêmes affections du cœur,

quand elles sont idiopathiques, et surtout quand
elles existent seules, peuvent aussi produire la
pousse; et s'il en est ainsi, mais seulement alors,
nous placerons ces maladies au rang des causes prochaines et déterminantes de la *pousse;* mais jusque-
là nous nous contenterons de dire que si elles peuvent déterminer cet état maladif, elles n'en sont
pas la cause exclusive, puisqu'elles ne se trouvent
pas constamment, et dans tous les chevaux attaqués
de la *pousse*, et qu'elles n'en sont pas non plus la
cause première dans tous les cas, puisque, quand
elles existent, elles ne sont elles-mêmes, au moins
le plus ordinairement, que des effets subséquens
des altérations maladives chroniques des organes
pulmonaires. Mais enfin, comme toute espèce d'obstacle long-temps continué à la circulation pulmonaire peut devenir une cause prochaine de ces affections dites organiques du cœur et de ses gros
vaisseaux, s'il devenait prouvé que ces mêmes affections peuvent par elles-mêmes, c'est-à-dire quand
elles existent seules, donner lieu à la *pousse,* il
faudrait bien alors admettre aussi comme une
conséquence forcée de cette influence, que les indurations blanches et rouges du poumon, ses dégénérescences morbides de tous les genres, etc.,
qui peuvent produire, par la raison que je viens
d'en donner, des anévrysmes du cœur et des vaisseaux aortiques, devraient aussi, par cela seul, être
conservées au nombre des causes prochaines de la
pousse, ainsi que plusieurs auteurs ont cru devoir

le faire, et peut-être même par ces seules considérations.

4.° Beaucoup d'observations démontrent que,
dans les chevaux poussifs, on retrouve quelquefois, soit des bulles d'air à la surface des poumons,
soit un emphysème général de leur parenchyme : ces
effets sont dus à la rupture des vésicules aériennes;
mais cette rupture et l'emphysème qui la suit ne
sont que des effets des bronchites chroniques, ainsi
que beaucoup d'auteurs en conviennent même, et
ainsi que les faits, au reste, le prouvent sans réplique. Or, attribuer la *pousse* à ces lésions particulières, c'est la faire dépendre des effets subséquens
des inflammations chroniques de la muqueuse pulmonaire, et j'en dirais autant de l'état œdémateux
du poumon, dont nous n'avons qu'un seul exemple
dans le cas de *pousse*, si le fait qui s'y rapporte
était plus circonstancié, et pouvait par conséquent
être mieux apprécié. Mais il en est de l'état œdémateux et de l'état emphysémateux du poumon
comme des anévrysmes du cœur dans la *pousse*;
on est loin de les rencontrer constamment, et ils
n'ont pas existé dès-lors dans tous les chevaux qui
sont attaqués de cette affection.

5.° L'état varicoso-anévrysmatique des capillaires
sanguins de la muqueuse des bronches vient tout
récemment d'être assigné comme la cause unique et
exclusive de la *pousse*. On n'apporte pas, il est
vrai, de faits précis à l'appui de cette opinion; mais
j'ai moi-même remarqué cet état, et je l'ai noté

dans quelques-unes des observations que j'ai rapportées. Ainsi donc, admettant, d'après ces faits, la réalité de son observation dans la *pousse*, je dirai que cet état varicoso-anévrysmatique est au moins aussi fréquemment existant dans la *pousse*, que l'état emphysémateux du poumon, mais que, comme celui-ci, il ne m'a jamais paru être que l'un des effets possibles et purement subséquens de l'inflammation chronique de la muqueuse pulmonaire : *a*, parce qu'il n'a jamais existé avant celle-ci ; *b*, parce qu'il ne paraît jamais que lorsqu'elle a existé depuis quelque temps ; *c*, parce qu'il n'existe pas toujours, même dans les cas où l'on rencontre les bronchites chroniques les plus évidentes.

Je pourrais rapporter beaucoup de preuves en faveur de ce jugement sur la manière dont se produit cet état varicoso-anévrysmatique dont il est ici question ; mais je préfère n'en citer qu'une, et je la prends de préférence, comme à une source moins suspecte, dans l'ouvrage même où cet état maladif est annoncé comme la seule véritable cause prochaine de la *pousse* (1). Nous y trouvons, en effet, que l'état varicoso-anévrysmatique ne peut être regardé comme vraiment primitif, ni dès-lors comme la lésion essentielle de cette maladie, puisque nous y lisons ce qui suit : « Le cheval dont le poumon a de la *tendance* à la dilatation de ses ca-

____

(1) *Mémoire sur la pousse*, etc. , déjà cité.

pillaires veineux et artériels, *est plus essoufflé* en marchant; la gêne de la respiration est *plus prononcée* lorsque ses mouvemens sont *rapides*, et lorsqu'il a une montagne *à gravir.* Quelques éclats de *toux* se font entendre par intervalles; il *s'ébroue*, et rend de temps en temps par les naseaux *une matière blanchâtre* et tamponnée, *que secrète la membrane bronchique* qui a reçu l'influence de l'irritation du parenchyme pulmonaire ». Cependant, dans cet état, la *pousse*, et on en convient même, n'existe point encore; il n'y a donc encore que pure *disposition* au développement de l'état morbide que l'on regarde comme sa cause prochaine exclusive; mais en revanche, et ce qui est bien précieux pour l'exactitude de l'observation, je dis, moi, qu'il y a déjà, alors que les symptômes que je viens de citer existent, *une bronchite* on ne peut pas plus manifeste; car rien ne le pourrait mieux prouver, durant la vie, que les symptômes généraux qui en ont été rapportés : par conséquent, de l'aveu même de qui voudrait établir le contraire, la *bronchite chronique,* quoi que l'on en puisse dire, précède, et je dirai même plus, peut seule produire, à mon avis, l'état varicoso-anévrysmatique du poumon quand celui-ci vient à se faire remarquer dans les chevaux poussifs; ce qui, au reste, n'est pas aussi constant, au moins d'après ce que j'en ai observé, qu'on paraît le penser. Je n'apporterai qu'un seul exemple qui pourra nous servir à juger, par analogie du moins, la manière dont cet état maladif

se produit dans la bronchite chronique, mais il
sera concluant, à ce que je crois ; car on sait généralement que l'un des effets les plus constans des
inflammations chroniques long-temps prolongées
des membranes muqueuses, est de déterminer consécutivement un état de dilatation varicoso-anévrysmatique de leurs capillaires sanguins, ainsi
qu'il est si facile de l'observer dans les ophthalmies
anciennes, que je citerai ici, pour fournir cet exemple que je viens de promettre ; et comme cet état
de dilatation morbide est en même temps l'un des
effets et l'un des signes les plus constans de l'existence des affections chroniques des muqueuses, je
l'ai aussi rencontré, comme je l'ai déjà dit, assez
souvent dans les chevaux poussifs où il existait des
bronchites anciennes, mais non pas pourtant dans
tous les chevaux atteints de la *pousse* et que j'ai pu
ouvrir, car je ne l'ai pas même retrouvé chez tous
ceux où il existait des inflammations chroniques de
la muqueuse des bronches.

6.° Enfin, quant aux bronchites chroniques que
plusieurs auteurs ont observées, il est vrai, dans
les chevaux poussifs, mais sans leur assigner le véritable rôle qu'elles y jouent, d'abord je les ai vu
exister seules, et produire la *pousse* dans le cheval,
comme on les a vues, dans l'homme, produire aussi
l'asthme, étant également les seules altérations alors
existantes ; en second lieu, l'analogie, l'expérience,
l'observation, tout, en un mot, concourt à prouver
qu'elles peuvent devenir la cause première, *a*, de

l'emphysème, et peut-être de l'état œdémateux des
poumons ; *b*, de leur état anévrysmatico-variqueux ;
c, des maladies consécutives dites organiques, dont
le cœur et les gros vaisseaux deviennent affectés.
L'observation prouve également que tantôt elles
continuent à exister conjointement avec les altérations qui en sont les effets, la suite et le produit ;
mais que tantôt enfin, après avoir déterminé ces
mêmes altérations, les bronchites chroniques peuvent disparaître, et par conséquent cesser d'exister
simultanément avec elles, sans que l'on doive pour
cela ne plus les considérer comme ayant pu, je dirai
plus, comme ayant dû seules les occasioner, puisqu'elles sont effectivement les seules maladies qui
peuvent, au moins relativement à l'emphysème et
à l'état varicoso-anévrysmatique, produire de tels
effets.

Ainsi donc, dans l'état actuel de la science, c'est-
à-dire d'après les faits qui nous sont connus jusqu'à
ce jour, 1.º les bronchites chroniques (1), et plusieurs autres états maladifs qui en sont ordinairement la suite, savoir, *a*, l'emphysème des poumons, ou les bulles d'air formées à leur surface ;
b, leur état œdémateux ; *c*, la disposition varicoso-
anévrysmatique des capillaires de la muqueuse

---

(1) **M.** Andral fils (*Clinique médicale*, etc.), cite des cas
d'asthme dans lesquels, à la suite d'un accès de suffocation
mortelle, on n'a trouvé d'autre altération qu'une bronchite peu
intense.

bronchique ; *d*, les anévrysmes, tant du cœur que des gros vaisseaux ; 2.º les lésions purement mécaniques de la respiration ; 3.º les lésions des nerfs pneumo-gastriques ; 4.º les altérations maladives du diaphragme : tels sont les différens genres d'affections, ainsi que les effets consécutifs de ces mêmes affections morbides, qui peuvent, ou qui du moins paraissent pouvoir donner naissance à cet état maladif que nous désignons sous le nom singulier de *pousse*. Aussi, ce sont désormais ces seules altérations que, par conséquent, nous continuerons dèslors à considérer comme pouvant, exclusivement à toutes les autres, en devenir la cause prochaine, soit seules, soit par leur réunion plus ou moins compliquée.

Il résulte de toutes les considérations précédentes que, tout en convenant que l'on a été beaucoup trop loin en attribuant la *pousse* à une foule indéterminée de lésions qui sont, pour la plupart, très-étrangères à sa production, il n'en demeure pas moins prouvé que cette affection maladive est la suite d'une variété encore assez grande d'altérations morbides très-différentes les unes des autres ; mais parmi lesquelles, toutefois, les bronchites chroniques, que je me garderai, au moins jusqu'actuellement, d'en considérer comme la cause unique et exclusive, doivent cependant (bien que, quand elles existent, elles ne la déterminent pas toujours) figurer au premier rang, puisque non-seulement elles peuvent produire la *pousse* quand elles existent seules, mais encore parce qu'elles constituent, et l'une des lésions les plus constamment retrouvées dans les chevaux poussifs, et la source première des principales altérations qui ont successivement été regardées comme la cause prochaine, essentielle et seule déterminante de la *pousse*.

Toutes les conséquences que l'on peut tirer des faits que j'ai rassemblés, ainsi que des explications que j'ai cru devoir en donner, prouvent donc évidemment que l'état morbide particulier auquel les vétérinaires donnent le nom de *pousse*, peut être le résultat de diverses altérations maladives très-différentes les unes des autres; ce qui se trouve d'ailleurs non-seulement confirmé, mais encore suffisamment démontré même, tant par la variété des opinions que les auteurs ont émises sur les causes prochaines de la *pousse*, que par la différence des résultats obtenus dans les divers modes d'expériences tentées pour s'assurer de la nature réelle de ces causes, qui, malgré tout ce que l'on en a pu dire, et même en ne considérant comme telles que celles que j'ai désignées comme paraissant être capables de déterminer effectivement la *pousse*, *ne sont pas plus exclusives les unes que les autres.* Et je dis qu'elles ne sont pas plus exclusives les unes que les autres, d'abord parce qu'on les rencontre indistinctement dans les différens chevaux poussifs dont on fait, avec soin, l'exploration cadavérique; ensuite, parce qu'il n'en est aucune que l'on n'ait toujours retrouvée à l'autopsie de ces animaux, et enfin parce que celles qui ont été considérées comme les plus importantes, les plus certaines, et telles, par exemple, que la dilatation morbide, ou le déchirement des vésicules bronchiques, l'état varicoso-anévrysmatique des capillaires de la muqueuse du poumon, ou bien encore les maladies du cœur et des gros vaisseaux, etc., manquent aussi souvent que les autres, même dans les chevaux poussifs au degré le plus prononcé. Or donc, de tout ce qui précède je crois pouvoir tirer les inductions suivantes :

1.º Que le symptôme caractéristique de cet état morbide, auquel on a donné le nom de *pousse, le soubresaut* plus ou moins marqué qui coupe, dans les chevaux ainsi affectés, l'expiration en deux temps plus ou moins distincts, paraît pouvoir être produit par différentes altérations maladives des organes contenus dans la cavité thoracique, dont il serait tout simplement un *symptôme commun ;*

2.º Que ce même *soubresaut* peut exister dans toutes les affections chroniques que j'ai désignées plus haut, lorsqu'elles sont portées au point de produire une certaine difficulté de respirer, ou quand elles établissent un obstacle plus ou moins marqué, qui nuit à la liberté d'action des principaux organes de la respiration ou de la circulation ;

3.º Que la *pousse* n'est point une maladie *essentielle,* une véritable affection *spéciale* d'un seul et unique organe ; mais qu'elle est seulement, au contraire, un état maladif, un simple trouble morbide,

commun, comme la *toux* et la *dyspnée*, à différentes maladies; un certain épiphénomène, en un
mot, concourant à annoncer une partie des affections chroniques des principaux viscères contenus
dans la cavité thoracique, de même que l'on voit
l'incomplète digestion des matières alimentaires dé-
celer le trouble morbide de presque tous les organes
abdominaux;

4.º Que la *pousse* humide peut annoncer l'existence d'une bronchite plus ou moins ancienne; mais
que cette lésion (la bronchite chronique) est rare--
ment la seule qui existe dans cet état maladif, quoique néanmoins cela puisse arriver;

5.º Que dans la *pousse* sèche, au contraire, on
ne trouve que rarement des traces de bronchite
chronique, parce qu'il est des cas où celle--ci peut
cesser d'exister, après avoir déterminé celles de
ses suites maladives dont l'existence, quoiqu'elles
soient consécutives, peut cependant entretenir la
production et la manifestation du symptôme pathognomonique de la *pousse;*

6.º Que tout obstacle long-temps continué à l'effection libre de la respiration et de la circulation
pulmonaire paraîtrait être une cause prochaine de
cet état maladif, et la cause première des affections
du cœur et des gros vaisseaux, que l'on retrouve
aussi dans les chevaux depuis long-temps poussifs;

7.º Enfin, que s'il fallait me prononcer en faveur
d'une cause unique de cet état maladif, capable de
le déterminer, tant par elle-même que par ses suites.

au moins dans les cas les plus nombreux, le raison-
nement, éclairé par les faits, et fondé sur les plus
constans, me porterait à désigner, non pas comme
sa cause exclusive, mais au moins comme sa cause
la plus ordinaire, *les bronchites chroniques*, si fréquentes dans l'espèce du cheval, et dont les autres
causes pathologiques, qui se partagent avec elles la
probabilité d'une influence plus ou moins marquée
dans la production des symptômes de la *pousse*,
ne sont véritablement, pour quiconque veut observer avec une scrupuleuse attention, que des effets
purement subséquens.

Aussi, de toutes les maladies de l'homme, est-ce effectivement l'*asthme* qui, ainsi qu'on l'a déjà dit (1),
a le plus de points de ressemblance avec la *pousse*,
quoiqu'à la vérité leur analogie n'ait pourtant pas
été regardée jusqu'ici comme bien parfaite, parce
que l'asthme (2) se présente plus souvent avec des

______

(1) *Sthal*, *Lafosse*, *de Gasparin*, *Aygalenq*, *Amo-*
reux, etc., puis tout récemment M. *Lebas*, dans la troisième
édition de la *Pharmacie vétérinaire*. Paris, 1823, page 537;
et enfin tous les auteurs *espagnols*, ainsi qu'une grande partie
de vétérinaires *italiens* et *latins*, admettent cette analogie.

(2) Ce n'est pas seulement à l'asthme de l'espèce humaine,
mais encore à celui du chien, que la *pousse* des chevaux ressem-
ble par la nature et la variété de ses lésions; car voici celles
que M. de la Bère-Blaine (*Pathologie canine*. Paris, 1828,
page 77), dit avoir trouvées dans les chiens morts par les effets
de l'asthme : « L'ouverture ne présente pas toujours les mêmes
altérations morbides ; mais il est à remarquer que l'on trouve

accès bien marqués que ne le fait la *pousse* des monodactyles, laquelle n'offre que bien rarement de
véritables paroxismes (1), malgré que l'expérience
démontre cependant qu'elle en est susceptible, ainsi
que le prouvent les trois cas d'*asthme convulsif* (2)
observés dans des ânes, par M. *Guillame* (3), et le
cas d'*affection nerveuse* observé dans un cheval,

---

toujours des lésions organiques. Dans la plupart des cas,
les viscères sont toujours fortement affectés ; dans un petit
nombre, la rupture des cellules aériennes, comme on le voit
dans la *pousse*, a lieu ; alors l'air se répandant dans le parenchyme du poumon, il devient emphysémateux et crépite sous
les doigts ; souvent le mucus remplit les bronches ; dans d'autres individus, il y a transport de la graisse externe à l'intérieur,
et les gros vaisseaux, le diaphragme, les membranes intérieures du thorax étant entourés d'une substance graisseuse,
la respiration est à la fin totalement interceptée ; mais la lésion
la plus fréquente que les poumons des chiens morts asthmati-
ques présentent, est une infinité de petits points durs, tuberculeux dans leur substance. »

(1) Vitet avait reconnu déjà que quelquefois les chevaux
poussifs éprouvent des accès de difficulté de respirer plus considérables en certains jours que dans d'autres.

(2) Dans ces cas d'asthme convulsif, les animaux qui suc-
combent offrent les mêmes lésions que dans l'asthme de
l'homme et dans la *pousse* ordinaire des chevaux, comme le
prouvent les faits rapportés par ces deux vétérinaires.

(3) Voyez les *Mémoires de la Société royale et centrale
d'agriculture*, vol. de 1825, et tome I.er, page 272 du *Journal
pratique de médecine vétérinaire*.

par M. *Berger* (1). Or donc, la *pousse* et l'asthme
ne laissent pas, malgré quelques légères différences
qui existent entre eux, de pouvoir être encore assez
exactement comparés l'une à l'autre, sinon sous le
rapport des phénomènes extérieurs, au moins sous
celui de leurs causes pathologiques, puisqu'elles reconnaissent en effet pour cause prochaine des lésions tout-à-fait identiques (bien que ces lésions
soient aussi variées dans l'asthme que dans la
pousse); puisque leurs effets généraux, sur les sujets qui en deviennent les victimes, sont, du reste,
à-peu-près les mêmes; enfin, puisque n'étant jamais
des maladies primitives, elles ne peuvent être considérées toutes les deux que comme les symptômes
ou les épiphénomènes de quelques autres affections;
et c'est ce qui explique, selon moi, pourquoi jusqu'à
ce jour l'on a été si peu d'accord, tant sur la cause
prochaine de l'asthme, que sur la cause essentielle
de la *pousse*.

Il me semble, par conséquent, que toutes ces
choses doivent plus que suffire pour nous autoriser
à établir que cette affection morbide, ne pouvant
être rapportée *à une lésion constante et exclusive
d'un organe unique ou d'un tissu déterminé*, elle
ne saurait dès-lors être regardée comme une *maladie essentielle et spécialement propre à l'un des*

____

(1) *Journal de médecine vétérinaire et comparée*, 1826,
page 154.

viscères de l'organisme, ou à l'un des élémens qui entrent dans sa composition intime; que, conséquemment aussi, comme il demeure bien prouvé que le groupe de symptômes qui était réputé en annoncer l'existence, est vraiment commun à une grande partie des altérations chroniques des organes thoraciques, la *pousse* n'est point dès-lors une maladie essentielle, mais bien tout simplement un pur dérangement morbide, un état particulier qui peut se manifester pendant l'existence de ces diverses affections; et qu'enfin, M. *Girard* fils (1), en rapportant le fait curieux que nous lui devons, a eu bien raison d'ajouter, à la suite de son exposition, « que depuis long-temps, et cette observation, dit-il, en est une nouvelle preuve, beaucoup de vétérinaires sont convaincus que ce symptôme (le soubresaut caractéristique de la *pousse*) est dû à une foule de maladies, et que l'on a sans doute raisonné jusqu'à présent dans une fausse hypothèse, en lui cherchant une cause unique et essentielle. »

Aussi, puisqu'il en est ainsi, convenons donc, et surtout lorsque tout tend à confirmer cette idée, que le dérangement maladif qui a été jusqu'ici désigné sous le singulier nom de *pousse,* n'est pas plus une affection morbide toujours inhérente à un organe ou à un tissu déterminé, que l'ancienne *fortraiture* des premiers temps de la médecine vé-

---

(1) *Loc. cit.*

térinaire, n'était elle-même une véritable maladie ;
et que conserver à ce symptôme, commun à différentes altérations morbides, le titre de maladie particulière sous la qualification trompeuse de *pousse*,
c'est, en le prenant dans cette acception, perpétuer
un nom vide de sens ; mais cela surtout, si, comme
je viens de le dire, l'on voulait continuer à y attacher l'idée, soit d'une entité maladive toujours la
même, soit d'une affection spéciale dans son siége
et par la manière d'être toujours constante de sa
nature particulière et de ses lésions propres. Et, en
effet, continuer à regarder un pur et simple état
maladif comme étant une altération morbide, essentielle et distincte de toute autre, n'est-ce pas détourner nos idées du véritable point de vue sous
lequel nous devons considérer ce trouble particulier, pour ne les attacher que sur un être purement
fictif, puisque la *pousse*, regardée comme une
maladie spéciale, n'a effectivement de réalité, au
moins en ce sens, que dans notre imagination prévenue ? Or, cette vérité une fois prouvée et bien
reconnue, ne nous laisse plus, certes, qu'un seul
parti à prendre, et il conviendrait, je crois, de
l'adopter généralement ; ce serait de renvoyer l'é-
tude de la prétendue maladie qui était nommée la
pousse à celle des lésions de tous les viscères thoraciques qui, quand elles existent, produisent ou
peuvent produire la manifestation du soubresaut,
qui en était regardé comme le signe pathogomo-
nique particulier ; puis enfin il conviendrait aussi,

par conséquent, de rayer du nombre des véritables
maladies, et dès-lors, dans nos cadres nosologiques,
de ne plus conserver ce nom, désormais sans utilité
dans la médecine vétérinaire, au moins pour désigner une maladie toujours la même, une véritable
affection essentielle; de ne plus le conserver, dis-je,
que comme les mots *toux*, *dyspnée*, etc., pour ne
plus lui attacher, de même qu'à ceux-ci, d'autre
idée, d'autre valeur que celle d'un simple signe
morbide, d'un pur symptôme pathologique, d'un
épiphénomène enfin qui s'ajoute quelquefois aux
autres caractères patens que certaines maladies
chroniques des organes thoraciques manifestent,
ou peuvent manifester le plus ordinairement à l'extérieur. Enfin, il me semblerait au moins qu'en
agissant ainsi, nous ne pourrions que rendre service
à la science; car l'on ne saurait effectivement douter que l'un des moyens de faire faire des progrès
plus rapides à la médecine des animaux est véritablement, ainsi que M. *Girard* fils l'a énoncé avec
tant de raison (1), de réformer notre langage mé-
dical, et de le mettre plus en harmonie avec l'état
actuel de la science.

____

(1) *Loc. cit.*

CONSIDÉRATIONS

Sur les hydatides.

L'histoire des *vers hydatigènes* est encore si peu avancée, au moins sous le point de vue de leur mode de génération et de développement, que tous les faits qui y sont relatifs me semblent mériter l'attention des vétérinaires et des naturalistes. C'est ce qui m'engage à reproduire ici, en y ajoutant quelques nouveaux détails, la note que j'ai déjà publiée en 1823, sur des observations qui s'y rapportent (1), et qui est peu connue de ceux qu'elle doit intéresser surtout, puisque l'ouvrage où elle a d'abord été insérée n'est pas aussi répandu parmi les vétérinaires qu'il mériterait de l'être.

J'ai annoncé dans cette première note, que j'avais remarqué depuis bien long-temps, et que sans doute les observateurs qui se livrent avec soin à l'ouverture des cadavres des animaux ou auront pu le reconnaître déjà, ou pourront s'assurer comme je l'ai fait moi-même, quand ils trouveront pour cela

____

(1) *Journal complémentaire du Dictionnaire des sciences médicales*, tome XVII, page 123 et suivantes.

des occasions opportunes, que, dans les jumens, lorsqu'il existe chez elles des *hydatides* dans une partie quelconque de leur corps, mais surtout à la surface des autres régions du péritoine, il est assez rare alors de n'en pas trouver aussi autour des ovaires; que si elles ont en même temps des *hydatides* dans d'autres parties du corps, celles placées sur les ovaires ou dans leur voisinage sont souvent et plus multipliées et plus groupées ou rapprochées les unes des autres; enfin, que l'on observe assez communément en elles des *hydatides* près de ces organes, quand on ne rencontre aucun de ces vers ou à la surface, ou dans l'intérieur des autres viscères, ou des autres cavités splanchniques.

Les *hydatides*, que l'on rencontre si souvent autour des ovaires et du pavillon de la trompe utérine dans les jumens, n'offrent guère qu'un développement assez modéré; elles sont plus ou moins nombreuses; elles m'ont constamment paru appartenir aux *acéphalocystes* en grappe, ou aux *acéphalocystes ovoïdes* (genre *cysticerque*, *cysticercus* (1) de Zeder et de Rudolphi), quoique peut-

---

(1) Voici quels sont les caractères de ce genre : Corps vésiculeux en tout ou en partie, terminé antérieurement par une tête pourvue de quatre suçoirs (Rudolphi, tome II). L'espèce dont il est ici question est le *cysticerque fistulaire* (*Cyst. fistularis*); ses caractères particuliers sont d'avoir la tête tétragone, le corps court, cylindrique, la vessie caudale très-alongée et presque cylindrique. (Rudolphi, planche II, figure 2.)

être, comme on pourrait le conclure par voie d'in-
duction, toutes les autres variétés de ce genre
d'*hydatides* puissent également s'y faire observer.

Rarement les vers dont il s'agit se remarquent
chez des sujets complètement sains ; on observe,
au contraire, que dans les jumens où l'on rencontre
ainsi des vers *hydatidiques* développés autour des
ovaires, il arrive souvent, ou que ces organes sont
devenus squirrheux, ou bien qu'ils contiennent,
dans l'intérieur de leur texture intime, des amas
plus ou moins grands de matières tuberculeuse ou
encéphaloïde, tantôt encore dans un état de crudité, tantôt déjà plus ou moins ramollie, caséiforme
ou pultacée ; cependant, j'ai souvent trouvé aussi des
acéphalocystes fixées sur des ovaires dans lesquels
on ne découvrait aucune trace, aucune apparence,
même légère, d'affection maladive ; enfin, j'ai cru
reconnaître quelquefois que les ovaires auxquels ces
vers vésiculaires étaient fixés, présentaient un état
assez marqué, et plus ou moins avancé d'atrophie ;
mais je ne me rappelle pas, dans des cas analogues,
d'avoir jamais observé dans ces organes un degré
de développement que l'on puisse considérer ou
comme un engorgement maladif, ou comme une
véritable hypertrophie. Néanmoins, les cas dans
lesquels les ovaires qui portent des *hydatides* se
montrent malades, sont de beaucoup les plus fréquens. Faut-il en conclure qu'un certain état maladif, et par conséquent que des irritations intérieures
plus ou moins fortes, plus ou moins anciennes et

prolongées, pourraient être, sinon absolument nécessaires au développement de ces sortes de vers
dans les cas dont il est ici question, au moins
capables de le favoriser, comme il en arrive souvent relativement à la plupart des autres ento-
zoaires, dont l'histoire nous est mieux connue?

C'est toujours sur la membrane péritonéale de
l'ovaire que m'ont paru fixées ces productions hydatidiques, qui par conséquent ont ainsi leurs vessies
caudales flottantes autour de cet organe, dans la
cavité abdominale, et sur la surface libre du péritoine. Une telle disposition les met par conséquent
en contact avec la masse intestinale et les autres
parties avec lesquelles les ovaires peuvent également, quand la matrice change de position, se
mettre en rapport d'une manière momentanée, mais
plus ou moins prolongée, suivant la différence des
cas.

Il existe de ces *hydatides* autour des ovaires, et
j'y en ai trouvé dans des jumens de tous les âges,
dans celles qui se trouvaient dans tous les états
possibles de bonne santé, au moins apparente, et
d'embonpoint; enfin, dans celles de différentes races
bien opposées par leur constitution, leur force, par
leur vigueur, et par les caractères de leurs formes
extérieures; mais cependant il s'en faut de beaucoup que dans toutes les jumens on rencontre de
ces vers, et j'ai observé qu'on les retrouve plus fréquemment et en plus grande quantité, ou dans
celles d'une constitution grèle, faible, délicate et

maladive, qui ont une ardeur plus ou moins grande, une poitrine étroite, le système abdominal peu développé, et des membres hauts et grèles, avec une expression habituelle de langueur et de souffrance dans le regard, ou dans celles qui, avec une constitution plus ou moins opposée, et un tempérament lymphatique par conséquent, proviennent des pays marécageux ; mais cela surtout quand les unes et les autres, retirées trop jeunes des pâturages, viennent, après avoir plus ou moins souffert, périr de bonne heure chez nous (1), le plus communément par les effets de la phtisie pulmonaire, ou de quelqu'affection du système lymphatique. Néanmoins on ne peut, par aucun signe certain, reconnaître bien sûrement, pendant la vie, l'existence de ces vers dans les animaux chez lesquels on les retrouve à l'ouverture du cadavre.

M. Dupuy rapporte un exemple d'*hydatides* placées comme celles dont je parle ici, et recueilli par lui dans une *Antenoise* qui avait les ovaires *très-petits*, et en qui « Les ligamens suspenseurs de » l'utérus et de ses prolongemens étaient épais et » entourés de kystes séreux (2). »

----

(1) A l'époque où j'écrivais ceci, j'étais vétérinaire en premier des hussards de la Garde royale : or, les jumens dont il est ici question étaient justement celles qui ne pouvaient s'accoutumer au régime de vie des chevaux dans l'état militaire, et qui dès-lors périssaient toujours d'une manière prématurée, par ses funestes effets sur elles.

(2) *De l'Affection tuberculeuse.* Paris, 1817. M. Dupuy,

Mais M. Guillame (1) et M. Roupp (2), qui rapportent avoir examiné beaucoup d'animaux attaqués d'*hydatides*, ne disent pas toutefois en avoir observé d'une manière remarquable vers les ovaires.

Quoi qu'il en soit, l'ancien *Dictionnaire de Médecine de* Lavoisier (3), non – seulement cite les *ovaires*, mais même le *placenta* au nombre des parties sur lesquelles on observe le plus fréquemment les *hydatides*. Enfin, on lit également dans le *Dictionnaire abrégé des Sciences médicales*, que l'on trouve aussi des *hydatides* dans les ovaires (4).

Au reste, depuis que j'ai publié ma première note sur cet objet, j'ai eu des occasions de vérifier de nouveau, et plusieurs fois, tous les faits ci–dessus, mais principalement dans des jeunes jumens normandes plus ou moins mal conformées, et attaquées de morve ou de farcin. Cependant, je conviens que, considérées isolément, ces observations pourraient paraître peu importantes ; mais au contraire, si on les rapproche du fait suivant, elles me

---

dans cet ouvrage, après avoir rapporté beaucoup de faits en faveur de son opinion à ce sujet, regarde les *tubercules* et les *hydatides* comme des affections héréditaires.

(1) *Mémoires de la Société royale et centrale d'agriculture,* année 1825 ; et *Journal pratique de médecine vétérinaire,* tome I.er, page 278 et suivantes.

(2) *Journal de médecine vétérinaire et comparée,* tome IV, page 603.

(3) Nouvelle édition. Paris, 1793, au mot *hydatide.*

(4) Au mot *hydatide*, tome IX, page 210.

semblent le devenir davantage, et c'est ce qui m'a
engagé à les présenter avec lui, pour donner matière aux différentes réflexions dont je les ferai
suivre, et qu'elles semblent bien faites pour inspirer, touchant le mode de propagation de ces vers.

Voici ce fait bien remarquable : le 25 avril 1818,
étant alors de service à Paris avec le régiment auquel j'étais attaché, je trouvai, dans un œuf de
poule qui venait d'être cassé, et qui même paraissait assez frais, une vésicule blanchâtre, ovoïde,
membraneuse , renfermant une matière liquide
d'apparence séreuse, et très-diaphane, ainsi que
quelques globules flottans, d'un blanc opaque et
demi-solides; cette vésicule était placée sur le côté
du germe, c'est-à-dire de la cicatricule, et se trouvait attachée, par un pédoncule peu alongé, au milieu même de celle-ci; enfin, à quelque distance du
point d'attache, on remarquait, sur la membrane
propre du jaune, un autre point vésiculaire blanchâtre, de l'étendue et du volume d'une lentille
ordinaire, et contenant aussi une liqueur blanchâtre très-limpide.

Après avoir examiné l'une et l'autre vésicule, je
perçai la plus petite; il en sortit seulement une
sérocité limpide inodore, diaphane et sans couleur
particulière; mais je détachai et conservai dans son
entier la plus grande vésicule; elle était du volume
d'un gros haricot, un peu affaissée sur elle-même,
d'un blanc un peu mat, et conservait sa forme ova-
laire; cette vésicule, très-transparente, était d'une

texture homogène et d'une finesse égale dans toute son étendue, quoiqu'assez forte, car elle résistait à un degré ménagé de pression; mais on n'y reconnaissait aucune apparence de fibres bien distinctes. Son pédoncule, sa membrane extérieure, son organisation intérieure, qui résultait de la sérosité, ainsi que des globules blancs et flottans qu'elle contenait, l'accroissement évident qu'elle devait avoir pris, sans doute par une véritable nutrition particulière, tout me porte à penser que cette production anormale, ainsi que celle bien moins développée qui l'accompagnait, ne pouvait être autre chose qu'une véritable *hydatide*, analogue en tout aux autres productions hydatidiques de l'homme et des animaux, et par conséquent du genre des acéphalocystes ou cysticerques.

En effet, la plus grosse de ces deux vésicules me sembla surtout réunir tous les principaux caractères de cette sorte de vers, et dès-lors je crus aussi qu'il était possible de la regarder comme une *hydatide*, de la substance externe de laquelle la petite vésicule qui l'accompagnait se serait détachée pour se fixer elle-même, et vivre de sa vie propre sur la membrane du jaune de l'œuf, où elle aurait pu ensuite se développer isolément; tandis que les flocons blancs et opaques qui flottaient dans l'intérieur de cette première vésicule auraient été aussi de nouvelles et jeunes acéphalocystes, qui, en se détachant également de cette mère hydatide, se seraient trouvées renfermées dans sa capacité intérieure, où, comme on le sait, elles auraient pu de même se développer.

C'est cette dernière observation surtout qui m'a paru être très-intéressante, et mériter par conséquent d'être recueillie. Car, quoiqu'il soit vrai que les poules sont, comme les autres animaux vertébrés, sujettes aux affections et aux dispositions maladives que l'existence des *hydatides* complique quelquefois (1), je ne crois pas que l'on ait encore publié aucune observation qui constate évidemment que ces productions parasites peuvent passer des poules à leurs œufs; car, bien que ceux-ci, avant l'incubation, contiennent sans doute les principes rudimentaires de l'embryon des poulets, ils ne doivent pas encore en être considérés comme les fœtus animés, et tout semblait prouver que les vers hydatigènes, qui vivent toujours aux dépens et à l'intérieur des animaux jouissant eux-mêmes d'une vie active (2), ne devaient pouvoir subsister dès-lors qu'au milieu des organes déjà doués de cette vie; mais cette observation, quoique unique en son genre, au moins à ma connaissance, semblerait établir au contraire que les *hydatides* pourraient,

---

(1) M. Dupuy en rapporte plusieurs exemples dans son *Traité de l'affection tuberculeuse*, déjà cité.

(2) On sait que la vie des *hydatides* est irrévocablement liée à celle des sujets qui les portent, et qu'elles meurent avec eux. Elles ne peuvent donc pas vivre sur des êtres qui seraient privés de la vie.

au moins dans les ovipares, subsister et se développer sur des germes séparés des mères, non encore activement animés, et qui ne jouissent encore par conséquent, au moins avant l'incubation, que d'un état de vie pour ainsi dire négatif.

Il me semble donc naturel de se demander, après une telle observation,

1.° Si les *hydatides*, dans les poules chez lesquelles il en existe près des ovaires, peuvent s'attacher aux œufs, soit dans le temps pendant lequel ils séjournent dans ces ovaires, soit à l'instant où, tout nouvellement fécondés, ils s'en détachent enfin pour franchir l'oviducte (1)?

2.° Si, dans le cas où il en serait effectivement ainsi pour les poules et pour les autres ovipares, il ne pourrait pas en être de même, à-peu-près, chez les femelles des vivipares, et si par conséquent dans celles-ci, au moment de la fécondation, les germes des acéphalocystes fournis par les mères hydatides.

---

(1) Si l'*hydatide* qui se serait fixée à l'œuf, dans l'ovaire même, peut facilement, comme le prouverait le fait que j'ai rapporté, être recouverte par l'albumine et par l'enveloppe calcaire, elle pourrait sans doute aussi facilement être ensuite renfermée à l'intérieur du corps, dans le développement du fœtus, qu'elle pourrait peut-être ne pas contrarier davantage ; et ce qui rendrait cette supposition encore plus probable, c'est que l'on sait qu'à une certaine époque de l'incubation, la membrane propre du jaune, sur laquelle les *hydatides* seraient fixées, se replie à l'intérieur du corps du poulet, pour devenir partie intégrante des organes qui y sont contenus.

si souvent placées près des ovaires, au moins dans les jumens, ne pourraient pas se fixer chez elles, en un temps opportun, à l'embryon du nouveau sujet, pour se développer avec lui dans la matrice (1)?

3.º Enfin si, au contraire, les *hydatides* que l'on trouverait dans des œufs depuis long-temps pondus, et dès-lors depuis quelque temps déjà séparés de leur mère, pourraient s'y être formées, même avant l'incubation, et sans que la poule leur en ait transmis les germes?

La solution de ces questions me paraît de la plus haute importance, tant sous le rapport physiologique que sous le rapport pathologique, et pourrait devenir au moins la source des plus précieuses inductions; car, si le mode de reproduction des vers hydatigènes, après leur introduction dans le corps des animaux vivans, semble être aujourd'hui bien connu, on ignorera peut-être long-temps encore comment, chez un animal qui n'aurait pas encore eu des vers vésiculaires, les premiers ger-

______

(1) Si les *hydatides* sont si communément placées auprès des ovaires dans les jumens, on sait, surtout depuis que l'on accorde autant d'attention à l'étude de l'anatomie pathologique, combien elles sont fréquentes aussi dans l'intérieur même de la matrice de la femme. Suivant **M. H. Cloquet**, c'est l'acéphalocyste en grappe qui se trouve dans la matrice de la femme, et qui donne souvent lieu à ce qu'on nomme *fausse grossesse*. Son développement est attribué par ce médecin à une foule de causes qui toutes sont capables de déterminer une métrite chronique, qu'il peut par conséquent annoncer.

mes de ces vers, dans le cas où ils viennent à se
développer en lui, peuvent y être engendrés, et
parvenir enfin dans l'intérieur des organes ou à la
surface libre des membranes séreuses des grandes
cavités splanchniques, pour se développer ensuite
dans ces parties et dans d'autres régions du corps
qui n'ont, comme la rate, par exemple, aucune communication directe établie entre elles et l'extérieur
du corps, ou avec les membranes muqueuses, et
par où les germes des *hydatides* puissent, en venant
du dehors, pénétrer dans ces organes, si ce n'est
toutefois par la voie de la circulation générale, car
il n'est guère probable que ce soit au travers de
leurs parois, comme pourraient le faire les vers
filaires, qui sont mieux organisés pour voyager
ainsi dans l'organisme en perçant les tissus qui s'op-
poseraient à leur passage.

Quoi qu'il en soit de toutes ces choses, et sans
chercher à rien préjuger ici d'après l'observation
d'un seul fait, insuffisant sans doute pour se permettre d'en tirer aucune conclusion, je ne terminerai pas les considérations que j'ai cru devoir y
rattacher, et les réflexions dont je les ai fait suivre,
sans faire remarquer encore qu'il existe un rapprochement que l'on ne peut s'empêcher de trouver
au moins bien singulier, entre l'existence de ces
acéphalocystes, que j'ai trouvées dans un œuf de
poule avant qu'il ait été soumis à l'incubation, et
cette fréquence avec laquelle on observe, dans un
grand nombre de jumens, des *hydatides* autour

des ovaires, tandis que, dans la femme, les mêmes productions hydatidiques, non moins fréquentes, se trouvent au contraire plus souvent placées dans la matrice, comme la lecture des différens recueils périodiques et des autres ouvrages de médecine humaine en offrent fréquemment des exemples.

NOTICE

Sur les fièvres gastriques *observées en 1816 et 1817, à Fontainebleau, sur les chevaux des husards de la Garde royale.* [1]

LES affections gastriques, soit idiopathiques, soit sympathiques ou concomitantes, ne sont pas rares dans le cheval; néanmoins les hippiatres et les vétérinaires n'en ont pour ainsi dire point parlé; ce qui doit d'autant plus nous étonner, que ces altérations morbides sont effectivement des plus fréquentes; mais cette sorte de lacune ne saurait être remplie aussitôt qu'elle est aperçue; seulement, nous ne devons pas négliger les occasions de concourir, par nos propres observations, à la faire disparaître. Tel est le principal motif qui m'a toujours porté à les étudier avec soin, quand ma pratique m'en a fourni des occasions convenables, comme il me détermine aussi, après avoir déjà donné l'his-

---

[1] Ces maladies ne peuvent pas plus être considérées comme des *fièvres essentielles,* que celles que j'avais déjà observées en 1814 (tome II du *Recueil de médecine vétérinaire*); car, ainsi que celles-ci, elles consistaient aussi en des *gastro-entérites,* avec réaction fébrile générale.

toire de l'épizootie de *fièvres gastriques* (1) que j'ai
vu régner, en 1814, dans le 4.º régiment de chasseurs à cheval, à publier encore celle des maladies
du même genre qui, pendant les années 1816 et
1817, ont attaqué d'une manière sporadique, quoique néanmoins plus fréquemment qu'à l'ordinaire,
les chevaux des hussards de la Garde royale, et cela
pour me conformer à ce sage précepte de M. *Ri-
cherand :* « Que la fréquence d'une maladie est
précisément une raison d'accorder plus de temps
à son histoire (2) ».

Dans l'exercice de la médecine humaine on a remarqué depuis bien long-temps que, quand il règne quelque épidémie influencée par les intempéries
des saisons, ou dépendante d'autres causes générales, toutes les maladies particulières, toutes les
affections sporadiques internes qui viennent à se
déclarer dans le même temps, prennent ordinairement alors le caractère prédominant qui distingue
les maladies régnantes. Cette remarque, si vraie
pour les affections de l'espèce humaine, n'est pas
moins exacte quand on en fait l'application aux
maladies qui sont du ressort de la médecine des
animaux ; et c'est ce que j'ai pu, encore une fois,
vérifier d'une manière particulière pendant toute
l'année 1816 et au commencement de 1817, temps
pendant lequel des causes communes produisirent

____

(1) Voyez le *Recueil de médecine vétérinaire* déjà cité,
tome II, page 97 et suivantes.

(2) *Nosographie chirurgicale*, etc

souvent dans nos chevaux des irritations de la muqueuse des voies digestives, et par conséquent donc des *fièvres gastriques* plus ou moins fortes, lesquelles, pour la plupart, constituaient des affections vraiment idiopathiques; car, comme tous ces animaux avaient été soumis à l'influence de ces mêmes causes, ceux qui ont essuyé des maladies d'un autre genre, produites en eux par des effets étrangers aux causes que je viens de citer, les ont presque toutes éprouvées avec des complications, soit de symptômes *bilieux*, soit d'irritations gastro-intestinales, ou bien encore ont vu ces mêmes maladies prendre en eux, et au bout de quelque temps, absolument les caractères et tous les symptômes de la *fièvre gastrique*, en laquelle elles se convertissaient alors véritablement. C'est ainsi que les maladies aiguës de la poitrine que j'ai observées et traitées à cette époque étaient presque toujours compliquées des symptômes de la gastro-entérite aiguë, en sorte que l'on aurait pu dire que les animaux, dans ces cas, étaient affectés de ce que l'on a appelé quelquefois dans l'homme *péripneumonies bilieuses* ou *pleurésies gastriques ;* et comme il en était à-peu-près de même pour les autres altérations morbides, qui ordinairement se trouvaient aussi alors, plus ou moins promptement, compliquées par la co-existence de quelques-uns des symptômes de la *fièvre gastrique*, je n'ai vu, pendant l'espace de temps dont il est ici question, que peu de chevaux être affectés de maladies que l'on aurait pu considérer comme des affections simples, tandis qu'au contraire, le nombre de ceux qui ont été attaqués des *fièvres gastriques* régnantes s'est élevé à quatre-vingt-quatre chevaux, depuis le 21 février 1816 jusqu'à la fin de mars 1817.

Histoire de ces maladies. —Le régiment des hussards de la Garde royale, alors nouvellement formé, avait reçu pour se monter, en décembre 1815 et en janvier 1816, de divers régimens, qui presque tous avaient fait partie de l'ancienne armée *dite de la Loire*, des détachemens plus ou moins nombreux de chevaux de tous les âges, et provenant originairement de presque toutes les parties de l'Europe. A l'époque du licenciement de l'armée, tous ces chevaux, qui avaient fait au moins la pénible campagne de 1815, mais dont la plupart avaient, pendant plusieurs années auparavant, supporté toutes les privations de nos guerres de cette époque, furent mis, pour y recevoir leur subsistance, chez des cultivateurs, où ils furent pour la plupart mal soignés, peu ou mal nourris, et, en outre, excédés de travail; en sorte qu'ils nous arrivèrent dans le plus mauvais état de santé, maigres, couverts d'un long poil brûlé, et attaqués d'irritations cutanées plus ou moins anciennes.

Quelque temps après leur arrivée au corps, ces animaux, qui commençaient à reprendre de l'embonpoint, parce qu'ils étaient mieux nourris, mieux soignés, furent, pour la plupart, affectés de la *gale*; d'autres eurent des *poux*, et une assez grande quantité éprouva des maladies vermineuses; mais nous parvînmes à faire cesser assez promptement toutes ces affections, et pendant le reste de l'année nous eûmes très-peu de chevaux attaqués du farcin, encore tous ceux qui l'éprouvèrent n'en furent-ils attaqués que d'une manière assez légère ; mais comme il se trouva qu'un assez grand nombre de nos chevaux étaient atteints de catarrhes chroniques, lesquels étaient déjà en quelque sorte devenus habituels, ces affections ayant ensuite dégénéré en morve, nous eûmes, dans les neuf premiers mois de 1816, environ seize chevaux abattus pour cette dernière maladie, et dans le quatrième trimestre de cette même année, nous en perdîmes encore d'autres pour la même cause, mais dans des proportions bien plus grandes, parce que des causes inhérentes à la nature particulière de notre service, contribuèrent à rendre ces pertes encore plus multipliées. Or, tel était l'état de nos chevaux, quand ils vinrent à se trouver soumis à l'influence des causes des *fièvres gastriques* qui font le sujet de cette Notice ; lesquelles ne différaient au reste de celles que j'avais observées à Rouen, en 1814, que parce qu'elles se compliquaient, plus souvent et plus facilement, d'irritations subséquentes des organes de la respiration.

La différence des saisons, encore plus que les changemens brusques et fréquens de la constitution atmosphérique, et que ses intempéries si extraordinaires pendant toute l'année 1816, nous a paru avoir une grande influence sur les modifications qu'affectèrent les *fièvres gastriques* qui se sont fait observer à cette époque ; car, celles qui se déclarèrent pendant le printemps et l'été, malgré l'intempérie si remarquable de ces deux saisons dans l'année dont il est question, parurent peu graves, et eurent très-rarement des suites fâcheuses ; mais celles qui se montrèrent pendant les trois derniers mois de l'année, furent très-dangereuses, se compliquèrent, dans beaucoup de chevaux, d'affections consécutives des organes thoraciques, et se terminèrent, dans presque tous ces chevaux, par des hydropisies de la poitrine, dont la plupart, cependant, étant toujours prises dès la première apparition de leurs signes diagnostiques, furent ou prévenues, ou guéries par les effets des moyens actifs de traitement que nous mettions en usage. Enfin, pendant l'hiver, c'est-à-dire au commencement de 1817, les chevaux qui furent attaqués de ces maladies furent plus long-temps à se rétablir parce qu'elles affectaient toujours alors une marche plus lente et une plus grande tendance à la chronicité.

Au reste, ces *fièvres gastriques* ont présenté, pendant tout le temps qu'elles ont régné, une particularité qui m'a paru remarquable, et qui était aussi avantageuse pour le traitement, que par rapport aux suites que ces maladies auraient pu avoir ; c'est que, en elles, et dans aucun animal, il n'y a eu formation de tumeurs adynamiques à l'extérieur du corps, et qu'elles n'ont fait périr que trois chevaux par la

dégénération gangréneuse des poumons; car elles
ont beaucoup plus souvent causé l'hydropisie de la
poitrine, par l'affection subséquente des organes
pulmonaires, que la terminaison encore plus fâcheuse par un état adynamique général. Aussi, bien
que ces *fièvres gastriques*, en produisant des hydro-
thorax, aient occasioné ainsi la mort de quatre chevaux, elles se sont néanmoins terminées, ou ont
montré une grande tendance à se terminer, par
l'hydropisie de la poitrine dans un bien plus grand
nombre d'autres chevaux.

Enfin, peu de maladies d'un funeste caractère se
sont développées à leur suite; car nous n'avons vu
qu'un seul cheval être d'abord attaqué du farcin,
puis devenir ensuite morveux pendant la durée de
sa convalescence; ce qui nous força à le faire abattre, ainsi qu'un autre cheval qui était tombé dans
un état complet de marasme.

Causes. — Ces *fièvres gastriques* nous parurent
avoir été causées par l'usage constant que nos chevaux firent alors, 1.º des foins les plus grossiers, tous
composés presque exclusivement de *lèches*, de *ca-
rex*, de roseaux, et autres plantes des prairies marécageuses, et qui, outre cela, présentaient encore
le plus ordinairement des qualités d'autant plus dangereuses, qu'ils étaient plus ou moins fortement
avariés, ou pour avoir été recouverts par des inon-
dations, ou pour avoir été mouillés, soit pendant leur
récolte, soit en *meules*, en sorte qu'ils étaient très-souvent rouillés, moisis, ou encore plus fortement al-

térés; 2.° de pailles versées, charbonnées et rouil-
lées, et 3.° enfin d'avoines toujours humides, ayant
la plus mauvaise odeur, et qui souvent même étaient
germées; nourritures toutes éminemment nuisibles
à la santé, mais dont cependant (vu la grande con-
sommation de fourrages qui s'était faite en France
vers la fin de 1815, et puis en raison des mauvaises récoltes obtenues en 1816) nous fûmes obligés de leur faire faire un usage exclusif et habituel.
Aussi, dès le 25 janvier 1817, le régime de nos chevaux ayant éprouvé un changement avantageux, qui
consista à pouvoir substituer, à la moitié de la quantité de mauvais foin qu'ils recevaient auparavant,
une quantité d'avoine bien moins avariée que le
foin, ces maladies commencèrent dès-lors à diminuer progressivement parmi eux, et cessèrent enfin
tout-à-fait de les affecter, quand, dans les mois de
mars et d'avril suivans, la constitution atmosphérique qui, auparavant, avait toujours été froide et
humide, fut devenue douce et constamment sèche.

Symptômes. — Quand ces maladies, vraiment
idiophatiques, devaient exister sans complication,
elles étaient toujours précédées par un dégoût particulier, soit pour une espèce d'aliment, soit pour
tous les alimens solides, d'une faiblesse bien marquée et très-subite, d'une tristesse plus ou moins
grande, et d'une légère anxiété, tandis que, quand
elles ont dû être accompagnées de l'affection secondaire de la poitrine, elles ont souvent aussi été précédées, indépendamment des signes ci-dessus, d'une

toux légère assez aiguë, et sans expectoration : cet état précurseur durait de deux à trois jours; mais quelquefois aussi il ne se faisait observer que pendant quelques heures seulement, puis il était toujours suivi de la manifestation plus ou moins prompte de tous les autres signes de ces maladies.

A l'invasion de ces *fièvres gastriques*, quand elles se montraient simples, outre l'augmentation plus ou moins subite des symptômes précurseurs, il y avait prostration des forces; faiblesse, irrégularité et intermittence du pouls; toutes les membranes muqueuses étaient très-jaunes, la bouche très-chaude, ses follicules muqueux très-prononcés, et la langue enduite d'une couche d'un jaune noirâtre, ayant un aspect terreux; l'œil était triste, les poils ternes, les oreilles alternativement chaudes et froides; enfin, quelques chevaux éprouvaient une soif ardente, tandis que d'autres ne touchaient presque pas aux boissons qui leur étaient données. Ces signes augmentaient de violence jusqu'au huitième jour environ, que la maladie était ordinairement parvenue à son plus haut degré d'intensité; et alors, en peu de jours, elle affectait l'une des terminaisons dont j'ai déjà parlé.

Toutes les fois que l'issue de la maladie devait être favorable, les accidens maladifs diminuaient insensiblement de gravité; des signes de réaction inflammatoire d'une intensité modérée, venaient succéder aux *symptômes bilieux*, qu'ils remplaçaient graduellement; le pouls devenait accéléré, plus fort, plus

développé; la couleur jaune des membranes muqueuses faisait place, par conséquent, à une teinte
rosée un peu plus forte que dans l'état de santé;
la gaîté, l'appétit, la liberté et la souplesse des mouvemens, la vigueur musculaire générale, succé-
daient graduellement aux phénomènes morbides
que l'on avait remarqués dans l'animal. Toutes les
fièvres gastriques simples que nous eûmes à traiter
alors offraient cet heureux résultat; mais celles de
ces affections qui furent compliquées par des altérations de la poitrine, affectèrent quelquefois des
terminaisons plus ou moins fàcheuses.

Dès l'invasion des *fièvres gastriques* compliquées
de l'affection secondaire de la poitrine, tous les
symptômes de celles qui étaient idiopathiques existaient également, mais, au reste, d'une manière
bien plus intense encore, et, dans ce cas, ils étaient
en outre compliqués d'une difficulté plus ou moins
grande dans l'exécution de l'acte de la respiration;
les flancs étaient retroussés, leurs mouvemens précipités et irréguliers; il y avait une toux, quelquefois
sèche d'abord, puis suivie, dans quelques chevaux,
d'une légère expectoration de mucus jaunâtre; les
bâillemens étaient plus ou moins fréquens, ainsi que
les érections dans les mâles; rarement il y avait flux
par les naseaux; mais quand il avait lieu, la matière
qui le constituait était d'une couleur jaune; enfin,
l'accablement, la prostration des forces, le dégoût,
la tristesse et l'anxiété, étaient aussi plus prononcés,

que quand ces affections se montraient sans complications.

Lorsque ces *fièvres gastriques*, aggravées par des
irritations secondaires de la poitrine, devaient, malgré ces complications, se terminer avantageusement,
leurs symptômes et tous leurs accidens morbides disparaissaient cependant insensiblement aussi et de la
même manière que je l'ai déjà dit ; mais quand ces
mêmes affections ainsi compliquées se terminaient,
malgré nos soins, par un hydro-thorax, le pouls
devenait très-faible et très-petit ; le mouvement
circulatoire ne s'opérait plus que par une sorte d'on-
dulation assez peu distincte ; les membranes muqueuses, et celle de l'œil surtout, devenaient plus
ou moins blafardes et décolorées, malgré qu'elles
continuaient encore à présenter une teinte jaune
très-remarquable ; l'œil devenait fixe et brillant ;
les pupiles et les paupières étaient très-ouvertes ;
les naseaux, très-dilatés, laissaient voir la membrane pituitaire, qui aurait été alors d'une couleur
assez analogue à celle de la conjonctive, si elle n'a-
vait pas présenté, en outre, une teinte violette plus
ou moins foncée ; les flancs étaient très-retroussés,
leurs mouvemens fréquens, irréguliers, précipités,
et comme spasmodiques ; la toux sèche, faible,
comme étouffée, quinteuse ; enfin, la maigreur faisait des progrès très-rapides ; et des œdèmes, qui
se formaient en fourreaux sous le ventre, sous la
poitrine, venaient attester l'existence d'une hydropisie non équivoque de la cavité thoracique.

Quand, au contraire, ces maladies se sont terminées par la désorganisation gangréneuse des poumons, le passage de la *fièvre gastrique* à un état adynamique a toujours été si prompt, qu'il n'a laissé le temps ni de le prévoir ni de le prévenir ; une sueur froide, subitement établie, une très-grande prostration des forces, une extrême anxiété, la stupeur de l'animal, la nullité du pouls, la froideur absolue de la bouche et des extrémités, des frissons, des tremblemens généraux, ont annoncé cette fâcheuse terminaison, pendant laquelle les membranes muqueuses étaient d'une couleur jaune livide, mêlée à une inflammation générale, mais violacée et de couleur presque éteinte ; la sueur et l'air expiré étaient très-fétides ; les crottins étaient infects ; l'animal avait le poil très-piqué, la peau sèche, tendue ; et, en peu d'heures, cet état le conduisait toujours à la mort.

Autopsie. — Les lésions essentielles observées à l'ouverture des chevaux morts de ces maladies, m'ont paru consister, quand elles étaient primitives, dans la phlegmasie et l'engorgement très-prononcés de la membrane muqueuse de l'estomac et des intestins grêles surtout ; dans la couleur jaune, très-bien marquée, du tissu cellulaire et de toutes les parties blanches de l'intérieur du corps, ainsi que de tous les fluides, ordinairement blancs, qui sont le produit des sécrétions ; celles qui m'ont paru dépendre de la terminaison de ces maladies par hydropisie de la poitrine, sont : la petitesse excessive du volume des poumons, l'inflammation plus ou moins intense de la plèvre, la très-grande quantité de sérosité roussâtre répandue dans l'intérieur du thorax, et les fausses membranes épaisses et nombreuses développées dans sa capacité par l'épaississement d'une partie de cette sérosité, ainsi que toutes les infiltrations aqueuses des tissus, comme l'amas assez considérable d'eau roussâtre et épaisse que contenait quelquefois aussi alors l'intérieur des bronches et des canaux aériens les plus déliés des poumons; enfin, les lésions cadavériques qui m'ont semblé avoir eu pour origine la terminaison de la *fièvre gastrique* en un état adymanique subséquent, consistaient dans les taches gangréneuses qu'offraient la membrane muqueuse des intestins grèles et de l'estomac, le mésentère et les poumons surtout; et on remarquait quelquefois aussi alors dans ces derniers des ecchymoses plus ou moins étendues, ainsi que la rupture de quelques vaisseaux sanguins, d'où s'écoulait un sang noir, épais, fétide, et comme décomposé. Le foie ne présentait ni inflammation, ni engorgement, ni induration; il paraissait être assez sain, et il est à croire, par conséquent, qu'il ne participait pas, essentiellement du moins, à l'existence de ces maladies.

Traitement.— Quand les symptômes précurseurs de la *fièvre gastrique* se sont présentés quelque temps avant le développement complet de la maladie, on est parvenu quelquefois à prévenir et à arrêter son invasion par la diète, par un régime

blanc et délayant, et ensuite par l'attention d'administrer, mais de temps en temps seulement, une
bouteille d'eau saturée de chlorure d'oxide de sodium (sel marin.)

Lorsque la *fièvre gastrique* était bien confirmée,
au régime que je viens d'exposer on joignait l'usage
intérieur de la poudre de racine de gentiane (*gen-
tiana lutea*), donnée ordinairement à la dose de
trois à six décagrammes (une à deux onces), dans
l'eau pure et froide, si la maladie, au reste, était
simple ; puis enfin, l'application des sétons aux
parties latérales de la poitrine, en terminait ordinairement la cure (1).

Dans les cas où la *fièvre gastrique,* peu de temps
après son invasion, venait à se compliquer d'une affection de la poitrine, l'infusion de la poudre de racine de gentiane était aiguisée d'une petite quantité
de nitrate de potasse et donnée tiède ; le miel, contenant soit de la poudre de racine de réglisse, soit de
la poudre de racine de guimauve, ou de la gomme
arabique, était donné comme béchique adoucissant,

______

(1) On voit que le traitement que j'ai suivi pour ces maladies
fut à-peu-près le même que celui par lequel j'avais combattu,
en 1814, les *fièvres gastriques* qui attaquaient alors les chevaux du 4.ᵉ régiment de chasseurs à cheval ; aussi la méthode
curative que je décris ici mérite-t-elle, sous tous les rapports,
l'application des mêmes réflexions que renferme la note que
j'ai placée à ce sujet dans la première Notice où j'ai parlé de
ces maladies. (Voyez le tome II du *Recueil de médecine vétérinaire*, page 97 et suivantes.)

et on animait fortement les sétons pour en assurer les effets.

Mais quand aux symptômes de ces *fièvres gastriques* se joignaient ceux qui annonçaient le développement prochain d'une hydropisie de la poitrine, le chlorure d'oxide de sodium (sel marin), et les oxides de fer, en assez fortes doses, remplaçaient le nitrate de potasse dans les breuvages amers ; puis enfin, à l'usage de ces substances médicamenteuses, on substituait, tant celui des acides minéraux, dont on saturait les breuvages et les boissons, que l'administration, soit de l'ammoniaque, soit du quinquina, soit du camphre, selon les indications à remplir, lorsque ces maladies paraissaient vouloir passer à un état adynamique ; et toujours, dans ces deux derniers cas, les sétons, ordinairement placés aux côtés de la poitrine, étaient plus fortement et plus fréquemment animés.

Remarques particulières. — Pendant le traitement de ces maladies, j'ai remarqué que les sétons, et par conséquent les dérivatifs, employés en elles après la méthode anti-phlogistique, devaient être considérés comme un moyen de traitement aussi essentiel que véritablement efficace ; car, lorsqu'ils parvenaient à produire des engorgemens d'un caractère inflammatoire, et ensuite une suppuration louable, les chevaux qui en éprouvaient ces effets étaient promptement soulagés, et leur guérison dèslors était non-seulement assurée, mais encore assez prompte ; tandis qu'au contraire, ceux en qui ces moyens ne produisaient pas ces bons effets, voyaient leur maladie s'aggraver, et les conduire inévitable-ment à la mort, lorsqu'on ne pouvait, dans ces cas, parvenir à établir un effet dérivatif assez grand sur une partie quelconque de l'extérieur du corps.

Mais, relativement à leurs effets, considérés dans les différens temps de ces maladies, l'expérience a démontré, 1.º qu'en passant les sétons dans la pre-mière période de ces *fièvres gastriques*, c'est-à-dire pendant la durée de l'invasion et de l'augmentation de leurs symptômes, ils demeuraient ordinairement sans effets avantageux, ou rendaient même quelque-fois bien plus grande l'acuité de la maladie; 2.º que passés, au contraire, quand les signes de la mala-die, après son état de développement complet, of-fraient un commencement de rémission, ils ne l'aggravaient plus, et produisaient bientôt des engor-gemens, ainsi qu'une abondante suppuration, les-quels annonçaient dès-lors les bons effets qui devaient résulter de leur emploi; 3.º que, plus multipliés, changés de lieu, et plus fortement animés au mo-ment de la manifestation des premiers signes qui annonçaient quelquefois la formation d'un hydro-thorax, leurs effets, s'ils étaient prompts et très-vivement sentis par l'animal, prévenaient souvent le développement de l'hydropisie de la poitrine, et procuraient ensuite, aidés par les autres moyens de traitemens indiqués, une guérison complète, mais un peu lente; 4.º et enfin, que dans les cas où ces maladies paraissaient vouloir se terminer par un état adynamique, la même pratique, relativement à l'emploi des sétons, conduisait aussi quelquefois au même résultat : or, on voit donc par conséquent qu'il n'était point indifférent d'employer ces moyens de traitement plutôt dans tel temps de ces affections que dans tel autre.

Les procédés que l'on devait employer pour les animer, c'est-à-dire pour rendre, quand cela était nécessaire, leur action plus forte, plus active, plus assurée, n'étaient pas indifférens non plus : dans les cas très-pressés, l'huile essentielle de térébenthine m'a souvent procuré, étant employée pure, les plus prompts, les plus étonnans effets; mais les douleurs qu'elle causait étaient ordinairement si vives, que l'on ne doit y avoir recours que dans les cas graves.

Je terminerai cette Notice en faisant observer que les maladies qui en font le sujet, quoiqu'ayant beaucoup de ressemblance avec celles que j'avais déjà observées en 1814, dans le 4.ᵉ régiment de chasseurs à cheval, en différaient cependant par différentes circonstances; car, 1.º quoique fréquentes, elles ne nous parurent pas avoir attaqué un assez grand nombre de chevaux à-la-fois pour pouvoir être considérées comme épizootiques; 2.º à leur début elles n'étaient jamais accompagnées de symptômes inflammatoires aussi exaspérés, aussi prédominans; aussi n'eûmes-nous presque jamais besoin, pour les guérir, d'avoir recours à la pratique de la saignée; 3.º elles se compliquaient plus vite et plus souvent de l'irritation subséquente des organes thoraciques ; 4.º on n'observa pas, dans l'état d'adynamie qui les suivait quelquefois, de tumeurs putrides à l'extérieur du corps ; 5.º elles ne se compliquèrent jamais par la manifestation des symptômes de l'état d'ataxie ; 6.º enfin, l'administration de fortes dissolutions de chlorure d'oxide de sodium parut produire de bons effets pendant les prodrômes, et surtout durant la convalescence de ces maladies.

Pour les réflexions que j'aurais à faire ici, relativement au traitement que j'ai employé contre les maladies dont je viens de parler, je me contenterai de renvoyer à celles qui terminent la Notice que j'ai publiée sur les *fièvres gastriques observées à Rouen, en 1814*, dans le tome II du *Recueil de Médecine vétérinaire*.

EXEMPLE

D E fièvre intermittente *quotidienne observée dans le cheval.*

LES *fièvres intermittentes* ont été si peu observées dans les animaux, que l'on a été jusqu'à nier la possibilité de l'existence en eux de ces états maladifs. M. le docteur *Bailly* (1) a même été plus loin; bien persuadé que ces affections intermittentes ne se montrent jamais que dans l'homme et non dans les animaux quadrupèdes, malgré les rapports si marqués d'organisation intérieure et de structure anatomique qui leur sont communs, il en a recherché la cause, et croit l'avoir trouvée dans leur station différente; mais si telle était véritablement la source de la fréquence de ces affections dans l'un, et de leur prétendue non possibilité dans les autres, ceux-ci ne devraient jamais pouvoir en offrir aucun exemple; or, il suffirait donc de rapporter un seul fait qui prouve qu'elles peuvent effectivement exister dans les animaux, pour détruire complètement

(1) *Traité anatomico-pathologique des* fièvres intermittentes. Paris, 1825.

l'hypothèse de M. le docteur Bailly. Certes, de tels faits ne nous manqueraient point, si l'on n'avait pas négligé de les recueillir ; car, quoique l'on ne puisse se dissimuler qu'ils sont véritablement assez rares, je puis néanmoins affirmer en avoir déjà observé à diverses reprises; et, en attendant que la nécessité de s'occuper de ce genre d'affections, non pas pour les considérer comme constituant des maladies essentielles, non plus que pour les envisager comme étant des maladies d'un caractère et d'une nature particulière, mais bien seulement pour saisir un nouveau rapprochement entre les affections de l'homme et celles des animaux, je pense devoir rapporter le fait suivant, que je crois propre à intéresser tous ceux qui recherchent de bonne foi la vérité.

Le *Frugifer*, cheval espagnol, âgé de plus de seize ans, d'une forte constitution, venu de l'armée de la Loire, et reçu au régiment le 16 janvier 1816, avait toujours, depuis son arrivée au corps, joui d'une très-bonne santé, lorsque, le 24 avril 1819, il se montra abattu, triste, dégoûté; mais son indisposition paraissait très-légère; ce cheval était vieux, et on le voyait manger par intervalle, en sorte que ce ne fut que le 28 qu'on me le fit voir, en m'annonçant toutefois que sa maladie s'était prononcée davantage pendant les quatre jours qui venaient de s'écouler. Sans paraître souffrir beaucoup, il était faible, triste, abattu et refusait les alimens ordinaires. En l'examinant avec plus d'attention, je lui trouvai le pouls assez fort et un peu accéléré ; les membranes conjonctives et buccale étaient légèrement enflammées, mais très-jaunes ; la bouche chaude, sèche et pâteuse ; la langue recouverte d'un enduit brunâtre ; les lèvres, les ailes des naseaux et la langue étaient agitées par de légers mouvemens spasmodiques ; le corps était chaud, ainsi que les oreilles, mais les membres étaient froids à leurs extrémités. Il était alors trois heures après-midi ; je fis conduire ce cheval à l'infirmerie : on mit devant lui une augette contenant une petite quantité de son de froment baignée de beaucoup d'eau, et il barbotta en tirant dans cette eau la paille qui était dans le râtelier ; puis, après l'avoir trempée dans l'eau de son, il la mangea bien. J'en augurai d'abord que l'affection de ce cheval pouvait bien n'être pas autre chose qu'une simple irritation gastrique légère (embarras gastrique), et que le régime auquel je venais de le soumettre, aidé d'une diète convenable, suffiraient peut-être pour le guérir en peu de temps.

Le même jour, au repas du soir, et aussi pendant toute la matinée du lendemain, le *Frugifer* continua à manger avec appétit les mêmes choses ; cependant les symptômes observés en lui, loin de diminuer, avaient un peu augmenté ; mais le second jour, à quatre heures du soir, avant d'avoir pris plus de la moitié des alimens qu'on lui avait donnés, et qu'il avait cependant mangés avec appétit, il fut attaqué d'un frisson d'abord assez léger, lequel ensuite augmentant graduellement d'intensité, ne tarda pas à devenir très-violent; alors le cheval perdit tout-à-coup l'envie de manger, se retira au bout de sa longe, et trembla très-fortement durant environ deux heures. Pendant ce temps il avait la surface du corps, et surtout les oreilles, les lèvres, les extrémités des membres très-froides; son pouls était petit, concentré, intermittent; le malade paraissait éprouver un grand malaise, et des soubresauts spasmodiques, quoique légers, avaient lieu dans tous les muscles sous-cutanés; le poil était terne et hérissé, la peau sèche et tendue, et enfin l'œil assez triste; à sept heures du soir cet accès était entièrement passé.

Le 30 au matin, le cheval étant à jeun, on lui administra une forte décoction amère préparée avec la poudre de racine de gentiane, et saturée de muriate de soude (1), et depuis ce jour toutes les boissons qui lui furent données à ses repas, ou dans leurs intervalles, étaient légèrement acidulées. Le soir, il éprouva un accès fébril en froid, qui avait les mêmes signes extérieurs, commença à la même heure, l'affecta d'une façon identique, et dura autant de temps que le jour précédent (trois heures);

---

(1) Je ne connaissais pas encore bien les avantages que, dans le cheval, l'on obtient de l'emploi raisonné de la méthode antiphlogistique au début des irritations gastriques, tant primitives que secondaires, accompagnées d'une réaction fébrile générale.

mais on remarqua en outre qu'une toux sèche et le-
gère, dont il était affecté même hors de ses accès
fébriles, était devenue plus forte, plus fréquente,
et dès-lors plus fatigante pendant le paroxisme de
la *fièvre* : il en fut de même les jours suivans.

Le 1.ᵉʳ mai, le cheval éprouva le soir, et à la
même heure, le même accès fébril; néanmoins, on
observa que l'intensité des symptômes dont l'on
reconnaissait encore l'existence après chaque paroxisme, avait cependant déjà diminué d'une manière assez marquée, quoique par gradation; et
dans le temps des intermittences, le *Frugifer*, malgré l'existence de ces symptômes, était si peu gravement incommodé, que, bien que l'on ne pouvait
douter qu'il existât en lui un état d'indisposition,
il ne paraissait cependant être que très-légèrement
malade. Au reste, pendant tout le temps qu'il fut
affecté de cette fièvre, rien ne fut ajouté à son traitement et à son régime; mais comme il se tourmentait beaucoup quand il fallait lui faire boire
de force la décoction amère dont il faisait usage
chaque matin, on la lui donna les jours suivans
dans une certaine quantité de son, qu'elle servait à
mouiller, et qu'il mangeait assez bien.

Le 2, il n'éprouva son accès fébril qu'à six heures
du soir, et en fut délivré à huit heures environ.

Le 3, l'invasion de l'accès retarda encore d'une
heure, mais il en dura deux, comme le jour précédent.

Le 4 et le 5, le *Frugifer* n'éprouva aucun accès ni pendant le jour, ni pendant la nuit.

Le 6, il eut un très-léger accès, qui ne dura qu'une heure, et qui avait commencé à sept heures du matin : cet accès paraissait devoir être le dernier qu'il éprouverait, car tous les symptômes observés pendant la rémittence durant le jour précédent étaient entièrement dissipés, excepté qu'il continuait à tousser beaucoup; aussi je crus devoir lui faire continuer encore, pendant quelques jours, le régime et le traitement qu'il avait suivis jusque là.

Le 11, il toussait encore un peu, et cependant il fut remis à sa nourriture ordinaire. Je m'attendais à le faire sortir bientôt de l'infirmerie, parce que je regardais sa guérison comme assurée; néanmoins, comme j'observais toujours en lui, sinon un véritable état maladif, au moins une certaine langueur dont il m'était impossible de m'expliquer la cause, je fis prolonger son séjour à l'infirmerie, pour observer mieux quelles pourraient en être les suites.

Le 16, à neuf heures du matin, le *Frugifer* éprouva un léger accès fébril, marqué par un frisson général, accompagné d'une tension spasmodique très-intense du muscle ilio-abdominal gauche. Il fut remis au régime blanc et à une diète légère.

Le 17, il éprouva un autre accès, dont l'invasion eut lieu à sept heures du matin, et qui dura environ quatre heures. On recommença à lui administrer la gentiane et le muriate de soude; il en continua l'usage jusqu'au 1.er juin, jour où ce cheval reçut

de nouveau sa ration complète des fourrages ordinaires, après avoir été ramené graduellement à
cette nourriture, et seulement au reste après la cessation de la fièvre.

Le 2 juin, nouvel accès fébril. Le cheval est remis
encore au régime diététique blanc.

Depuis lors il fut atteint de nouveaux accès de
fièvre plus ou moins forts et plus ou moins longs,
toutes les fois que l'on essaya de lui faire faire usage
de la ration complète de fourrage. On fut donc dans
la nécessité de le tenir constamment à une diète
blanche, réglée, quant à la quantité de ses alimens,
sur l'état momentané du cheval.

Le 12, le *Frugifer* jetait un peu par la narine
droite ; la matière de ce flux était muqueuse, peu
liée, et adhérait cependant légèrement à l'orifice
nasal ; il continuait à tousser quelquefois, et sa toux
ne cessait pas d'être sèche.

Le 28, continuation du flux nasal, dont la matière, devenue grisâtre, adhérait plus fortement
aux ailes de la narine ; les ganglions sous-maxillaires du côté droit commençaient à se montrer engorgés ; ils étaient douloureux et adhérens à l'os.

Le 2 juillet, on le fit passer dans l'écurie des chevaux atteints de morve ; il fut encore quelques jours
sans devenir chancré, et enfin il fut abattu le 14 du
même mois, après le développement en lui de plusieurs ulcères chancreux formés dans la narine
droite.

A son ouverture on trouva, outre les lésions ap-

partenant à la morve, que présentait la membrane
nasale du côté droit, que les deux lobes du poumon étaient presque entièrement remplis par de
très-nombreux tubercules; mais que ces tubercules,
dont la grosseur et la consistance variaient beaucoup, n'étaient encore réduits en matière suppurée
que dans le lobe droit seulement; et ces lésions, au
reste, étaient les seules qui existaient en lui.

Cette observation me semble d'autant plus inté-
ressante, qu'elle offre un exemple très-remarquable
d'une *fièvre intermittente* quotidienne assez bien caractérisée existant dans le cheval, et qu'elle confirme,
en outre, cette remarque de la médecine humaine,
que, s'il est vrai que la *fièvre intermittente* peut,
dans quelques cas, avoir une grande influence sur
le développement de la phtisie pulmonaire, il est
également vrai que, dans d'autres, cette même
fièvre intermittente peut aussi être déterminée par
l'affection tuberculeuse des poumons.

A la suite de cette observation, je crois devoir
rappeler que, dans mon *Mémoire sur les affections aiguës de la poitrine* (1), etc., j'ai déjà fait
mention d'un cheval chez lequel une maladie de ce
genre s'est prolongée quelque temps, pendant la convalescence, par des *accès fébriles intermittens* bien
marqués, ayant lieu de deux jours l'un; mais que
le régime blanc, aidé d'une diète convenable, a en-

____

(1) *Mémoires de la Société d'Émulation de Paris,* tom. IX.
Paris, 1826.

suite suffi pour guérir. Ce cheval, nommé le *Dé-cousu*, de race normande, âgé de huit ans, et d'une forte constitution, fut donc atteint, dans ce cas, d'une véritable *fièvre tierce*, et, par conséquent, d'une *affection fébrile intermittente*; en sorte que nous lui devons une nouvelle preuve de la possibilité de l'existence de ce genre d'affections dans le cheval. Chez lui, la maladie aiguë de la poitrine avait été compliquée d'une gastro-entérite concomitante.

Ainsi donc nous possédons déjà plusieurs exemples de *fièvres intermittentes* observées dans le cheval; car, indépendamment de ceux qui précèdent, nous devons aussi à différens vétérinaires, tels que M. *Damoiseau* (1), *Pozzi* (2), *Barrier* (3), des faits qui attestent également la possibilité de leur existence dans les animaux; dès-lors il faudra donc se contenter de dire, non pas qu'elles n'affectent jamais ces derniers, mais seulement qu'elles sont beaucoup plus rares en eux que dans l'espèce humaine (4).

(1) *Correspondance* de Fromage de Feugré, tome IV, p. 28.

(2) *Zooïatria*. Milano, 1809, tome III, page 359.

(3) *Mémoires de la Société royale et centrale d'agriculture*, tome XIII.

(4) Voyez, dans le *Journal général de médecine*, cahier de septembre 1827, le Mémoire de M. le professeur *Dupuy*, sur l'existence des *fièvres intermittentes* dans les animaux, etc.

MÉMOIRE

Sur la fourbure aiguë *observée dans les pays chauds.*

———

La *fourbure,* même *aiguë* (1), est regardée comme une maladie très-dangereuse, et l'opinion la plus généralement répandue est que cette affection a ordinairement des suites plus ou moins funestes, dont l'effet est de diminuer la valeur réelle du cheval qui en a été atteint, en le rendant moins propre au service auquel il était appliqué, et cela surtout si c'était un cheval de selle. Cette opinion, qui n'est nullement fondée pour les chevaux qui, après avoir été attaqués de la *fourbure,* ont été promptement traités de cette affection selon les véritables indications qu'elle peut présenter, ne saurait donc être établie que sur ce qu'on voit une très-grande quantité de chevaux après avoir éprouvé cette maladie, et parce qu'elle n'a pas été traitée à temps ou convenablement en eux, se ressentir ensuite toute leur

———

(1) La Notice sur *la fourbure,* que j'ai publiée dans le tome XVII, ou cahier de septembre 1824, du *Journal complémentaire du Dictionnaire des sciences médicales,* n'était qu'un extrait de ce même Mémoire que je rapporte ici dans son entier, et que j'avais déjà adressé en manuscrit, dès l'année 1817, à la Société royale et centrale d'agriculture.

vie, et être dès-lors plus ou moins gravement affectés des suites de cette affection. En effet, celles-ci sont
alors toujours d'autant plus graves et dangereuses,
que la *fourbure* a été traitée plus tard, ou traitée
d'une manière plus ou moins contradictoire à ses
plus essentielles indications. Mais, je le répète, la
fourbure aiguë, combattue à temps, et soignée selon
les indications que sa nature et ses véritables caractères indiquent de satisfaire, n'est jamais, quelle que
soit sa violence, qu'une maladie très-facile à guérir,
de peu de durée, et dont enfin les suites n'ont rien
de fâcheux pour le cheval qui en a été bien guéri,
puisque, dans ce cas, il redevient tout aussi propre
au travail que s'il n'avait pas été affecté de la *fourbure,* et même à quelque espèce de service que sa
conformation puisse le destiner.

Ce que je viens de dire de la *fourbure aiguë* ne
pourra paraître étrange qu'aux personnes qui n'auront remarqué les effets de cette maladie que dans
des chevaux qui, je le répète, en auront été traités
par des méthodes dont les effets, ne répondant pas
aux plus urgentes indications de cette affection,
n'auraient été suivis que de succès plus ou moins
bornés, lorsqu'ils n'auront pas eu des suites plus
fâcheuses encore. Mais j'en appelle aux vétérinaires
qui ont pratiqué au milieu de nos armées, dans les
pays chauds, et à ceux surtout qui, ayant été en
Espagne pendant les trois premières années de l'invasion de ce pays (1808 – 1813) par nos troupes,
durant la guerre de cette époque, ont eu occasion

d'y traiter des quantités très-grandes de chevaux affectés de cette maladie ; tous se sont fait, comme moi, une idée simple de la *fourbure aiguë*, et tous ont fini par regarder cette affection, traitée à propos, comme une maladie peu grave, facile à combattre, de la guérison de laquelle, je dois même le dire, nous nous faisions ensuite un jeu, par la certitude des succès que nous étions assurés d'obtenir dans son traitement.

C'est aussi l'immense quantité de chevaux fourbus que j'ai traités en Espagne qui m'a fourni des occasions fréquentes de faire sur cette maladie une infinité de remarques essentielles à l'application de son traitement : c'est donc pour les rendre publiques, autant que pour faire connaître les idées que nous nous sommes faites des caractères et des effets de cette maladie, que j'ai entrepris de consigner dans ce Mémoire ce que ma pratique et l'expérience m'ont appris de la *fourbure aiguë*, ainsi que les idées d'après lesquelles nous étions dirigés dans l'application des modes de traitemens que nous désirions rendre convenables à ses diverses indications.

Au reste, tout ce que je vais exposer ici ne m'est pas particulier ; et les méthodes curatives que je signalerai ont toujours été mises en usage, avec plus ou moins de succès, par tous les vétérinaires qui ont eu à traiter en Espagne des chevaux fourbus pendant les années de 1807 à 1813 ; mais si cette méthode curative nous est commune, je dois dire aussi que tout ce que je ferai connaître de particulier, tant sur le caractère de cette maladie, que touchant ses principaux effets sur le *système* de la *circulation,* n'appartient qu'à moi, ainsi que l'exposé des avantages que j'ai tirés de leur connaissance dans l'application raisonnée du mode de traitement que nous mettions en pratique contre la *fourbure,* de même enfin que le peu que j'ai dit du traitement de la *fourbure chronique* qui n'a pas encore déformé ni altéré les pieds.

Ce n'est pas un traité complet de la *fourbure* que j'entreprends de donner ici ; il y aurait sans doute de la témérité à vouloir le faire, après ce que M. *Chabert* a écrit sur cette maladie ; et je renvoie volontiers, pour la description et les symptômes de cette affection, au traité que nous avons de lui dans les *Instructions vétérinaires* (1); on y trouvera, ainsi que dans le *Traité du pied,* par M. *Girard* (2), tout ce que j'omettrai à dessein dans ce Mémoire, et que je regarde par conséquent comme des répétitions inutiles de ce que tout le monde sait sur cette maladie (3).

Caractères de la fourbure (4).

La *fourbure aiguë* consiste dans la congestion

---

(1) Volume de 1791.

(2) Un volume in-8.º Paris, 1813. Il y a maintenant sous presse une seconde édition de cet excellent ouvrage.

(3) Il faut observer que mon Mémoire a été rédigé en 1815, et que nos connaissances sur la *fourbure chronique* ont beaucoup gagné depuis ce temps.

(4) M. Vatel, dans ses *Élémens de pathologie vétérinaire,* Paris, 1828, lui donne le nom d'*apoplexie du tissu réticulaire :*

sanguine, dans la fluxion inflammatoire du tissu réticulaire du pied des monodactyles; mais il ne serait pas exact de soutenir que, dans la *fourbure*, cette phlegmasie du réseau vasculaire sous-corné précède constamment et produit toujours le trouble général des fonctions qui ordinairement l'accompagnent; car, dans un grand nombre de cas (et c'est même ce qui arrive presque exclusivement dans les pays chauds, où cette maladie est si fréquente sur les chevaux qui ne sont pas encore acclimatés), on observe aussi qu'un état particulier de dérangement maladif très-évident, qui consiste en une véritable pléthore sanguine, avec accélération marquée de la circulation, et qui a la plus grande ressemblance avec ce que l'on a nommé dans l'homme *fièvre angiothénique* préexiste, et même quelquefois pendant un certain temps, à la manifestation des symptômes particuliers de la *fourbure*, c'est-à-dire à la congestion sanguine des réseaux vasculaires des pieds, laquelle se développe alors sous son influence, et n'est plus par conséquent, dans ces sortes de cas, que l'un des effets subséquens que ce trouble morbide pouvait déterminer.

Il y a donc bien évidemment deux manières très-différentes de se développer que peut affecter cette maladie : dans l'une, et c'est la plus commune dans les climats froids et tempérés, la fluxion du pied

---

voyez, au reste, ce que j'ai dit à ce sujet dans une note de la page 623 du tome III, ou cahier de décembre 1826, du *Journal de médecine vétérinaire comparée*.

est l'accident primitif, puisque c'est sous son influence que se développe la fièvre de réaction qui
accompagne la *fourbure;* dans l'autre, et c'est au
contraire ce qui forme le caractère distinctif de la
fourbure que l'on observe le plus communément
dans les pays chauds, un état très-marqué de sur-excitation morbide générale, précède la congestion
sanguine du tissu réticulaire du pied, qu'il produit,
ou au moins qu'il peut singulièrement favoriser, et
il continue ensuite à l'accompagner pendant toute
la durée de sa période d'acuité.

Cette distinction n'est pas seulement utile pour
établir le diagnostic de la *fourbure;* elle est surtout très-importante pour le choix du traitement, et
c'est ce qui me porte à faire connaître ce que j'ai
observé concernant cette maladie dans son état aigu.

Cependant, en France la *fourbure aiguë* se développe souvent de la même manière que dans les
pays chauds, comme il arrive également qu'en Espagne et dans le midi de l'Italie la *fourbure* peut
bien aussi quelquefois reconnaître pour cause un accident quelconque et purement local du pied, lequel
produit primitivement l'engorgement et l'inflammation de son réseau vasculaire, puis ensuite une fièvre générale de réaction; mais il n'en est pas moins
vrai que, dans les climats chauds et dans les cas les
plus ordinaires, elle reconnaît de toutes autres causes.

La *fourbure aiguë* est donc *essentielle* ou *secondaire.* C'est particulièrement de la *fourbure* précédée et causée par un trouble fébril général, que je
veux parler dans ce Mémoire, et on sentira bien-

tôt que tout ce que j'en dirai est applicable à la *fourbure* primitive, en observant dans celle-ci de ne pas oublier de s'occuper de l'affection locale dont se trouve précédée dans ce cas la fièvre de réaction qui peut aussi l'accompagner. L'une et l'autre *fourbure* une fois bien confirmées, ont les mêmes caractères, et ne diffèrent plus l'une de l'autre qu'en ce que la *fourbure* qui fait suite à un état fébril général ne demande, à bien dire, qu'un traitement général aussi, tandis que la *fourbure* qui commence par l'irritation locale du tissu vasculaire du pied, exige un traitement partiel de la région qui est le siége de cette irritation; mais j'espère rendre tout cela plus sensible dans la suite de ce Mémoire.

La *fourbure aiguë*, indépendante de la préexistence d'une autre affection locale capable de la déterminer, est réellement dans son principe, c'est-à-dire à son début, un pur état de *fièvre inflammatoire générale*, une véritable *angiothénie*, qui est bientôt suivie et ensuite accompagnée d'une fluxion du pied, c'est-à-dire d'une phlegmasie partielle des tissus réticulaires et de la chair cannelée contenue sous l'ongle ; cette maladie est particulière aux monodactyles et aux didactyles seulement, et n'arrive que dans ces animaux, parce que ce sont les seuls qui peuvent en être affectés par une cause qui tient à la conformation naturelle de leurs pieds.

Jusqu'ici cette *fourbure* avait toujours été regardée comme une maladie purement locale du pied, et non pas comme une fièvre générale compliquée d'un état particulier de fluxion. En effet, la fièvre, qui en est inséparable à son invasion, qui la précède toujours et qui la produit, n'était regardée en elle que comme un accident secondaire, que comme une complication qui ne déterminait pas la *fourbure,* mais qui en aggravait l'existence. Cependant la *fourbure aiguë* des pays chauds est toujours précédée, au moins pendant quelques instans, et ensuite elle est toujours accompagnée, pendant la durée de sa période d'acuité, pendant celle de sa diathèse inflammatoire par conséquent, de l'accélération et de la plénitude du pouls, de la dureté de l'artère, d'une grande rougeur des membranes muqueuses, de la sécheresse et de la chaleur de la bouche et de la peau; de la chaleur intense de toute l'habitude du corps et de celle de l'air expiré; du terne des poils; de l'accélération et de l'agitation du mouvement des flancs, ainsi que de la soif; de la tristesse, de l'abattement plus ou moins prononcés de l'animal, symptômes qui sont bien cependant les signes les moins équivoques de l'existence actuelle d'un état fébril inflammatoire. Mais il est vai que l'on observe que, quand cet état de fièvre inflammatoire existe chez le cheval, il ne produit pas toujours la *fourbure,* puisque l'on voit que lorsqu'une cause particulière, telle que l'usage des alimens échauffans et trop nutritifs, un arrêt de la transpiration, un exercice forcé, ont produit, dans le cheval, cet état fébril inflammatoire, celui-ci, qui peut conserver, et qui conserve en effet quelquefois seulement son caractère d'affection générale, tant qu'une partie quelconque ne souffre pas d'une irritation particulière, peut, au contraire, si elle coïncide avec une irritation de la poitrine, ou une irritation du canal intestinal, par exemple, donner lieu à une *péripneumonie* dans le premier cas, ou à une *entérite* dans le second, etc.; tandis que, si ce sont les pieds qui se trouvent affectés d'une irritation particulière, causée par un état de gêne et de souffrance quelconque, par la fatigue d'une marche forcée, par le travail sur un terrain sec et inégal, par une ferrure trop juste, ou par une blessure récente de l'ongle, ou enfin par l'engourdissement et l'engorgement qu'éprouvent les extrémités après un trop long repos, cet état fébril inflammatoire produira indubitablement la *fourbure*, comme il pourrait, dans d'autres cas, produire toute autre fluxion inflammatoire. Mais enfin, comme il est certain que deux parties éloignées peuvent être en même temps dans un état d'irritation antérieure à l'existence de la fièvre inflammatoire, ou que leur état d'irritation peut avoir lieu en même temps que l'invasion de celle-ci s'effectue, la *fourbure* qui résulte de la fluxion du pied, existant en même temps que cet état de fièvre inflammatoire, peut se trouver compliquée de l'existence d'une maladie de poitrine ou de quelque maladie que ce soit, s'il existe aussi alors une irritation des organes de la respiration, ou d'un autre viscère quelconque.

Si, dans les chevaux attaqués de cette *fourbure aiguë* dont il est ici question, l'affection du pied était la maladie essentielle, et si elle donnait lieu, par son existence, au développement de la fièvre qui accompagne la *fourbure*, cette fièvre ne devrait jamais, dans ces cas, précéder la fluxion du pied, et ne devrait jamais non plus cesser avant que cette fluxion diminuât, ou, pour mieux m'expliquer, elle devrait augmenter en raison de l'augmentation de gravité de l'affection des pieds dans les chevaux qui en sont atteints, et par conséquent être plus forte lorsque la *fourbure* aurait produit cet état de détérioration du pied, si douloureux cependant pour le cheval qui en est affecté, et que nous nommons le *croissant* ou la *fourmillière*, selon que le mal est plus ou moins grave, mais pendant l'existence et la formation desquels la fièvre inflammatoire primitive, qui avait existé durant l'état d'inflammation aiguë de la maladie, n'a plus lieu, ainsi que l'expérience le prouve; puisque, après avoir été la cause première des accidens de la *fourbure aiguë* des pays chauds, et avoir constitué le premier temps de cette maladie, elle est disparue ensuite, comme toutes les fièvres inflammatoires secondaires le font ordinairement lorsque ses causes ont cessé d'agir, par cela seul que ces fièvres ont duré quelque temps, et qu'elles peuvent s'éteindre d'elles-mêmes, malgré que les accidens subséquens qu'elles ont produits continuent à exister après l'extinction (1) de ces fièvres.

---

(1) La fièvre qui existerait alors, et qui serait causée par les

Il est certain aussi, que si le mal de pied était l'affection essentielle dans la *fourbure aiguë* des pays chauds, on devrait, en saignant en pince, puisque la *fourbure* produit une fluxion inflammatoire active, et par des applications topiques appropriées à la nature du mal, guérir cette maladie lors de son invasion, ce qui n'est cependant jamais arrivé; tandis qu'au contraire on la guérit très-bien quelquefois, en traitant exclusivement la fièvre inflammatoire qui la produit, par les moyens généraux, sans nulle application de moyens topiques dirigés sur le pied souffrant. Tout ce que je viens de dire pour fonder mon opinion sur la nature de cette maladie, prouve donc bien que la *fourbure aiguë,* indépendante de la préexistence d'une autre affection du pied, est produite par un état de fièvre inflammatoire; que la fièvre, en elle, est l'accident morbide primitif et principal, et que le traitement de cette fièvre par les moyens généraux est l'indication essentielle autant qu'indispensable à remplir pour obtenir des succès satisfaisans dans la cure de cette maladie; tandis qu'en elle l'affection du pied n'est et ne peut être considéré que comme un ac-

---

accidens de la *fourbure,* par les croissans, par la fourmillière, ne serait plus la fièvre primitive de la *fourbure,* mais bien une véritable fièvre hectique causée par des douleurs : cette fièvre symptomatique ne doit pas être confondue, pour le traitement, avec la fièvre primitive de la *fourbure,* qui doit être rapportée aux fièvres dites angéiothéniques auxquelles elle appartient.

cident secondaire, dont le traitement aussi ne doit être considéré, à son tour, que comme un moyen accessoire de guérison.

Il est bien vrai que quelquefois, et sans que l'état de fièvre inflammatoire ait précédé ces accidens, une piquûre, une bleime, une ferrure trop juste, une sole battue, etc., donnent lieu au développement d'une véritable *fourbure*, et existent avant elle, même dans les pays chauds; mais qu'on prenne bien garde de s'y méprendre pour l'application du traitement; car ces accidens ne peuvent occasioner alors cette maladie que dans le cas d'une grande disposition, de la part des chevaux qui en sont affectés, au développement en eux d'un état fébrile général, dont il ne faut alors qu'accélérer et aider le développement, ainsi qu'aurait pu le faire toute autre cause capable de déterminer une douleur assez grande, une irritation assez forte pour donner lieu au développement de ce même état. Ce qui prouve ce que je dis ici, c'est qu'il ne suffit pas, dans ces cas de *fourbure* primitive, de guérir l'accident qui a causé la maladie locale pour guérir aussi celle-ci, malgré que cet accident demande toujours alors un traitement particulier; mais il faut encore que cette *fourbure* soit traitée comme une maladie générale, ainsi que dans les cas où la fluxion du pied est une véritable affection secondaire. Enfin on conviendra, je l'espère, qu'une fluxion inflammatoire particulière à un pied, et qui ne dépend que d'une irritation accidentelle, si elle n'est pas assez forte et assez douloureuse pour produire la fièvre générale, qui est, dans la *four-bure aiguë* des pays chauds, le phénomène principal et essentiel de la maladie, que cette phlegmasie du pied, dis-je, ne peut être regardée comme une *fourbure,* et qu'elle ne doit être considérée et traitée, dans ce cas, que comme une irritation locale ordinaire, que comme une inflammation particulière de la partie affectée.

La *fourbure aiguë,* et, par conséquent, la fluxion du pied qui en est le signe caractéristique, peut, comme toutes les maladies inflammatoires, se terminer par résolution, par suppuration, par induration et par gangrène; mais, dans le cours de la pratique vétérinaire, il importe surtout de ne pas négliger la distinction des deux états ou types principaux sous lesquels elle peut se présenter, et c'est pour cela qu'il importe de diviser cette maladie en deux temps. Dans le premier, elle est aiguë et éminemment inflammatoire; sa fièvre primitive et productrice, si je puis m'exprimer ainsi, existe toujours; mais le deuxième temps, soit que cette affection ait ou non changé par ses effets la configuration du pied de l'animal, elle n'est plus que chronique, et sa fièvre primitive et génératrice, la fièvre inflammatoire générale qui l'accompagne à son invasion, n'existe plus; car alors les accidens subséquens de la *fourbure* sont les seuls indices de cette maladie.

La terminaison par résolution de la fluxion in-

flammatoire produite sur les pieds dans la *fourbure,*
terminaison qui cependant, à proprement parler,
n'a jamais lieu d'elle-même, est la seule qu'on doive
desirer et chercher à obtenir. On y parvient facilement quand la maladie conserve son caractère d'inflammation aiguë plus ou moins générale, et on l'obtient aussi quelquefois encore, lorsque cette fluxion
s'est terminée par induration, est devenue chronique, et que la fièvre inflammatoire et primitive de
la *fourbure* n'existe déjà plus ; on l'obtient, dis-je,
si on peut parvenir, dans ce cas, à déterminer artificiellement cet état fébril, et à reproduire par conséquent l'état aigu de la maladie, son type primitif, qui
consiste bien évidemment, ainsi que cela le prouve,
au reste, dans cet état fébril général, puisque, lorsqu'il a cessé d'exister, il faut le rétablir pour combattre ensuite la maladie comme dans son état primitif, si on veut guérir parfaitement la *fourbure*
passée à l'état chronique, ainsi que je suis parvenu
à le faire plusieurs fois avec beaucoup de succès
dans des cas tels que ceux dont il s'agit ici.

Je ne parlerai pas de la terminaison par la suppuration et par la gangrène, de la fluxion établie
sur les pieds dans la *fourbure :* si elles ne sont pas
toujours incurables, il est au moins certain qu'elles
ont toujours des suites fâcheuses ; et comme les chevaux qui les ont éprouvées ne sont plus propres au
service de la cavalerie, j'ai négligé de m'en occuper,
ainsi que parce que tout ce que M. *Chabert* et M. *Girard* ont dit dans leurs ouvrages de ces terminai-

sons de la *fourbure*, me paraît satisfaire a tout ce qu'on peut desirer pour le traitement de ces cas, dont la cure est rarement suivie de succès satis-faisans.

Causes de la fourbure.

Les symptômes de la *fourbure* sont trop connus, ainsi que son diagnostic, et ont d'ailleurs été trop bien décrits par MM. *Chabert* et *Girard*, pour qu'on soit obligé de s'en occuper de nouveau; mais je vais placer ici quelques réflexions, tant sur les causes prochaines que sur les causes éloignées de cette maladie.

La *fourbure* qui est précédée par un trouble fébril général, reconnaît pour causes éloignées toutes celles qui peuvent produire plus ou moins promptement, dans le cheval, ce même état de fièvre inflammatoire; telles que les alimens échauffans ou trop nutritifs, les boissons froides, les eaux crues, les arrêts de la transpiration, les exercices forcés, un repos trop absolu ou trop long-temps prolongé, des travaux soutenus pendant l'ardeur d'un soleil brûlant, etc. Je l'ai vu, en Espagne, être la suite d'indigestions causées par le *son*; je l'ai vu être produite aussi, dans ce pays, par une assez petite quantité d'*avoine*, mangée par des chevaux français qui n'avaient plus l'habitude de cette nourriture; et j'ai vu, également dans le même pays, le *blé* mangé en *vert* même avant d'être noué, et quoiqu'en petite quantité, produire souvent cette maladie, etc. Une remarque essentielle à faire ici, c'est que l'*orge* donnée en grains et pour nourriture habituelle aux chevaux qui ne sont pas encore accoutumés à l'usage de cet aliment, est, de toutes les choses qui peuvent favoriser le développement de la *fourbure* dans ces animaux, celle qui produit le plus infailliblement cet effet, lorsqu'elle est ou mal distribuée, ou donnée en trop grande quantité; aussi ne doit-on pas être surpris que les anciens vétérinaires aient fait dériver du mot latin qui signifie *orge,* celui d'*hordeatio,* qu'ils donnaient à la *fourbure* (1).

Les causes prochaines de la *fourbure* qui est déterminée par un état fébril général, consistent en une prédisposition plus ou moins marquée aux maladies générales inflammatoires, prédisposition qui est souvent déterminée par les causes éloignées que j'ai assignées à la *fourbure,* ou qui est au moins augmentée par elles; mais ce que je ne dois pas oublier d'observer, en parlant des causes prochaines de l'affection qui nous occupe, c'est qu'en elle, et pendant la durée de son inflammation aiguë, le sang veineux est devenu et se montre vermeil et rutilant comme celui des artères; que cette maladie alors est d'autant plus inflammatoire, plus violente, plus longue à guérir et plus susceptible de dégénérer .en l'une de ses terminaisons fâcheuses, que le sang

---

(1) Voyez le *Traité* de M. *Chabert* sur cette maladie, et la dissertation de M. Huzard père, sur l'étymologie du mot *fourbure.* Les Espagnols nomment cette maladie *aguaduras.*

qu'on tire des veines par la saignée est plus ressem-
blant, pour sa couleur, sa consistance, sa chaleur et
sa plasticité, au sang qui circule dans les artères
d'un sujet sain (1).

La *fourbure* primitive a pour cause tout ce qui
peut produire sur le pied une irritation assez forte
pour déterminer, à la suite de la fluxion locale qui
en est le premier effet, une fièvre générale et inflammatoire de réaction; mais il est évident, ainsi
que je l'ai déjà fait observer, que ces causes n'ont
d'effet qu'autant qu'il existe en même temps qu'elles
agissent une disposition antérieure ou simultanée
aux maladies inflammatoires, qu'alors elles ne font
que développer d'une manière plus active.

Il est une remarque assez importante à faire sur
cette maladie; c'est qu'elle n'attaque que les animaux en qui l'ongle renferme et comprend presque
entièrement les deux dernières phalanges de chaque
doigt. On doit donc en conclure que cette conformation particulière est une des causes de la fluxion
partielle qui, avec la fièvre inflammatoire générale,
détermine et constitue la *fourbure*. Et en effet, on
voit que, de la grande étendue de l'ongle dans ces
animaux, et par une disposition anatomique qui
leur est particulière, il résulte qu'en eux les veines
du pied, qui sont plus superficielles que les artères,

-----

(1) Cette particularité de couleur du sang veineux dans la
fourbure aiguë suffirait seule pour prouver que cette maladie
est alors éminemment inflammatoire.

passent entre l'ongle, qui les gêne dans leur développement accidentel lors des affections inflammatoires de cette partie (parce qu'il ne cède pas aux
progrès des engorgemens qu'elles produisent), et
entre l'os et les cartilages latéraux du pied qui
empêchent ces vaisseaux de se dévier de la place
qu'ils occupent ; tandis qu'au contraire les artères placées sous ces cartilages sont protégées par
eux dans les cas d'engorgemens des tissus follicu-
leux latéraux et supérieurs du pied du cheval ou du
bœuf, et ne sont par conséquent pas pressées par
ces engorgemens, ainsi que le sont au contraire les
veines de ces parties. Or, il résulte de là, d'une part,
que dans le cas où la circulation est plus accélérée
dans les pieds, le sang y afflue avec plus de vitesse
qu'il n'en peut être repris, et qu'il séjourne dans
leurs tissus réticulaires, dont la texture vasculaire
leur permet d'en admettre une grande quantité;
d'une autre part, que par suite de ce séjour du sang,
se forment des engorgemens forcés et contre nature
de tous ces tissus vasculaires, qui, gênés par les
parties dures contenues dans l'ongle, et par celui-
ci, qui ne participe jamais à leur état d'inflammation et d'engorgement, ils ne peuvent se développer
ainsi accidentellement sans être comprimés, d'autant plus que leur engorgement sera plus prononcé,
et sans causer par conséquent à l'animal de vives
douleurs; et d'une autre part enfin, que cette gêne
ne pouvant exister que dans les monodactyles et
dans les didactyles, ce n'est qu'en eux que peut ar-

river *cette lésion de la fourbure*, qui est toujours causée, dans ces animaux, par la fluxion particulière des parties contenues et renfermées sous l'ongle, laquelle est, dans la *fourbure aiguë* des pays chauds, la suite de la fièvre inflammatoire générale. Cette fluxion, par conséquent, est d'autant plus forte et d'autant plus douloureuse pour l'animal, que le mouvement circulatoire est plus accéléré; aussi est-ce à elle qu'est due la douleur plus ou moins vive que les chevaux fourbus éprouvent en appuyant les pieds malades sur le sol. Il est donc facile de comprendre maintenant pourquoi les monodactyles, qui sont plus exposés aux causes de la *fourbure* que les didactyles, sont plus sujets que ceux-ci à cette maladie.

Quant à la raison qui rend la *fourbure* plus fréquente et plus grave dans les pieds antérieurs que dans les pieds postérieurs, elle est bien claire également, puisque le système vasculaire est beaucoup plus développé dans les premiers que dans les derniers.

Mais les effets de toutes les causes éloignées qui peuvent déterminer une *fourbure aiguë* semblable à celle qui attaquait si souvent nos chevaux en Espagne, ne sont pas d'ailleurs de produire immédiatement cette maladie; auparavant elles déterminent toujours, au contraire, un trouble inflammatoire général, marqué par l'accélération, la plénitude, la tension du pouls, qui, souvent, est dur et rebondissant : toute la surface du corps est d'une chaleur élevée ; la bouche et l'air expiré sont très-chauds ;

les membranes conjonctives, buccales, etc., sont rouges, injectées de sang; tous les vaisseaux sous-cutanés sont plus prononcés, et paraissent plus multipliés que dans l'état normal; il y a oppression marquée des forces générales, tristesse, abattement de l'animal, etc., etc. Mais, indépendamment de tous ces signes et de leurs caractères spéciaux, ce qui fera encore mieux connaître la nature de ce trouble précurseur particulier qui, sous l'influence des causes dont j'ai parlé, produit si souvent la *fourbure* dans les pays chauds, c'est que ce même état précurseur ne détermine pas toujours et exclusivement la maladie qui nous occupe, comme je l'ai déjà dit, quoiqu'il convienne, à la vérité, de faire connaître cependant que les cas où il produit la *fourbure* sont de beaucoup les plus fréquens; car on voit aussi quelquefois cet état être suivi, ou de péripneumonies, ou d'affections inflammatoires des organes abdominaux, etc., qu'il peut également produire, ou sans causer la *fourbure,* ou même tout en donnant lieu aussi à son développement simultané.

Les nourritures excitantes prises avec excès, et les fortes courses peuvent aussi, chez nous, être comptées au nombre des causes les plus fréquentes de la *fourbure,* qui commence par un état inflammatoire général; et encore ici on ne peut en aucune manière expliquer la formation et la production de cette *fourbure* sous l'influence de la première de ces causes par une action directe qu'elle produirait sur les pieds des chevaux; mais quand la *fourbure* est occasionée par des courses forcées, si l'on n'apportait pas la plus grande attention à bien observer les différentes manières dont cette maladie peut se développer à la suite de ces sortes d'exercices, on pourrait être tenté, sans doute, de croire que les effets de la fatigue sur les pieds déterminerait toujours alors, comme accident primitif et essentiel, une fluxion inflammatoire intéressant surtout leurs réseaux vasculaires sanguins, laquelle produirait ensuite sympathiquement l'état fébril général qui caractérise cette maladie dans sa période d'acuité; cependant cette suite des courses fatigantes n'est pas même, au moins dans les chevaux de selle qui se montrent plus ou moins irritables ou sanguins, et quand aucune cause locale dépendante de la ferrure n'existe chez ces animaux, celui de leurs effets fâcheux qu'elles produisent le plus ordinairement, car on les voit devenir bien plus souvent encore la cause directe d'une sur-excitation morbide générale, à laquelle on avait donné le nom de *courbature,* maladie qui n'est très-communément qu'une affection aiguë des organes pulmonaires plus ou moins fortement irrités par les efforts et par l'accélération de l'acte de la respiration, dans une course ou précipitée, ou prolongée au-delà des forces de l'animal. Cette courbature précède souvent la *fourbure* et la produit; aussi alors, comme dans la *fourbure* des pays chauds, la fluxion inflammatoire des pieds malades n'existe pas dès le commencement de la maladie, et elle n'est véritablement plus

ici que l'un des effets subséquens qui pouvaient résulter du trouble maladif général, quoiqu'il lui arrive souvent alors de persister seule, et de devenir
dans ce cas le principal accident morbide.

C'est donc bien réellement, tant dans la *fourbure
aiguë* des pays chauds que dans celle qui, dans nos
climats, est précédée d'un trouble morbide général,
une cause interne capable de produire d'abord un
état de fièvre inflammatoire générale, qui donne
ordinairement lieu à cette maladie, laquelle, dans
ces cas, ne doit plus par conséquent être alors considérée comme un mal simplement local, qu'un
trouble purement sympathique, et plus ou moins
grand dans l'action du cœur, suivrait et accompa-
gnerait quelquefois; puisque, au contraire, elle se
développe toujours dans les cas dont nous parlons,
sous l'influence et par les effets d'un dérangement
morbide général, qui évidemment la précède, la
produit, continue à exister long-temps avec elle, en
est vraiment l'accident maladif aussi essentiel que
véritablement primitif, et qui ne saurait donc nullement dès-lors, ici comme dans l'autre variété de
la *fourbure*, en être regardé comme un simple
phénomène subséquent; or, on voit déjà, tant les
différences qui en doivent résulter pour la marche
des accidens morbides, pour la production des
symptômes, pour les effets de cette maladie, que
pour les modifications enfin que ces mêmes différences doivent faire apporter aussi dans le traitement de l'une et de l'autre de ces affections.

(196)

On pourrait penser, tant par la nature de la *fourbure* dans les pays chauds, que par les symptômes
mêmes qui précèdent cette maladie et qui l'annoncent souvent, que l'irritation morbide primitive de
la muqueuse des organes digestifs produit seule tous
ces phénomènes maladifs, et devient, dans ces cas,
la cause première de la *fourbure*. J'avais d'abord
cru aussi que cette explication pouvait seule rendre raison, d'une manière satisfaisante, de la production de cette maladie dans les pays chauds;
mais cependant un examen plus attentif m'a fait
ensuite douter de cette chose, parce que, 1.º l'appétit ne manque point chez les chevaux *fourbus*,
et ne présente rien qui ne soit compatible avec l'état
sain de l'estomac; 2.º les digestions ne sont nullement troublées après que la *fourbure* est développée; 3.º nul signe sympathique, même léger, non
plus que l'état de la langue, n'indique aucune affection morbide de la muqueuse des voies digestives.
Je pencherai donc, au contraire, à croire que l'état
d'irritation primitive du système vasculaire sanguin
est la cause première de cette maladie, et voici les
raisons sur lesquelles je fonde mon opinion; car, et
je dois l'avouer, pendant six ans que j'ai traité en
Espagne des quantités considérables de chevaux attaqués de cette maladie aiguë, comme j'ai eu le
bonheur de n'en jamais perdre en les traitant par
la méthode curative dont je parlerai, je n'ai eu par
conséquent aucune occasion de vérifier à l'exploration cadavérique de chevaux péris pendant la pé-

(197)

riode d'acuité de cette affection, si cette opinion est
ou non fondée; or, ces raisons sont, 1.º le trouble et
l'accélération si marqués de la circulation, sans qu'il
existe aucune irritation d'un autre organe particulier
à laquelle on puisse en rapporter la cause; 2.º la fré.
quence et la force du battement des artères; 3.º leur
tension souvent excessive; 4.º enfin, et plus encore
que tout le reste, la couleur rouge et vermeille,
l'aspect rutilant, la chaleur insolite et très-grande
que le sang des veines, alors très-épais, présente
dans cette maladie, et qui en elle lui donnent toute
l'apparence du sang artériel, qualités vraiment anormales de ce liquide, considéré dans les vaisseaux
veineux pour lesquels, dans cet état, il doit sans
doute devenir une cause d'irritation directe, et
peut-être même après avoir déjà, par la surabondance de ses principes fibrineux et excitans, produit
un effet semblable sur les membranes internes tant
du cœur que des artères.

Enfin, il est bon d'observer que, quoique parfaitement guéris, les chevaux qui ont été une fois
fourbus paraissent être ensuite plus facilement affectés de cette maladie que ceux qui ne l'ont pas
encore éprouvée; et que lorsque la *fourbure aiguë*
des pays chauds est compliquée de l'existence d'une
autre affection inflammatoire, d'une maladie de poitrine, par exemple, ou précédée d'une indigestion,
elle est toujours plus dangereuse et plus forte, parce
que l'activité de la fièvre qui l'a déterminée est né-

cessairement augmentée alors par l'existence simultanée de toutes ces affections phlegmasiques.

Indications à remplir dans le traitement de la fourbure aiguë.

Si l'on a bien fait attention à tout ce que j'ai dit
de la nature et des caractères de la *fourbure*, ainsi
que de ses *causes*, tant *prochaines* qu'*éloignées*, et
si on sent bien l'importance de ses divisions en *essentielle* et en *secondaire*, ainsi que de celle en
fourbure aiguë et en *fourbure chronique*, les indications d'après lesquelles on doit agir dans le premier de ces états maladifs seront faciles à assigner.
En effet, il devient évident que dans la *fourbure*
dépendante d'un accident purement local du pied,
le traitement devra tendre de préférence à combattre topiquement les effets directs de cette cause
essentielle de la maladie, et que, dans le choix des
moyens curatifs, on ne devra considérer alors que
comme des indications purement secondaires tous
les phénomènes morbides de la fièvre de réaction
qui peut l'accompagner. Mais dans la *fourbure aiguë* des pays chauds, ainsi que dans celle qui, chez
nous, se développe aussi quelquefois de la même
manière, le trouble inflammatoire général qui la
précède étant l'accident primitif de cette maladie,
sa véritable cause prochaine et occasionelle, c'est
à combattre cet état que l'on doit essentiellement
s'attacher; et l'expérience d'ailleurs nous a confirmé

pleinement dans cette manière d'envisager les indications auxquelles il convient de satisfaire alors dans
cette maladie, puisque le traitement général est le
seul nécessaire, le seul, en un mot, qui devienne
sûrement et plus complètement salutaire, quand il
est bien dirigé, et commencé surtout en temps convenable.

La première indication que l'on devrait chercher
à remplir dans ce traitement, serait sans doute de
prévenir la formation de la congestion sanguine du
réseau vasculaire du pied, si cela était possible;
mais comme cette congestion existe déjà quand on
reconnaît l'existence de la *fourbure*, puisque c'est
en elle que consiste cette maladie, c'est donc dès-lors
à en procurer la résolution la plus complète et la
plus prompte que doivent tendre tous les efforts du
médecin vétérinaire.

Pour satisfaire à cette indication pressante, on ne
peut trop se hâter d'abord de soustraire, autant que
la chose n'est pas impossible, les animaux aux causes
qui ont produit en eux la *fourbure*, puis de faire
cesser promptement l'état inflammatoire général.

Les indications les plus essentielles à remplir
dans la *fourbure aiguë*, qui, comme dans celle des
pays chauds, est précédée et produite par un trouble
morbide général, sont de calmer la violence du
mouvement circulatoire du sang, pour détruire la
fièvre inflammatoire qui existe alors, et la faire
avorter, si je puis m'exprimer ainsi, par de fortes
saignées souvent répétées; de prévenir par la diète

la formation des matériaux destinés à renouveler, à réparer la perte de la masse du sang, déjà trop riche en parties nutritives et excitantes ; puis de rétablir l'équilibre de la circulation générale par la promenade ménagée, pour prévenir par elle l'induration des engorgemens des tissus vasculaires du pied, et par les bains fréquens, qui sont très-propres à concourir au même effet que la promenade, ainsi qu'à modérer l'accélération de la circulation du sang. Telles sont, dis-je, les indications générales à remplir dans cette maladie quand elle est la suite d'un mouvement fébril général, et tant qu'elle conserve son type d'affection aiguë ; mais lorsque la *fourbure* a pris un caractère d'inflammation chronique, et que la fièvre inflammatoire n'existe plus ou presque plus, recourir promptement à l'emploi des dérivatifs, pour essayer d'obtenir par eux la résolution des engorgemens des tissus réticulaires du pied, et persister dans l'emploi des autres moyens, comme lorsqu'elle existait avec son type aigu, mais en modifiant néanmoins leur mise en usage d'après l'état de la maladie ; telles sont les indications à l'aide desquelles nous sommes toujours parvenus à guérir promptement les *fourbures* récentes, et quelquefois à guérir aussi, quoique bien moins vite, des *fourbures* qui existaient depuis plusieurs mois dans un état chronique, mais seulement alors quand elles n'avaient pas encore changé la forme du pied des chevaux qui en étaient atteints.

Traitement de la fourbure aiguë.

Lorsqu'un cheval vient à être attaqué de la *four-bure*, on ne saurait donc trop s'empresser de le soumettre au traitement de cette maladie, pour prévenir, s'il était possible, la formation complète de l'engorgement, et aussi l'irritation et la douleur que cet engorgement cause dans les tissus réticulaires du pied. Tout retard apporté à la mise en usage du traitement de cette maladie, et qui n'est pas fondé sur de très-importantes contre-indications, n'est pas excusable, et ne saurait être que très-préjudiciable ici, où il est surtout nécessaire d'agir pendant qu'il n'y a encore que congestion sanguine du pied, pour ne pas laisser le temps aux engorgemens vraiment inflammatoires de se former.

On prévient quelquefois la *fourbure* dans les chevaux qui sont menacés d'en être légèrement attaqués, mais dans les cas seulement où, après quelques fatigues, ou bien encore après un repos absolu, on voit ces animaux être affectés d'un état de raideur et d'engorgement dans les membres, voisin de la *four-bure*, et qui semble l'annoncer ; on y parvient, dis-je, en calmant alors et en modérant le mouvement circulatoire du sang, par des bains fréquens des extrémités, par un régime approprié à l'état du sujet, et en faisant dissiper tant l'engourdissement que l'état d'engorgement des membres, par la promenade et le bouchonnement, ainsi qu'en prévenant enfin, par

une diète plus ou moins sévère, continuée pendant
quelques jours et aidée par l'usage des lavemens tem-
pérans, la fièvre inflammatoire qui, si elle venait à
se développer, déterminerait alors plus ou moins
sûrement la *fourbure*.

Lorsque la *fourbure aiguë* est déclarée manifestement, mais sans complications qui puissent s'opposer à son traitement précité, c'est à son invasion et
dès l'instant où l'on reconnaît son existence, qu'il faut
s'empresser de la traiter; alors elle existe avec tous
les caractères d'une maladie inflammatoire très-intense et très-aiguë; aussi doit-on, à cette époque,
employer contre elle de très-fortes saignées répétées
toutes les vingt-quatre heures, ainsi que les bains des
extrémités pris jusqu'au ventre du cheval, s'il est
possible, et dans un courant d'eau froide où l'on met
l'animal immédiatement après la saignée, bains qu'on
peut sans danger faire durer pendant deux heures,
et dans lesquels on peut le conduire jusqu'à trois
fois par jour, à des intervalles égaux de la journée.
A la sortie des bains, on ne doit pas négliger de
bouchonner le cheval, non-seulement pour sécher
ses extrémités, mais encore sur tout son corps pour
rétablir l'équilibre de la circulation du sang, et on
doit avoir en outre le soin de lui faire administrer
aussi, après chaque bain, un breuvage d'eau ordinaire saturée de quelques poignées de sel de cuisine
(muriate de soude ou chlorure d'oxide de sodium) : le
régime doit consister en eau pure, blanchie par une
petite quantité de farine de seigle, et en paille de

froment : cette dernière peut alors être donnée au cheval en aussi grande quantité qu'il en voudra manger. La promenade devra être faite sur un terrain égal et sans pavé ; elle sera modérée d'abord, et on aura l'attention, dans ses premiers instans, de ne pas trop presser la marche du cheval. Par ce traitement, et quelle que soit la violence de la *fourbure aiguë*, quand elle existe sans complications, on parvient ordinairement du troisième au sixième jour, à compter de celui où a commencé le traitement, à guérir les chevaux qui en sont affectés, et ils reprennent bientôt après l'exercice auquel ils étaient soumis avant d'en être attaqués.

Mais si pendant le traitement de la *fourbure*, soit parce que cette maladie aurait été combattue trop tard, soit parce que par sa violence elle n'aurait pas cédé au traitement que je viens d'indiquer, ou si pour toute autre cause on s'apercevait que la fièvre inflammatoire qui l'accompagne dans sa période d'acuité diminuât sensiblement avant que les symptômes de la *fourbure aiguë* aient éprouvé une diminution égale à celle de cette fièvre, de même que lorsque celle-ci n'existerait déjà plus, il faudrait alors, dans le premier cas, pour prévenir son extinction totale, et dans le second pour rétablir artificiellement la fièvre inflammatoire, afin d'obtenir par elle la résolution de la fluxion des pieds, avoir recours au passage des sétons au poitrail, et les animer plus ou moins fortement, ou même les multiplier, en plaçant de nouveaux sétons sur d'autres parties du corps, si cela était nécessaire pour produire cet effet, jusqu'à ce que la fièvre inflammatoire existât de nouveau d'une manière assez forte pour produire le résultat qu'on en attend ici ; mais quoiqu'on doive toujours, en attendant que les sétons aient produit un tel effet, continuer l'usage de toutes les autres parties du traitement, on doit néanmoins alors suspendre la pratique des saignées, pour ne la reprendre ensuite que lorsque la fièvre inflammatoire aura été rétablie (1).

Quand la *fourbure* est traitée convenablement dès son invasion et pendant sa période d'inflammation aiguë, on n'a jamais besoin d'avoir recours à cette modification du traitement que je viens d'indiquer ; mais comme je me suis trouvé dans le cas de mettre aussi celle-ci en pratique pour des chevaux qui n'avaient pu être traités dès les premiers jours de l'existence de cette maladie, et que de semblables cas peuvent se présenter à d'autres personnes comme ils me sont arrivés, j'ai cru devoir faire ici mention du traitement qui m'a semblé leur convenir, d'autant mieux que c'est celui qui m'a réussi le plus souvent dans ces cas.

---

(1) On doit sentir que dans cette maladie, lorsque la fièvre inflammatoire n'existe plus, si on continuait les saignées, les effets généraux qui en résulteraient ne seraient propres qu'à favoriser ou à augmenter l'induration des engorgemens des tissus réticulaires du pied ; c'est donc pourquoi on doit en suspendre l'usage dans les cas dont il s'agit.

Ce que je viens de dire du traitement de la *four-bure* ne convient à cette maladie que lorsqu'elle est récente, et qu'il s'est écoulé peu de temps entre son invasion et la mise en usage de son traitement ; mais lorsque la *fourbure* est déjà ancienne et devenue chronique, c'est-à-dire lorsqu'il s'est écoulé plusieurs mois depuis qu'elle a cessé d'exister avec sa fièvre primitive et son état d'inflammation aiguë, son traitement ne saurait plus être le même, quoiqu'il soit encore permis d'espérer d'obtenir la résolution des engorgemens produits par la fluxion du pied, espérance que l'on doit conserver seulement, et je dois l'observer ici, pour les cas où les suites de la maladie n'auraient pas altéré la forme et la direction ordinaires de l'ongle, ou produit, soit l'augmentation de volume, soit la déviation de l'os du pied, ou causé la *fourmillière* ou toute autre affection de ce genre ; car, excepté tous les cas où quelques-uns de ces accidens existent, on peut encore guérir quelquefois la *fourbure* ancienne par une véritable *résolution*.

Ainsi donc lorsque la *fourbure*, quoiqu'ancienne, existera sans aucun des accidens que je viens de citer, on devra encore tenter de la guérir par cette terminaison ; mais comme elle ne peut être obtenue, ainsi que l'expérience me l'a souvent prouvé, qu'en ramenant en quelque sorte la *fourbure* à son type primitif d'inflammation aiguë, accompagné d'un état fébril général, on doit, avant tout, rétablir, pour ainsi dire, ce type primordial de la ma-

ladie, qui semble devoir être le principal agent de
la résolution des engorgemens du tissu réticulaire
du pied. Il faut donc pour cela passer au cheval
alors des sétons, qu'on multiplie plus ou moins, et
qu'on anime aussi plus ou moins fortement, selon
le degré plus ou moins grand d'irritabilité de l'a-
nimal malade ; et il est bien d'aider à l'action des
sétons, dans ces cas, par des breuvages toniques
excitans ou cordiaux, et par des lavemens irritans ;
puis, lorsqu'à l'aide de tous ces moyens on est parvenu à faire développer une fièvre inflammatoire
générale et assez forte, on la soutient par l'attention
d'entretenir l'irritation des sétons et celle causée par
les lavemens, ainsi que par l'usage d'une nourriture échauffante autant que par la *proscription* d'une
diète trop sévère, et l'on traite ensuite le cheval
fourbu comme dans l'invasion même de la *fourbure
aiguë,* accompagnée d'une fièvre de réaction plus
ou moins vive, mais avec l'attention de ménager
les saignées, et d'augmenter au contraire la quantité
des bains, qu'on alterne, dans ce cas, avec l'usage
des fomentations de liqueurs spiritueuses, de vin
ou de vinaigre chauds, pour produire une plus vive
impression sur les extrémités ; avec le soin d'augmenter aussi et de prolonger la promenade et le
bouchonnement, comme d'administrer plus souvent également les breuvages d'eau salée, qu'on sa-
ture plus fortement alors avec le sel de cuisine.
Enfin, lorsqu'on est parvenu, par ce traitement, à
rétablir la liberté entière et parfaite des extrémités,

on en supprime insensiblement toutes les parties,
et on ne doit plus ensuite avoir d'autre attention
que de s'assurer que le cheval porte, pendant quelque temps après la guérison de cette maladie, une
ferrure légère bien couverte, et ayant beaucoup
d'ajusture pour défendre la sole, qui reste ordinairement assez sensible après la guérison des *fourbures,* quand elles ont existé plusieurs mois ou un
temps plus ou moins long. Par ce traitement, qui
ne m'a pas toujours réussi, à la vérité, je suis parvenu cependant à guérir plusieurs fois des chevaux
qui, par l'ancienneté de la *fourbure* dont ils étaient
atteints, avaient été jugés incurables.

Quand la *fourbure aiguë* est compliquée dès son
invasion par une affection de poitrine aiguë aussi,
comme l'une et l'autre, puisqu'elles sont deux maladies inflammatoires, et qu'elles sont alors à leur
principe, exigent la saignée, et que la diète, ainsi
que tout ce qui peut calmer le mouvement trop violent du sang, convient à cette affection de la poitrine
comme à la *fourbure,* on sent qu'en remplissant les
indications de l'une on satisfait également à celles
de l'autre; de même que lorsque la *fourbure* est
compliquée de l'inflammation des organes contenus
dans l'abdomen, ou bien de toute autre affection
inflammatoire, puisque les traitemens généraux de
ces maladies sont les mêmes, mais avec cette différence, que lors des cas où se rencontrent ces complications, dont l'effet est cependant toujours de
rendre la *fourbure* plus violente, et par conséquent
plus dangereuse, on ne doit pas négliger de diriger

contre les affections qui constituent ces complications les moyens particuliers de traitement qui leur
sont applicables.

Le seul cas où il soit indispensable de s'abstenir
de pratiquer de suite la saignée dans le traitement
de la *fourbure aiguë* à son invasion, est celui où
celle-ci se montre dès cet instant même accompagnée d'une *indigestion* plus ou moins forte, car on
doit d'abord s'occuper alors de faire cesser cette *indigestion*, pour ensuite traiter la *fourbure* qui en est
compliquée et que souvent elle a *causée*. Il est à
remarquer que les indigestions, dans ces cas, sont
toujours accompagnées d'une forte inflammation générale, et que cependant elles cèdent très-bien alors
à l'emploi des stomachiques préparés à l'aide de
véhicules spiritueux, lorsque par leur gravité on se
voit obligé toutefois de leur appliquer un traitement ;
car il arrive aussi quelquefois, et surtout lorsqu'elles
sont légères, qu'elles cessent d'elles-mêmes, et simplement à l'aide de la diète et de la promenade au
pas. Cependant, quelle que soit la force de l'indigestion qui précède ou qui cause la *fourbure*, comme il
en arrive parfois, l'intensité de la fièvre qui accompagne celle-ci est toujours plus forte que lorsqu'elle
n'est pas précédée d'indigestion, et on ne doit pas,
dans ces cas, hésiter à pratiquer la saignée dès l'instant même qu'on est bien assuré que celle-ci a entièrement cessé.

Je n'ai pas remarqué que dans les cas de gestation
des jumens attaquées de la *fourbure*, la saignée et les
bains aient produit en elles des effets bien dange-

reux, malgré qu'ils ont avancé cependant dans quelques-unes, mais de peu de temps seulement, l'époque du part naturel : au reste, les poulains qu'elles
ont donnés alors ont été toujours faibles : cet état
de plénitude des jumens rend aussi la *fourbure* plus
violente et plus rebelle.

Voilà tout ce que j'avais à dire du traitement de
cette maladie à son état aigu ; car, pour les autres
cas plus graves, ainsi que pour toutes les suites
plus fâcheuses de cette affection, desquelles je n'ai
pas cru devoir parler, puisque MM. *Chabert* et *Gi-*
rard s'en sont occupés avec tout le succès qu'on
pouvait, dans l'état de la science, espérer pour des
cas si souvent rebelles, je renvoie donc bien volontiers aux ouvrages où ils en ont traité, pour ce
qui concerne la *fourbure chronique.*

Remarques sur le traitement de la fourbure aiguë.

Il n'est pas une seule partie du traitement de
cette maladie qui ne m'ait fourni quelque remarque plus ou moins essentielle pour son application,
ou sur ses effets contre la *fourbure ;* et ce que je
vais en rapporter ici, m'a été démontré par une
très-grande quantité de faits du même genre, observés sur le grand nombre de chevaux que j'ai eu
à traiter en Espagne de la *fourbure aiguë,* parvenue à toutes les périodes que peut présenter ce
type particulier de l'affection qui nous occupe.

J'ai dit que, dans la *fourbure* à son invasion et
pendant sa période d'inflammation aiguë, il fallait,

par de fortes saignées souvent répétées, faire avorter en quelque sorte la fièvre inflammatoire qui
produit cette maladie, pour prévenir par-là la formation des engorgemens du tissu réticulaire du
pied, ou au moins si on ne parvient pas à la prévenir, pour faire résoudre promptement la phlegmasie
de ces parties; et en effet, l'expérience prouve que
dans cette maladie de légères saignées souvent répétées, ainsi qu'on les recommande pour l'ordinaire, ne remplissent pas l'objet qu'on en attend ici,
par un effet de l'étonnante rapidité avec laquelle le
volume du sang, diminué par la saignée, se renouvelle dans cette maladie, par une suite de la richesse
et de l'abondance des principes nutritifs qu'il contient. Cette abondance de ses principes excitans est
si grande en effet, que le sang des veines lui-même
n'a pu en être entièrement dépouillé, et conserve
encore, en passant et en circulant dans ces vaisseaux,
la couleur rouge et vermeille, la rutilance, la chaleur et la plasticité qui, dans les autres cas, distinguent le sang artériel (1); aussi est-ce pour cela
qu'on doit, dans cette maladie, bannir l'usage des
saignées partielles, comme étant insuffisantes, ainsi
que le sont aussi les saignées légères, pour avoir recours aux grandes saignées générales répétées toutes

---

(1) Ces caractères du sang veineux dans la *fourbure* appartiennent, ainsi que je l'ai dit, à toutes les autres maladies vivement inflammatoires et très-aiguës.

les vingt-quatre heures, et aidées de la diète la plus sévère, afin de ramener, le plus promptement possible, toute la masse du sang à son état ordinaire et à ses qualités naturelles, en le dépouillant suffisamment des principes excitans et nutritifs, qu'il contient en excès, pour qu'il ne passe plus ensuite des artères dans les veines, avec les mêmes qualités qui, dans l'état normal, n'appartiennent qu'au sang des premiers vaisseaux, avant qu'il ait servi et à la nutrition et aux sécrétions.

La saignée est donc, dans la *fourbure aiguë* qui a été précédée d'un état fébril général, et pendant toute sa période inflammatoire, le moyen principal de traitement, puisque par elle seule, et sans le secours d'aucun agent auxiliaire, on guérit souvent cette maladie ; tandis qu'au contraire on n'a jamais vu cette affection bien confirmée, guérir sans qu'on ait eu recours à l'évacuation du sang ; aussi est-ce la partie de ce traitement qui mérite le plus de considération, et celle sur laquelle j'ai dû pousser le plus loin mes remarques relatives à cette maladie.

Dans les premiers temps où je me trouvais obligé de traiter chaque jour une quantité plus ou moins grande de chevaux fourbus (1), et lorsque je leur pratiquais la saignée, je n'étais alors dirigé, pour la quantité de sang que je croyais convenable de

---

(1) Il est ici question du temps où je me trouvais en Espagne, pays où l'on sait que la *fourbure* était très-fréquente sur les chevaux de nos armées.

tirer dans chaque cheval, que par un calcul approxi-
matif fondé sur la force apparente du sujet, sur
son état actuel d'embonpoint, sur son âge, sur son
sexe, sur son tempérament évident ou supposé, sur
sa taille, sur le plus ou moins de violence de la
maladie, et sur l'état du pouls. Mais je ne tardai
pas à sentir combien cette méthode était insuffisante
et capable de m'induire en erreur, dans des chevaux
que, pour la plupart, je n'avais jamais vus avant qu'ils
fussent malades. Je connus donc bientôt la nécessité
de chercher à trouver dans la maladie elle-même
des signes sur la connaissance desquels il me fût
possible d'établir, non-seulement la quantité de sang
à tirer dans chaque saignée, et le nombre de fois
que je devais répéter cette opération, mais encore
des renseignemens sur les effets plus ou moins
grands que je pouvais avoir déjà produits, par l'application plus ou moins long-temps continuée du
traitement que j'opposais à cette affection. Je m'appliquai en conséquence à méditer avec soin tous les
phénomènes principaux dont elle s'accompagne, et
j'eus bientôt la satisfaction de trouver dans leur
observation réfléchie, la règle de la conduite que la
nature semblait me tracer pour le traitement de la
fourbure aiguë soignée dès l'époque de son invasion.

Après avoir constamment observé dans tous les
chevaux que je traitai de la *fourbure secondaire* encore accompagnée de ses caractères propres d'inflammation aiguë :

1.° Qu'en eux le sang veineux était, ainsi que je

(215)

J'ai dit, plus vermeil, plus rouge, moins fluide que
dans l'état sain et que dans beaucoup d'autres maladies ; que par conséquent il approchait, par de telles
qualités, plus ou moins complètement, de la couleur,
de l'aspect et de la consistance du sang artériel, auquel il ressemblait même quelquefois parfaitement ;

2.º Qu'un cheval était toujours d'autant plus violemment attaqué de la *fourbure*, et que cette maladie durait d'autant plus, était d'autant plus rebelle
aussi, qu'en lui le sang veineux approchait davantage de la couleur du sang artériel, *et vice versà* ;

3.º Que dans les cas où le sang veineux du cheval
fourbu était le moins vermeil, rarement une saignée, mais quelquefois deux saignées suffisaient
pour remettre le cheval dans son état ordinaire de
santé, tandis que trois, quatre, et même souvent
cinq fortes saignées avaient de la peine à guérir
ceux en qui le sang des veines avait la même couleur et toute la rutilance de celui des artères ;

4.º Que les chevaux fourbus ne commençaient à
être soulagés, après avoir supporté plusieurs saignées, que lorsque le sang en eux commençait à
reprendre dans les veines la couleur qui lui est propre dans ce genre de vaisseaux ;

5.º Que ce n'était jamais que lorsque le sang veineux avait repris entièrement, et par suite des saignées, sa couleur *noirâtre et sa fluidité ordinaires*,
que la *fourbure* cessait d'exister ;

6.º Enfin, que lorsque je saignais un cheval
fourbu, et quand en lui la saignée avait été pro-

longée à-peu-près aussi long-temps que j'avais cru
convenable de le faire, il arrivait toujours que plus
je laissais couler de sang dans cette même saignée,
et plus ce fluide était *noir* en sortant du vaisseau
veineux d'où il était tiré :

Après avoir, dis-je, observé tous ces phénomènes
si frappans, dus sans doute à la nature éminemment
inflammatoire de la fièvre générale qui produit la
fourbure et qui l'accompagne, je crus pouvoir en
déduire les règles par lesquelles je devais me guider
dans la pratique de la saignée employée contre
cette maladie. En effet, l'expérience me démontra
toujours ensuite que dans toutes les *fourbures aiguës* dont la violence n'était pas augmentée par la
complication d'une autre affection plus ou moins
grave, il suffisait toujours, et sans avoir égard à
aucune autre considération, de saigner le cheval
fourbu, la première et la seconde fois, si la *fourbure* était violente et très-forte, jusqu'à ce que le
sang dans cette opération sortît de la veine un
peu moins vermeil qu'au commencement de la saignée (1). Pour toutes les autres fois dans ces mêmes
fourbures intenses et graves, ainsi que dès le commencement, et par conséquent dès la première fois
que cette opération était pratiquée dans les *fourbures* qui paraissaient peu violentes, il fallait conti-

---

(1) La faiblesse du pouls et la souplesse de l'artère, indiquent
d'ailleurs, dans ces fourbures violentes, quand il faut arrêter
les premières saignées qui sont faites pendant le traitement.

nuer la saignée jusqu'à ce que le sang, en sortant de la veine, ne présentât plus la couleur vermeille et en quelque sorte *artérielle* qu'on observait en lui au commencement de la saignée, jusqu'à ce qu'il n'offrît plus dès-lors que la couleur et les qualités apparentes du sang veineux dans les cas ordinaires. Enfin, l'expérience me prouva aussi qu'il fallait répéter la saignée toutes les vingt-quatre heures, et d'après ces mêmes règles, jusqu'à ce que le sang veineux eût totalement repris, dans le cheval que je traitais de la *fourbure*, la couleur noirâtre qui lui est particulière; ce qui n'arrive, au reste, que quand le cheval peut être considéré comme parfaitement guéri. C'est même pour cela, et ainsi que je ne dois pas oublier de le rapporter ici, que, pour prévenir toute rechute de cette maladie, j'ai cru, d'après les remarques que j'ai citées tout-à-l'heure, devoir, dans des chevaux qui n'étaient plus affectés de la raideur et de la gêne particulières des extrémités qui caractérisent la *fourbure*, pratiquer encore une fois la saignée; parce qu'en eux, après la disparition de ces signes de la maladie dont il est question, je pouvais supposer, à la rougeur permanente des membranes muqueuses, que le sang, considéré en général, possédait encore des qualités inflammatoires, et que celui des veines avait conservé aussi, sans doute, une partie de la teinte vermeille qu'il avait présentée dans les premières saignées. Cette pratique m'a toujours si heureusement réussi, qu'à moins que l'on eût commis quelques écarts dans le régime des chevaux fourbus que j'ai traités de cette manière, je n'en ai jamais vu être affectés de rechutes de la *fourbure aiguë;* aussi n'ai-je point observé de ces rechutes qui aient été causées par l'inattention que j'aurais pu avoir de ne pas répéter assez souvent la saignée pour les prévenir.

Depuis que j'ai remarqué ces choses, et que l'expérience m'a confirmé les succès que procure l'application que j'en ai faite à l'emploi de la saignée dans la *fourbure,* je pratique toujours cette opération d'après les règles que je viens d'exposer, lorsque j'ai des chevaux fourbus à traiter, et par-là j'ai non – seulement la satisfaction de réussir, mais encore celle de ne plus agir au hasard ou d'une manière purement approximative à l'égard de cette opération, dans le traitement d'une maladie dont la marche est souvent si active, qu'on ne saurait trop prendre de précautions pour en prévenir les suites, toujours si funestes quand elle n'est point traitée par une méthode parfaitement rationnelle.

Si l'on réfléchit à tout ce que j'ai dit jusqu'ici de la *fourbure aiguë,* on verra que la saignée, dans cette maladie, doit être pratiquée, quel que soit le nombre de fois qu'elle l'ait déjà été, et aussi long-temps que la fièvre inflammatoire subsiste. Je me suis vu obligé, dans beaucoup de chevaux, à la répéter jusqu'à sept fois de suite, de vingt-quatre heures en vingt-quatre heures.

La saignée, dans la *fourbure,* peut être pratiquée

à quelque heure du jour que ce soit, et je n'ai pas vu que, lorsque la digestion était commencée, la pratique de cette opération ait suspendu l'exécution parfaite de cette importante fonction.

Il arrive quelquefois, quoique ces cas soient très-rares, et que je n'aie jamais vu cela qu'en Espagne, que la fièvre inflammatoire de la *fourbure* est si violente, qu'alors son intensité peut faire craindre de la voir se terminer par un état adynamique : on sent combien on doit alors, loin d'y renoncer, insister sur la pratique de la saignée, puisque la violence même de la fièvre inflammatoire qui accompagne la *fourbure aiguë* fait seule ici tout le danger de cette modification grave de la maladie qui nous occupe.

Les bains d'eau froide et courante, aussi souvent répétés, aussi long-temps continués que je les ai indiqués, et pris immédiatement après la pratique de saignées aussi fortes que celles que j'ai conseillées, produisent ordinairement dans les chevaux qui y sont soumis, une faiblesse subite et plus ou moins grande, qui est alors marquée par le chancellement de l'animal, par le tremblement des membres, et par celui de toute la surface du corps; mais cette faiblesse n'a rien de dangereux, et ne doit pas empêcher de continuer le bain dans lequel l'animal l'éprouve, tout aussi long-temps que si elle n'avait pas lieu, car je n'ai jamais vu qu'il en soit résulté aucun inconvénient.

On n'est pas toujours dans des lieux où il soit

possible de mettre l'animal dans des bains d'eau courante ; dans ces cas il suffit de les faire prendre dans une masse d'eau froide et stagnante plus ou moins grande ; mais quand il est de toute impossibilité d'employer les bains, on doit avoir recours aux lotions, souvent répétées, d'eau très-froide, ou même vinaigrée, faites sur les extrémités affectées de la *fourbure*.

Je ne dois pas oublier d'observer que les chevaux qui viennent d'être saignés dans la *fourbure*, éprouvent ordinairement après cette opération, lorsqu'on les met au bain, une soif qu'il est presque impossible de les empêcher de satisfaire ; on peut alors les laisser boire sans danger, à moins que l'eau ne soit beaucoup trop froide, car je n'ai jamais remarqué que pour les avoir laissé, dans ce cas, satisfaire ce besoin selon leur appétit, il leur en soit résulté le moindre mal.

Lorsque le temps est pluvieux, humide ou froid, ou bien quand il fait un vent plus ou moins grand et plus ou moins frais, on doit tenir bien couvert le cheval fourbu que l'on conduit au bain ou à la promenade, pendant tout le temps qu'il doit y rester.

Lorsque la *fourbure* est plus ou moins violente, et même quand son traitement par la saignée et par les bains doit être suivi du meilleur succès, il est assez ordinaire que les chevaux, en sortant du bain froid, soient plus raides et plus gênés dans leurs mouvemens après la première et même après la seconde saignée, qu'avant d'avoir été traités. Cet

effet du traitement pourrait surprendre des personnes peu habituées à soigner ces maladies; aussi
ai-je cru devoir en avertir ici.

J'ai dit qu'après le bain on devait administrer au
cheval fourbu un breuvage d'eau saturée par le
sel de cuisine; l'expérience prouve que c'est le
seul stimulant de l'estomac dont l'administration
intérieure puisse aider efficacement à l'action des
autres moyens employés contre la *fourbure aiguë*,
et que c'est même le seul qui ne produit pas de
mauvais effet contre elle, comme le font au contraire tous les autres toniques qui, administrés dans
cette maladie, en augmentent la violence, sans
doute en concourant, par leur action stimulante,
à accélérer le mouvement de la circulation du
sang, déjà trop actif dans cette affection, surtout à
l'époque de son invasion, et pendant toute sa période d'acuité.

J'ai dit aussi qu'il fallait donner au cheval fourbu
autant de paille de froment qu'il en voulait manger,
parce que les chevaux attaqués de la *fourbure* sans
complications graves, et souvent même quelque
violente que soit en eux cette maladie, conservent
quelquefois, par une particularité remarquable de
cette affection, presque autant d'appétit que dans
l'état de santé. Il importe donc, par conséquent,
de satisfaire la faim qu'ils présentent, et qui pourrait les fatiguer; mais il importe aussi de la satisfaire seulement par des alimens peu riches en principes nutritifs : c'est pour cela que, autant que

possible, il faut leur donner plutôt de la paille que d'autres alimens. C'est dans cette vue que j'ai souvent fait donner aux chevaux fourbus (puisque chez eux l'estomac, malgré leur état de maladie, conserve sa faculté digestive) du *son* de froment très-dépouillé des parties féculentes du grain, dans l'intention d'offrir plutôt à ce viscère un objet sur lequel il puisse exercer son action, que de donner au malade un aliment capable de fournir au chyle beaucoup de matériaux pour le renouvellement de la masse du sang, déjà trop riche en parties nutritives dans cette maladie. Mais lorsque dans la *fourbure* je prescrivais le son comme nourriture, je le faisais donner avec du sel de cuisine, pour prévenir, en soutenant l'action de l'estomac par l'usage de cette substance stimulante, les indigestions qu'il aurait pu occasioner. Quand aux armées on manque de paille de froment et de son de blé, on se trouve alors dans la nécessité de soumettre les chevaux fourbus à une diète d'autant plus absolue, que les autres alimens que l'on pourrait se procurer pour eux seraient pourvus de qualités plus nutritives ou plus excitantes.

Dans bien des cas, je me suis vu forcé de donner à des chevaux fourbus, qu'on était obligé de faire voyager, ou de l'avoine ou de l'orge en grain; on doit cependant, autant que possible et pour les raisons que j'en ai données, priver les chevaux fourbus de ces sortes de nourritures, trop substantielles pour leur état; aussi n'ai-je jamais permis d'en faire

usage que pour les chevaux qui, étant dans la nécessité de voyager, devaient être soutenus par quelque nourriture, et encore avais-je toujours la précaution alors d'en faire beaucoup diminuer la quantité, puis de faire tremper la petite quantité de ces
grains que je permettais alors de donner, ou dans
de l'eau bouillante pendant quelques instans, ou
bien environ douze heures dans de l'eau ordinaire.
Ce n'était donc jamais que quand on ne pouvait pas
avoir du son, ou de la farine d'orge, ou de la farine de seigle, que je faisais ainsi donner, et en
route seulement, un peu d'orge ou d'avoine, pré-
parées comme je l'ai dit, aux chevaux affectés de la
fourbure.

La promenade est, après la saignée et les bains,
un des moyens les plus efficaces du traitement de
la *fourbure* : elle aide si puissamment à rétablir le
libre cours de la circulation du sang dans les extrémités du cheval fourbu, que celui-ci, ordinairement
très-gêné dans sa marche et très-raide dans tous
ses mouvemens, pendant lesquels il éprouve aussi
de très-vives douleurs durant les premiers instans
d'une promenade, même prudemment et rationnellement ordonnée, se montre, après avoir été soumis quelque temps à cet exercice, n'éprouver plus,
à beaucoup près, la même gêne ni la même douleur
que dans les premiers momens de cet exercice, d'où
il rentre toujours plus libre qu'il n'est sorti de l'é-
curie pour y aller.

L'exercice, sagement ordonné et convenablement ménagé, doit agir d'autant plus efficacement dans le traitement de la *fourbure*, que même des marches telles que celles que font ordinairement les troupes de cavalerie, ne s'opposent pas à la guérison assez prompte des chevaux qui en sont attaqués, même lorsque ceux-ci sont obligés de les supporter, quoiqu'affectés de cette maladie d'une manière très-grave. C'est ce que l'expérience nous a très-fréquemment démontré en Espagne, où la guerre de partisans qu'on y faisait contre nos armées à l'époque où je m'y trouvais, nous mettait sans cesse dans la nécessité de faire voyager à la suite de nos régimens des chevaux qui, par leur état, auraient demandé d'être soumis à des marches moins soutenues, moins répétées, et surtout moins longues.

Les chevaux fourbus que nous étions obligés de faire voyager, quelque gravement affectés qu'ils fussent de la *fourbure,* ne souffraient bien sensiblement de ces marches que pendant la première heure qui, chaque jour, suivait notre départ; et ensuite que pendant quelques centaines de pas après chaque halte que faisait la troupe. Enfin, c'était ordinairement pour ces chevaux une heure ou deux après l'arrivée du régiment dans le lieu où nous devions passer la nuit, qu'ils étaient conduits au bain, mais toujours, au reste, après avoir été saignés préalablement, c'est-à-dire que toutes ces choses n'étaient faites que lorsque la sueur occasionée par les souffrances qu'ils avaient éprouvées en route était passée. Les chevaux fourbus que j'ai traités étant en route et en leur faisant suivre le régiment, ont, au reste, guéri aussi bien et presque aussi promptement que ceux qui ne voyageaient pas pendant le traitement de cette maladie.

C'est autant pour pouvoir promener et conduire au bain les chevaux affectés de la *fourbure*, que parce que l'expérience démontre que ces animaux souffrent moins par l'appui de leurs extrémités, même sur le sol le plus uni, quand ils conservent leurs fers, que lorsqu'on les leur a ôtés, qu'on ne doit jamais déferrer les chevaux attaqués de cette variété de la *fourbure aiguë* qui, ne dépendant pas d'un mal local du pied, a pris sa source, au contraire, dans un état fébril général, qui a précédé et déterminé la congestion sanguine du réseau vasculaire sous-corné. J'ai vu des vétérinaires mettre en usage, pour les cas dont je parle, cette précaution mal entendue ; mais ils avaient toujours, dès l'instant où le cheval était déferré, le désagrément de le voir constamment couché, s'ils ne prenaient pas le parti de le suspendre. On sent combien ces positions, toutes si gênantes, font souffrir alors l'animal, outre qu'elles le privent des avantages qu'on retire, dans le traitement de la *fourbure*, de l'usage bien ordonné de la promenade et des bains. On ne doit donc jamais déferrer les chevaux attaqués de la *fourbure*, que dans les cas où cette maladie pourrait en eux reconnaître pour cause une ferrure trop juste, ou qui les blesserait d'une manière quel-

conque, et encore serait-il bien alors de leur remettre de suite une ferrure plus aisée, en ayant
soin d'employer des fers légers, de donner à ceux-
ci beaucoup d'ajusture, de serrer très-peu les clous,
et de ne pas les river à demeure, pour éviter des
douleurs à l'animal.

Ainsi donc, à moins que la ferrure n'ait pu contribuer, par un défaut quelconque, à la production
de la *fourbure*, je ne faisais jamais déferrer, comme
il est d'usage dans la pratique ordinaire, les chevaux
qui en étaient attaqués ; ce qui me procurait l'avantage, non-seulement de pouvoir les faire promener
et conduire au bain, mais même de les faire voyager lorsque cela était indispensable. Quand on n'y
trouverait pas tous ces avantages, il y a encore
d'autres raisons qui devraient, dans tous les cas où
la *fourbure* n'a pas été causée par une maladie locale du pied, faire renoncer également à l'usage de
déferrer les chevaux qui en sont atteints. Dans les
chevaux fourbus, la sole est très-sensible et sa
pression très-douloureuse par conséquent ; or,
quand ils sont déferrés, c'est uniquement sur cette
partie de la corne que porte tout le poids de leur
corps ; tandis qu'au contraire elle est garantie de
tout appui, de toute compression, quand le pied est
ferré, puisque le poids du corps ne porte plus alors
que sur la seule circonférence externe du sabot,
formée par celle de ses parties à laquelle on a donné
le nom de *muraille*, partie sur le bord inférieur de
laquelle repose exclusivement tout fer bien ajusté,

et qui, même dans la *fourbure*, ne se montre jamais aussi sensible, aussi douloureuse que la sole.

L'habitude où sont quelques vétérinaires de passer des sétons au poitrail des chevaux affectés de la *fourbure aiguë*, dès l'invasion même de cette maladie et pendant qu'elle est encore accompagnée d'une violente fièvre inflammatoire (sous le spécieux prétexte de produire, par ces exutoires, des points de dérivation capables de faciliter la résolution des engorgemens du tissu réticulaire, qui causent alors les douleurs vives des pieds des chevaux atteints de cette maladie), doit être bannie de la pratique raisonnée de la médecine vétérinaire. Ces sétons, qu'on ne manque jamais alors d'animer plus ou moins fortement, produisent, même lorsqu'on a négligé de le faire, un engorgement et un point d'irritation plus ou moins forts, desquels l'effet, par les douleurs locales qu'ils causent, ne peut être que l'augmentation de la très-forte fièvre inflammatoire, toujours existante alors, ainsi que d'augmenter aussi la gêne, déjà très-grande, des mouvemens des extrémités qui sont entreprises par la *fourbure*. Mais quand bien même cet usage mal entendu, puisqu'il est inutile, et qu'on guérit bien sans y avoir recours, n'aurait pas l'inconvénient grave d'augmenter la violence de la *fourbure aiguë*, ne devrait-on pas également y renoncer dans l'invasion et pendant la période d'acuité de cette maladie, puisqu'en employant alors les sétons au poitrail du cheval affecté de cette maladie, on se priverait de la ressource puissante que ces moyens chirurgicaux pourraient, plus tard, et quand leur emploi se trouverait indiqué, offrir au vétérinaire qui sait se ménager des moyens de traitement pour tous les cas qui peuvent survenir? car, s'il en fait usage prématurément, non-seulement il ne respecte pas les contre-indications alors existantes, mais encore, s'il vient, plus tard, à se trouver dans la nécessité d'y avoir recours, il lui arrive d'avoir usé trop tôt d'un moyen qui, quoique bien indiqué présentement, ne peut plus avoir la même efficacité que s'il n'avait pas encore été mis en usage dans le cours de la maladie.

Les cataplasmes défensifs, résolutifs, restrictifs et autres, doivent être bannis également. Les ligatures qui les maintiennent gênent plus ou moins la circulation dans la partie malade, et il résulte plus de mauvais effets de cette gêne, que de bons effets de l'action de tous ces cataplasmes qu'on est dans l'usage d'appliquer sur les pieds fourbus. Les frictions d'essence de térébenthine sur les extrémités (1) et sur les reins, causent de trop vives douleurs dans la période vivement inflammatoire de la *fourbure aiguë*, et ne peuvent qu'augmenter la violence de la fièvre qui l'accompagne; il en est de même, et à plus forte raison, des scarifications que, pen-

____

(1) Elles ne peuvent convenir, et encore avec bien du ménagement, que dans les *fourbures* dont la fluxion des pieds s'est terminée par induration.

dant cette période de la *fourbure,* on voit quelquefois pratiquer sur les couronnes des pieds attaqués
de cette maladie. Ces derniers moyens de traitement
ne doivent pas être employés, et ne sauraient être
efficaces dans la *fourbure aiguë* causée par un
état fébril vraiment général, pendant ses premières
périodes : la saignée locale qui en résulte pourrait
bien, sans doute, produire sur le pied un soulagement momentané, mais elle ne pourrait pas avoir
sur la fièvre inflammatoire qui a produit la *four-*
bure, dans ce cas, la même efficacité que les saignées générales. Ces scarifications de la couronne
ne pourraient donc convenir que dans la *fourbure*
qui ne dépendrait que d'une cause locale, dont la
fluxion des pieds se serait terminée par induration,
lorsque celle-ci n'a pu être guérie, toutefois, en rétablissant, dans ces cas, ainsi que j'ai conseillé de
chercher à le faire, et ainsi que cela m'a réussi
quelquefois, comme je l'ai déjà dit, la fièvre inflammatoire nécessaire à la résolution de la fluxion
des tissus réticulaires du pied, et en traitant ensuite
la *fourbure* comme à son invasion.

La douleur qui existe à la région lombaire, et
qu'on observe si fréquemment dans les chevaux
atteints de *fourbure* un peu violente, n'est qu'un
accident sympathique et subséquent de la maladie
qui nous occupe; il ne demande, par conséquent,
aucun traitement particulier ; à moins cependant
que, par quelques applications émollientes, ou de
substances calmantes et sédatives, on ne veuille cher-

cher à modérer la vive sensibilité qu'éprouvent alors ces parties ; mais s'attacher à traiter ces sortes d'ac-cidens de la *fourbure* d'une manière isolée et parti-culière aux parties qui les présentent, c'est vouloir guérir un symptôme secondaire qui n'annonce que la gravité plus ou moins grande de la maladie, sans chercher à détruire l'affection qui le produit ; et ce que je dis ici de la douleur des reins, dans la *fourbure,* est applicable aussi, au moins jusqu'à un certain point, à la fluxion des pieds, produite par la fièvre primitive qui a causé cette maladie , quand celle-ci n'est pas essentielle, dans les cas où l'on ferait exclusivement application alors d'un traitement particulier à ce symptôme de la *four-bure,* pendant que l'on négligerait de s'occuper de sa cause prochaine encore existante.

La *fourbure* peut exister en même temps que d'autres maladies, soit aiguës, soit chroniques ; ces complications ont quelquefois pour résultat de rendre cette affection bien plus grave, ou de né-cessiter dans son traitement des modifications qu'il serait trop long de détailler ici. C'est, dans tous les cas, à l'homme versé dans la pratique de son art à en tenir compte, selon leurs caractères particuliers, pour satisfaire plus sûrement aux nouvelles et dif-férentes indications qui peuvent en résulter.

C'est au dépôt général de cavalerie qui était établi à la Chartreuse de Burgos, dans le mois de décem-bre 1808, que, me trouvant avec M. *Fontaine,* alors vétérinaire du 16ᵉ régiment de dragons, et que le traitement des chevaux boiteux, fourbus et morveux m'étant échu en partage, la nécessité où je me trouvai de donner chaque jour mes soins à une très-grande quantité de chevaux, tous plus ou moins anciennement fourbus, me fit faire une infinité de tentatives sur le traitement de la *fourbure* devenue chronique, et n'existant plus que par les suites plus ou moins fâcheuses qu'elle ne manque pas de produire quand elle est ou mal traitée, ou abandonnée à elle-même pendant sa période d'acuité. C'est donc alors que j'appris enfin, par ces essais, qu'on peut, en rétablissant, pour ainsi dire, le type aigu dans la *fourbure* terminée par un état chronique, mais qui n'a pas toutefois altéré la forme des pieds, espérer encore de guérir quelquefois, par la résolution la plus complète, les chevaux qui en sont ainsi atteints; et j'ai eu depuis ce temps diverses occasions de renouveler de semblables essais, qui m'ont souvent procuré des succès très-satisfaisans.

Il résulte, dans le traitement de la *fourbure*, un avantage bien grand de la connaissance de la véritable nature, et par conséquent de la cause de tous les phénomènes de cette maladie, c'est-à-dire du mode de production de tous les accidens morbides, dans l'une comme dans l'autre des deux variétés de la *fourbure* que j'ai dû signaler et établir; car, en considérant la *fourbure secondaire* comme un épiphénomène d'une maladie générale, et non pas comme une simple fluxion du pied, on ne perd pas un temps très-précieux dans le traitement d'une complication maladive très-grave dans tous les cas, et qui est si active à produire des effets funestes. On ne s'attache donc pas à donner des soins, sinon inutiles, au moins infiniment moins essentiels qu'on pourrait le penser, à des parties qui ne sont alors que secondairement affectées dans la *fourbure*, tandis que, sans cette connaissance, on accorderait sans doute moins d'attention et de soin à sa cause essentielle, la *fièvre inflammatoire*, qui la produit, qui l'accompagne, et qui est véritablement l'accident maladif contre lequel on doit principalement diriger ses moyens de traitement; car, sans cette fièvre générale, la *fourbure* n'existerait pas, puisqu'il est certain que sans elle cette fluxion des pieds, que nous appelons du nom de *fourbure*, n'aurait pas lieu (1), quand la maladie n'est pas essentielle.

C'est pour prouver la certitude de mon opinion sur le véritable caractère et sur la nature de cette maladie, cependant si fréquente, mais jusqu'ici mal connue par beaucoup de personnes, que j'ai entrepris de réunir dans ce Mémoire ce qu'une pratique très-étendue m'en a appris, et pour faire bien sentir aussi l'avantage qui résulte en effet de considérer ainsi cette maladie, afin de ne plus lui appliquer que

---

(1) On sent aisément qu'il s'agit ici de la *fourbure secondaire*, puisque, dans la *fourbure* idiopathique, la fièvre, qui n'est qu'un accident subséquent, est en partie produite par l'irritation des pieds malades.

le traitement qui lui convient réellement, lequel m'a toujours procuré les succès les plus satisfaisans contre cette affection, qu'un grand nombre de vétérinaires regardent encore comme très-dangereuse, en ce qu'elle leur a paru laisser toujours après elle des traces de son existence, et avoir des suites plus ou moins fâcheuses, causées par des altérations qu'on n'a pas su prévenir, quelque facile qu'il soit cependant d'y parvenir, quand on traite la *fourbure aiguë,* dès son invasion, selon les véritables indications que sa nature prescrit, ainsi que je l'ai dit, et que l'expérience le prouve au reste sans laisser aucun doute à cet égard.

Je pense donc que ce que je viens de dire de cette maladie doit suffire pour qu'on doive regarder la *fourbure aiguë* des pays chauds, et même celle qui, chez nous, est aussi précédée et produite par un mouvement fébril général, autrement qu'une simple maladie purement locale, comme pour faire sentir combien est grande aussi l'urgence de l'application en elle d'un énergique traitement général à l'époque de son invasion et de sa période d'inflammation aiguë; c'est le seul but que je m'étais proposé dans la rédaction de ce Mémoire, où j'ai cru devoir m'abstenir de traiter des autres cas de cette affection, pour les raisons que j'en ai déjà données.

Considérer la *fourbure* comme une affection qui est toujours et exclusivement un mal local du pied, c'est porter à ne diriger ses moyens de traitement que vers la seule partie que l'on croit être, par ses souffrances particulières, la cause essentielle de la maladie; ce genre de traitement convient sans doute, et même quelquefois est le seul que l'on doive employer pour la combattre rationnellement, comme il en arrive en effet dans cette variété de la *fourbure* dans laquelle la congestion sanguine du réseau vasculaire des pieds est l'accident primitif et la cause de la fièvre de réaction qui se manifeste ensuite; mais, dans la *fourbure* qui naît sous l'influence d'un état de sur-excitation générale et intérieure, dont elle est le produit vraiment subséquent, une telle pratique serait d'autant plus dangereuse, qu'elle ne pourrait avoir aucun résultat avantageux, puisqu'elle n'attaquerait pas le mal dans sa source, et que d'ailleurs elle se bornerait à n'en combattre que l'un des effets. Mais, au reste, ce qui prouvera mieux que tous les raisonnemens l'avantage qu'a sur elle la méthode curative dont j'ai constaté les succès, c'est qu'en traitant par celle-ci cette dernière variété de la *fourbure,* on peut négliger sans inconvénient l'emploi de tous les moyens purement topiques, tandis qu'il est bien démontré que cette même maladie ne cède jamais, au contraire, sans que l'on ait recours au traitement général; c'est ce que l'expérience, pendant mon séjour en Espagne, m'a prouvé sans réplique; et j'en appelle sur ce point au témoignage des nombreux vétérinaires français qui ont aussi exercé dans cette Péninsule, où l'on a de si fréquentes occasions d'observer et de traiter la *fourbure.*

Si j'ai insisté autant que je viens de le faire sur toutes ces choses; si je suis entré dans de si grands détails sur le mode de traitement qui seul convient à la *fourbure* dans les pays chauds, ou, pour mieux dire, lorsque dans ces climats, comme dans les nôtres, elle est causée par un état inflammatoire général qui l'a précédée, c'est parce qu'il importe beaucoup à la conservation des chevaux qui en deviennent affectés, que les vétérinaires chargés de leur donner des soins connaissent bien le véritable caractère qu'elle présente alors, et qu'ils sachent bien par conséquent quelle doit être, pour la traiter avec un succès toujours infaillible, quand cette maladie est toute nouvelle, la véritable direction qu'il faut donner aux moyens de traitement employés pour la combattre; car, bien traitée dès son invasion, elle guérit constamment de la manière la plus satisfaisante et la plus prompte; tandis que, au contraire, elle devient presque toujours incurable quand elle a prolongé quelque temps son existence; et si alors elle ne fait pas, dans le plus grand nombre des cas, périr les chevaux qui sont ainsi affectés, elle les rend toujours plus ou moins impropres aux différens genres de service auxquels ils étaient auparavant appliqués, diminue la presque totalité de leur valeur commerciale, et souvent même, dans l'impossibilité où elle les met de pouvoir encore être employés d'une manière utile, elle force enfin à en opérer le sacrifice.

NOTES

Pour servir à l'histoire des Maladies qui ont régné épizootiquement sur les chevaux pendant l'année 1825. [1]

Dès le 16 janvier 1825, nous avons observé ces maladies dans le régiment des hussards de la Garde royale, sur plusieurs jeunes chevaux venant du dépôt général des remontes établi à Caen; mais alors nous étions très-éloignés de penser qu'elles régnaient d'une manière épizootique. Plus tard, c'est-à-dire à compter du 10 mars au 18 avril, plusieurs chevaux, tant de troupe que de MM. les officiers du corps, en furent atteints. Le 25 avril, époque à laquelle il nous fut demandé, par le ministre de la guerre, des renseignemens sur ces maladies, quarante-deux chevaux du régiment les avaient éprouvées dans tous leurs développemens, et tous avaient été sauvés; mais trois d'entr'eux cependant (les derniers qui étaient tombés malades) étaient encore en état de convalescence. A cette époque aussi, le développement

---

[1] Ces Notes ont été adressées en 1826 à la Société royale et centrale d'agriculture.

complet de la maladie avait déjà été prévenue dans beaucoup d'autres chevaux, par l'usage d'un régime antiph'ogistique, par l'emploi d'un traitement préservatif de même nature, et même, dans quelques-uns, par la pratique de la saignée.

A compter du 18 avril, tous nos chevaux de troupe furent soumis au traitement prophylactique suivant : 1.º Exercice modéré, pris aux heures de la journée où le temps était le plus beau; 2.º remplacement d'une partie du foin par une quantité équivalente de bonne paille, et d'une partie de l'avoine par une quantité égale d'un mélange de farine d'orge et de son de froment; 3.º boissons blanchies par la farine d'orge, adoucies par l'addition d'une certaine quantité d'eau chaude, et en outre nitrées et acidulées par le vinaigre de vin; 4.º enfin, aspersion des alimens solides, pour chaque repas, par l'eau saturée de chlorure d'oxide de sodium (sel de cuisine). Ce traitement fut continué quatorze jours, et il parut avoir produit de très-bons effets; car, depuis cette époque, il n'y eut plus au régiment que des chevaux d'officiers, lesquels n'y avaient point été soumis, qui se montrèrent atteints des maladies dont il est ici question.

Quoique ces maladies aient toujours été dès leur début et pendant toute leur période d'accroissement, non moins violentes et non moins graves que dans ceux de nos chevaux où elles sont parvenues à se développer complètement, ainsi que dans les chevaux étrangers à notre corps, que nous avons vu en être attaqués dans le même temps, et qui, néanmoins, périssaient en grand nombre ; cependant, grace au mode de traitement que nous avons employé contre elles, elles n'ont jamais affecté de terminaisons fâcheuses dans les chevaux de notre régiment, et n'ont montré par conséquent en eux aucun caractère d'affections gangréneuses.

D'une autre part, j'ai encore remarqué que, pendant la durée de la plus grande fréquence de ces maladies, nous avons eu successivement, à notre infirmerie, une quarantaine de chevaux attaqués d'autres affections diverses, et que cependant aucun d'eux n'avait été atteint des maladies régnantes.

Au reste, ces maladies avaient beaucoup de ressemblance avec les fièvres gastriques que j'ai observées à Rouen en 1814, sur les chevaux du régiment de Monsieur, 4.ᵉ de chasseurs à cheval (1), et avec celles que j'ai également observées, en 1816 et en 1817, sur les chevaux des hussards de la Garde royale (2) ; mais cependant elles en ont souvent différé par plusieurs caractères particuliers, et surtout par quelques-uns des accidens morbides qui les compliquaient.

Ainsi, elles se sont souvent annoncées comme une

____

(1) Voyez la Notice que j'ai publiée sur ces maladies dans le cahier de mars 1825 du *Recueil de médecine vétérinaire*.

(2) Voyez la Notice qui renferme l'histoire des dernières maladies, page 147 du présent volume.

inflammation générale de toutes les membranes
muqueuses, et cependant avec une prédominance
marquée de l'irritation gastro-intestinale; mais elles
se sont, en outre, compliquées, tantôt de péripneumonies ou d'angines, tantôt d'hépatite ou de congestion cérébrale. Dans un cheval de cinq ans, il y a eu
trouble de l'humeur acqueuse des deux yeux, comme
dans la maladie nommée fluxion périodique; dans
deux autres jeunes chevaux, trouble seulement de
l'œil droit (1); et dans plusieurs autres, des ophthalmies plus ou moins intenses; dans deux autres chevaux enfin, des symptômes très-marqués de *croup*.
Dans tous la respiration a été gênée, laborieuse,
les flancs agités, leurs mouvemens irréguliers; et la
toux, qui a presque toujours existé, a eu, au reste,
des caractères très-variés. La prostration des forces
et la suffocation se sont presque toujours montrées
aussi dès le début, qui a constamment[s] été assez
prompt dans les chevaux où les organes pulmonaires ont été affectés.

---

(1) Ces affections des yeux se sont dissipées avec la maladie
principale, et malgré qu'elles avaient consisté en un trouble
morbide absolument semblable à une attaque complète d'oph-
thalmie interne et intermittente, elles n'ont plus reparu depuis
lors dans ces chevaux. C'étaient les seuls cas de ce genre qui m'é-
taient connus ; car je n'avais jamais vu auparavant que, quand
une fois les yeux de ces animaux avaient été ainsi affectés, la
même maladie ait cessé de les attaquer à des intervalles plus ou
moins éloignés, et jusqu'à ce que le sujet ait perdu l'œil ou les
yeux malades.

Dans ceux où la muqueuse des voies digestives était vivement enflammée, la bouche était pâteuse ou sèche, la langue rouge à ses bords, ses follicules muqueux très-prononcés; et sa surface quelquefois gercée, était souvent couverte d'un enduit soit brunâtre, soit d'un aspect terreux. Chez les chevaux où il y avait complication d'hépatite, la région du foie était douloureuse, et la jaunisse des membranes muqueuses était aussi d'une grande intensité. Dans tous les cas, la soif était ordinairement peu vive, l'anorexie complète, la constipation plus ou moins prononcée, et la diarrhée, qui est survenue quelquefois au moment de la convalescence, a été de courte durée. Dans les cas où l'inflammation de la gorge compliquait la maladie, la chaleur, la sensibilité de cette partie, la difficulté de la déglutition, l'ont toujours très-aisément fait reconnaître. La complication par la cardite, la péricardite, etc., m'a paru être annoncée par un trouble plus ou moins marqué dans les mouvemens de la circulation, par l'anxiété extrême, la souffrance générale et très-grande, la plénitude des vaisseaux, tant de la peau que des membranes muqueuses, la dureté, l'accélération, la plénitude plus ou moins grande du pouls, l'artère étant, en outre, dure, tendue et roulante, difficile à déprimer, et le sang, qui était tiré des veines, conservant à un degré plus ou moins prononcé la couleur vermeille, la chaleur, la plasticité, la rutilance, la même richesse de principes excitans, en un mot, que le sang artériel, et formant promptement après sa sortie du vaisseau, une forte couenne inflammatoire. Enfin, l'affection concomitante des organes encéphaliques était annoncée par la prostration des forces musculaires, par la stupeur et la somnolence, soit plus ou moins continuelle, soit involontaire, par les mouvemens spasmodiques de la langue, des muscles des lèvres, de ceux de l'épaule ou du poitrail, et par cette action du cheval, comparable, jusqu'à un certain point, sinon par la nature même de l'acte, au moins par sa source, le *trouble des fonctions cérébrales*, au crocidisme ou à la carphologie considérés dans l'homme, et qui consiste, de la part de l'animal malade, à saisir, sans le mâcher, à enfoncer plus ou moins profondément dans sa bouche, et à y conserver entre la joue et les dents, un ou plusieurs brins de paille ou d'autres fourrages, dont une assez grande partie demeurant encore hors de cette cavité, se trouve sortir, et être placée, comme un tuyau de pipe, à la commissure des lèvres (1).

Mais, en général, dans les chevaux que j'ai observés, le pouls était rarement dur et plein; presque

---

(1) Ce symptôme, dont j'ai eu bien des occasions de vérifier et l'exactitude et l'importance, sous le rapport du diagnostic, de celles des affections graves de l'encéphale, qui se caractérisent particulièrement, non par l'exaltation, mais par un commencement de diminution d'action dans les fonctions de ce viscère, me paraît n'avoir été indiqué jusqu'ici par aucun auteur vétérinaire.

toujours, au contraire, il était concentré, petit, embarrassé, mais cependant très-accéléré ; la bouche a toujours été sèche, pâteuse, et sa muqueuse jaune ; la langue souvent gercée, et même dans deux chevaux il y a eu des desquamations très-étendues de sa surface supérieure. Les crottins étaient fétides, noirs, secs, couverts d'un enduit muqueux ou d'une coiffe d'un blanc jaunâtre, formée de mucus épaissi. Il y a eu stupeur, somnolence, sorte d'insensibilité plus ou moins marquée dans la plupart des malades, ainsi que des éternuemens fréquens au début de la maladie ; des érections dans les mâles, etc. ; enfin, souvent les membres postérieurs, le dessous de la poitrine, la partie inférieure de la tête, se sont montrés fortement œdématisés, surtout au moment où les animaux allaient entrer dans un état de rémission, qui annonçait presque toujours une convalescence satisfaisante.

Du reste, dans toutes les circonstances où j'ai pu étudier ces maladies, rien, tant dans leur marche et dans leurs terminaisons, que dans leurs caractères et leurs symptômes, soit généraux, soit particuliers, n'a pu porter à les faire regarder comme pouvant constituer des affections contagieuses ; en effet, elles ne se sont jamais, dans les chevaux que j'en ai vu être attaqués, terminées par un état adynamique suivi de la mort, et ne se sont même compliquées, comme je l'ai déjà dit, d'aucun symptôme de putridité.

Les chevaux attaqués de ces maladies se mon-

traient d'abord abattus, tristes, dégoûtés ; cet état
ne durait guère qu'environ vingt-quatre heures ;
ensuite la bouche devenait chaude, enflammée,
sèche ; les yeux et les paupières étaient gonflés ;
celles-ci étaient presque closes ; la conjonctive se
montrait très-enflammée, et l'espace sous-maxillaire
empâté, engorgé, comme dans les chevaux chez
lesquels des abcès commencent à s'y former lorsqu'ils vont éprouver l'invasion de leur gourme ; du
deuxième au troisième jour, tous ces symptômes se
prononçaient davantage ; en outre, la pituitaire
devenait très-enflammée, très-rouge, mais il n'existait alors aucune excrétion muqueuse ; les yeux se
montraient aussi plus gonflés, plus douloureux ; la
tête était lourde ; elle était très-chaude, mais principalement à la région frontale ; il y avait abattement excessif, très-grande faiblesse, somnolence,
constipation ; toute la bouche était très-enflammée ;
la peau sèche et brûlante ; le poil terne, sec et piqué ; les crottins étaient secs, coiffés, maronnés,
très-petits ; l'animal urinait peu ; son urine, rare,
était très-claire ; le pouls était concentré, dur, accéléré, et l'artère tendue ; les membres étaient raides,
leur flexion douloureuse et difficile ; les flancs
étaient retroussés ; mais la respiration était libre,
quoique l'air expiré était très-chaud ; enfin, le sang
des veines avait la rutilance et toutes les autres
qualités physiques du sang artériel dans l'état normal. Plus tard, et lorsque ces maladies, parvenues
à leur état, avaient, au reste, été rationnellement

traitées dès leur principe, et présentaient, par conséquent, déjà un commencement de rémission dans leur intensité première, les membres, sans être plus raides, devenaient le siége d'engorgemens œdémateux plus ou moins prononcés ; les larmes coulaient abondamment sur les larmiers ; il s'établissait quelquefois un flux nasal peu copieux ; la bouche s'humectait ; les crottins devenaient moins secs ; les poils recommençaient à tomber, et c'est alors que des œdèmes se formaient sous le ventre, au fourreau, aux mamelles, et même à la partie inférieure de la tête.

Dans quelques chevaux, la bouche n'était point pâteuse, et la langue n'était ni rouge, ni sale, ni fuligineuse, mais elle éprouvait de légères contractions spasmodiques, et était pointillée vers les bords de sa partie libre.

Dans les chevaux qui ont montré un abattement subit et une faiblesse extrême, de la stupeur ou des étourdissemens, la main, placée sur le front, y reconnaissait une chaleur morbide, intense et profonde, qui ne pouvait manquer d'annoncer, et par conséquent d'accompagner une céphalalgie plus ou moins forte ; et c'est surtout alors que le gonflement des yeux et des paupières, l'abaissement des paupières supérieures, le larmoiement des yeux, la pesanteur de la tête, le trouble de la cornée lucide, et celui de l'humeur aqueuse, etc., ont souvent précédé, et sont venus annoncer, dans beaucoup de chevaux, l'invasion de la maladie. Enfin,

c'est surtout alors que j'ai vu l'empâtement œdémateux de toute la tête venir précéder et annoncer
aussi la convalescence dans ces chevaux.

Pendant la durée du rythme aigu de ces maladies,
je n'ai vu l'engorgement des membres postérieurs
que dans quelques jeunes chevaux de trait ; mais au
commencement de la convalescence, leur infiltration indolente s'est fait observer dans beaucoup de
chevaux fins, propres au service de la selle.

Les suites fâcheuses qu'auraient pu avoir ces maladies étaient nulles ; car, à l'exception d'un bidet
de onze ans que, dans une ferme, j'ai vu, pendant une convalescence longue et difficile, devenir
morveux à la suite d'une maladie analogue à celles
qui régnaient alors d'une manière épizootique, et
d'un cheval appartenant à l'un des régimens de la
Garde, lequel, devenu, pendant sa convalescence,
attaqué d'un farcin très-grave, a péri en peu de
jours, tous les chevaux qui n'ont pas succombé
par la violence des effets primitifs des maladies
dont nous parlons, ont recouvré ensuite une santé
aussi complète que durable.

Relativement à l'origine de ces maladies, j'observerai que s'il est vrai que les premiers chevaux que
nous en vîmes être attaqués arrivaient tout récemment du dépôt des remontes de Caen, et par conséquent de l'ancienne Normandie, nous vîmes également, dans le même temps, des chevaux qui
arrivaient de la Belgique et de l'Allemagne en être
attaqués, et enfin que les mêmes maladies se dé-

clarèrent aussi, à notre connaissance, sur beaucoup de chevaux qui n'avaient pas encore voyagé, et qui n'avaient pas eu non plus de communication avec les chevaux provenant des pays où l'on pensait que ces affections avaient pris naissance; ce qui a dû d'autant moins nous étonner, que les causes de ces maladies ayant régné d'une manière presque générale, elles devaient attaquer les chevaux de tous les pays où ces causes avaient également existé.

Partout où je les ai vu régner, les trèfles, nourriture ordinaire des chevaux de ces contrées, avaient été mal récoltés, et ils étaient plus ou moins moisis; d'un autre côté, il est bon de faire remarquer également à cet égard, que nos chevaux, dans le temps où régnaient ces maladies, mais surtout à Cambrai, ont toujours mangé aussi des foins de prairies marécageuses souvent mal récoltés, ainsi que de la paille noire et qui avait été versée. Néanmoins, la constitution très-variable de l'atmosphère ayant souvent passé brusquement d'une température douce à une autre plus ou moins froide, ces intempéries m'ont paru, dans quelques chevaux, sinon causer essentiellement la maladie, au moins contribuer d'une manière plus ou moins efficace à son développement. Enfin, nous avons remarqué que la plupart des chevaux qui s'en montrèrent le plus gravement affectés étaient jeunes, que, chez eux, la *mue* ayant été arrêtée, et que ce trouble morbide se trouvant coïncider avec les dérangemens produits déjà par la pousse, plus ou moins doulou-

(245)

reuse, des dents incisives et des molaires de cinq
ans, ces causes déterminèrent alors des fièvres inflammatoires générales très-intenses, tantôt occa-
sionées par des affections aiguës, et plus ou moins
violentes des organes thoraciques, et tantôt causées
par des gastro-entérites aiguës non moins graves,
qui les unes et les autres se compliquaient, plus
ou moins promptement, des accidens divers dont
j'ai déjà parlé, mais qui, cependant, malgré l'excessive gravité tant de leurs caractères propres que des
symptômes qui résultaient de leurs diverses complications, ayant toujours été traitées, dans notre
régiment, dès les premiers indices de leur prochaine invasion, se terminèrent toutes d'une manière
avantageuse, malgré qu'il ne fût pas toujours possible d'en arrêter le développement, ni même de
les empêcher de se montrer avec une intensité remarquable.

Quant à la contagion de ces maladies, il est certain que plusieurs faits auraient pu nous y faire
croire; mais en les examinant sans prévention, et
avec toute l'attention qu'il convenait, avant de se
prononcer sur lui, d'accorder à un semblable sujet,
il était facile de reconnaître qu'ils étaient loin d'en
fournir une preuve, et que tous ces faits, au contraire, étaient même d'autant moins propres à être
considérés comme des cas où les animaux affectés
auraient pu donner lieu à la transmission de leurs
maladies par voie d'infection, que celles-ci n'a-
vaient aucuns des caractères qu'elles auraient dû

présenter pour pouvoir constituer des affections douées de la propriété de se propager, d'une manière quelconque, des malades aux chevaux sains. Je me bornerai à rapporter un seul fait en faveur de cette opinion ; mais je ne doute pas qu'il puisse suffire à prouver combien elle est fondée. Pendant la durée de la plus grande fréquence des maladies qui nous occupent, nous avons eu dans notre infirmerie, et dans les mêmes écuries que les chevaux qui en étaient attaqués, une quarantaine de chevaux blessés, ou en proie à d'autres affections légères, et nous avons remarqué, néanmoins, qu'aucun de ces derniers n'avait été atteint des maladies régnantes.

Dès l'apparition des premiers signes de ces maladies, on faisait retirer, aux chevaux qui les montraient, le foin ainsi que l'avoine ; on les mettait à une diète absolue, quant aux nourritures solides ; mais on leur donnait d'abondantes boissons d'eau blanchie par la farine d'orge, légèrement nitrées, et toujours adoucies par l'addition d'une petite quantité d'eau chaude ; on avait aussi recours tout de suite à l'usage des lavemens émolliens. Le plus promptement possible, on pratiquait des saignées qui étaient toujours très-fortes, et de plus, constamment répétées, règle ordinaire, de vingt-quatre heures en vingt-quatre heures, ou même encore dans un temps plus rapproché, quand la chose était nécessaire, jusqu'à ce que la rémission observée dans les symptômes d'inflammation générale se soit suffisamment prononcée ; aussi ces saignées ont-elles été répétées souvent jusqu'à trois et même jusqu'à quatre ou cinq fois. Alors que l'intensité des phénomènes inflammatoires était déjà sensiblement diminuée, des sétons étaient placés au poitrail ou aux fesses, suivant la différence des cas. Ils ne produisaient jamais, étant employés de cette manière, et avec cette précaution de ne les appliquer qu'après la rémission bien marquée des principaux accidens morbides, que des engorgemens modérés ; aussi la suppuration qu'ils déterminaient, promptement établie, et toujours louable, était ensuite excitée au besoin, mais toujours plus ou moins long-temps entretenue. Le miel en électuaire, avec de faibles doses de nitrate de potasse et la gomme arabique en poudre, étaient donnés à l'intérieur. Des lotions de fleurs de sureau ont été employées sur les yeux ; on a fait aussi usage, pour plusieurs chevaux, de fumigations prises avec la vapeur de l'eau de son.

En sorte que le traitement de ces maladies était réglé par nous de la manière suivante :

1.º Au début, et pendant toute la période d'augmentation d'intensité des symptômes, saignées à la jugulaire fortes, et répétées jusqu'à ce qu'il y ait une rémission bien caractérisée dans tous les phénomènes inflammatoires.

2.º Alors, mais, et je le répète pour le bien préciser, seulement alors, sétons passés simplement avec des rubans secs (1).

____

(1) On a vu, a-t-on dit, dans les maladies qui régnaient épi-

3.° Diète sévère, régime antiphlogistique, lavemens, lotions et fumigations émollientes, selon les
cas.

---

zootiquement en France en 1825, les sétons produire souvent de très-graves accidens. Comme je les ai, dans les mêmes
maladies, employés alors avec beaucoup de succès, je ne dois
pas négliger de faire connaître ici d'après quels principes j'ai
été guidé dans l'application de ces moyens au traitement des
maladies dont il est question. J'ai toujours remarqué dans ma
pratique, et il importe beaucoup par conséquent de ne point
perdre de vue que le premier effet qui résulte du passage des
sétons, est une irritation locale d'autant plus vive, que l'animal
est doué d'une sensibilité plus exaltée, ou que, par son état
de maladie, il se trouve plus disposé à ressentir vivement la
souffrance qu'il en éprouve. Or, dans l'un et l'autre de ces cas,
cette souffrance locale d'abord, est alors ordinairement telle,
qu'il en résulte une véritable réaction fébrile générale, laquelle
cependant, et quelque légère que l'on puisse la supposer, venant à s'ajouter à la réaction fébrile de même nature qui existe
toujours au commencement de toute affection aiguë un peu
grave, doit nécessairement aussi accroître encore l'intensité
propre de celle-ci. Par conséquent les sétons, comme tous les
autres moyens capables de déterminer une irritation analogue,
placés trop tôt ou intempestivement employés, ne peuvent
qu'aggraver les maladies aiguës dans lesquelles on fait ainsi
usage de semblables moyens, comme je l'ai déjà énoncé plusieurs fois dans d'autres ouvrages, et notamment à la page 327,
tome III, du *Journal de médecine vétérinaire et comparée*. Ainsi
ces moyens, soit au début des maladies aiguës un peu graves,
soit pendant leur période d'accroissement, ne peuvent manquer, quand ils ne parviennent pas, par leur action dérivative, à déplacer les irritations intérieures qui les constituent,

4.º Pendant la période d'acuité de ces maladies, électuaires avec miel épuré, gomme arabique, et de très-petites quantités de nitrate de potasse.

5.º Pendant la convalescence, si la maladie avait été compliquée des signes de la péripneumonie, on ajoutait le kermès (sulfure d'antimoine hydraté) dans les électuaires.

6.º Enfin, mais seulement, au reste, quand il y a eu indication de le faire, en supprimant les sétons, on a administré des purgatifs fractionnés.

Mais dans plusieurs chevaux chez lesquels, dès le début de leur maladie, il y avait outre les autres symptômes des maladies régnantes, de fortes et nombreuses ecchymoses, tant des conjonctives que de la membrane buccale, ecchymoses qui simu-laient parfaitement ces taches que l'on désignait au-

---

de les aggraver constamment en augmentant de toute l'inten-sité des phénomènes morbides qui doivent résulter tant de leurs effets locaux que de leurs effets sympathiques, la vio-lence première de la fièvre générale de réaction déjà causée par la maladie essentielle et préexistante; mais plus tard, au contraire, quand une certaine diminution déjà obtenue dans la gravité des symptômes de la maladie est venu annoncer qu'il s'est alors opéré en eux une suffisante rémission, c'est alors aussi qu'il convient de faire usage de ces moyens, puisque, à cette époque, leurs effets se bornent à une action purement locale en quelque sorte, et surtout puisque les suites ordinaires que l'on en obtient dans ces cas, ne sont plus que celles qui peuvent procurer d'abord une dérivation salutaire, puis en soutenir et en assurer ensuite les bons effets.

trefois sous le nom de *gangréneuses*, je fus forcé, pour obtenir en eux, dans les symptômes généraux d'inflammation et de jaunisse, cette rémission qui était pour moi l'indication de l'instant favorable au placement des dérivatifs, tels que les sétons ou les vésicatoires, d'insister plus fortement, que dans les cas ordinaires, sur la répétition des évacuations sanguines ; de sorte que l'un d'entre eux fut même saigné jusqu'à sept fois. Néanmoins, en agissant ainsi, cette diminution préalable et si nécessaire dans l'intensité de l'inflammation des muqueuses ayant été obtenue dans ces cas, les sétons furent ensuite placés ; ils prirent également bien, et tous ces chevaux ont aussi été sauvés.

Deux chevaux de roulier, l'un de cinq et l'autre de sept ans, chez lesquels des maréchaux, qui avaient été d'abord appelés pour les traiter, avaient laissé marcher leur maladie sans s'opposer à ses progrès par les moyens qui étaient vraiment indiqués, éprouvèrent des étourdissemens, du vertige ; ils chancelaient, reculaient involontairement, et auraient alors, malgré leurs efforts pour se soutenir, tombé en arrière, en élevant excessivement la tête, dont ce mouvement d'élévation précédait et commençait celui d'acculement de l'animal, s'ils n'avaient été soutenus à propos. Je fus consulté pour ces chevaux ; je recommandai et fis faire de fortes saignées, qui furent répétées jusqu'à diminution de l'inflammation des membranes buccales et conjonctives ; ensuite des sétons, fortement animés, furent placés au poitrail; leurs effets furent prompts; ils produisirent de forts engorgemens, et les signes de la congestion cérébrale cessèrent presque aussitôt : la diète la plus sévère était observée; de fréquens gargarismes d'eau miellée et légèrement vinaigrée, de très-nombreux lavemens d'eau tiède, étaient mis en usage. Aussitôt après la rémission des symptômes cérébraux, on leur donna d'abondantes boissons blanchies par la farine d'orge, et souvent, mais peu à-la-fois, d'un électuaire composé de miel blanc, de gomme arabique en poudre et de racine de guimauve également réduite en poudre. On ne leur permit un peu de menues pailles et un barbotage plus épais, que quand la suppuration fut bien établie aux sétons.

Il y avait des chevaux qui éprouvaient une si vive irritation de la muqueuse intestinale, qu'ils se montraient tourmentés d'épreintes fréquentes et très-douloureuses, pendant la manifestation desquelles, loin d'évacuer des matières alvines composées du *détritus* des alimens antérieurement pris, leurs déjections, peu abondantes, ne consistaient que dans l'expulsion par l'anus d'un mucus glaireux, grumeleux, jaunâtre, plus ou moins épais. Ces épreintes et les douleurs intestinales qui les accompagnaient, n'existaient jamais seules, car ce signe maladif n'était qu'un pur épiphénomène ajouté aux symptômes généraux de la maladie existante, mais qui se montrait toutefois de préférence dans les chevaux chez lesquels l'affection, étant très-intense, se compliquait déjà de l'existence d'ecchymoses nombreuses sur les conjonctives et la membrane buccale. Elles furent encore combattues avec avantage par de fréquens et nombreux lavemens émolliens, ainsi que par des électuaires de miel épuré, contenant beaucoup de gomme arabique en poudre et donnés en petite quantité à-la-fois, mais d'une manière souvent répétée.

Le trouble suppuratoire de l'humeur acqueuse n'a été combattu, dans les chevaux où il a existé, par aucun autre moyen particulier que des lotions émollientes. Néanmoins, aidé par ces moyens bien simples, le traitement général l'a toujours détruit complètement, et, qui plus est, sans retour (1).

---

(1) Le premier cheval chez lequel j'observai ce trouble suppuratoire de l'humeur acqueuse, étant jeune, et ayant été acheté depuis peu de jours, me donna de vives inquiétudes sur l'état présent de sa vue, que je regardai comme pouvant être produit par la *fluxion périodique*; mais, comme après sa guérison j'ai encore pu observer ce cheval pendant près de trois ans, et que pendant cet espace de temps ni lui, ni aucun des autres chevaux qui avaient également présenté, pendant qu'ils étaient attaqués des maladies dont nous venons de nous occuper, des ophtalmies internes plus ou moins intenses, n'a éprouvé de nouveau cette dernière affection, je me crois fondé à penser que l'hypopion dont ils ont été attaqués à l'époque dont il s'agit, n'avait rien de commun avec la fluxion périodique, n'était dès-lors qu'un phénomène purement secondaire, et que, comme tel, il n'a pu être en effet que d'une existence momentanée.

Enfin, j'ai vu et traité ces maladies successivement à Cambrai, à Paris et à Compiègne, sur les
chevaux des hussards de la Garde royale, sur plusieurs chevaux d'autres corps, sur des chevaux de
rouliers, sur des chevaux de labour, et aussi sur des
chevaux de brasseurs; partout j'ai observé qu'elles
offraient les mêmes caractères, aux modifications
près que devaient apporter dans son intensité, dans
la gravité des symptômes, dans la marche et dans
la diversité des phénomènes particuliers de la maladie, tant la constitution individuelle des chevaux
et les circonstances spéciales dans lesquelles ils se
trouvaient placés, que les complications que présentaient leur affection. Toujours et partout j'ai
combattu ces maladies de la même manière, c'est-
à-dire, en n'apportant point d'autres différences
dans le choix des moyens et dans le mode d'application du traitement, que celles qui étaient com-
mandées par les indications variées que pouvait présenter l'état du malade, et cependant toujours les
succès ont été les mêmes, de sorte que les animaux
ont tous été promptement et complètement guéris.

CONSIDÉRATIONS

Sur la possibilité de l'existence de la folie
dans les animaux.

———

La *folie* peut-elle exister dans nos animaux domestiques ? Telle est l'importante question que je
me propose d'examiner.

Dans cette intention, je rapporterai d'abord ce
que j'en ai déjà dit en 1823, dans un autre ouvrage (1); ensuite, j'y joindrai quelques autres faits
qui me semblent tout aussi propres que mes premières observations sur ce sujet, à prouver que la
question que je me suis proposé de traiter est moins
singulière qu'elle pourrait le paraître au premier
examen, et si l'on en jugeait avant de lui accorder
toute l'attention qu'elle me semble mériter.

§ I.er *Considérations générales sur la* folie *dans*
les animaux.

Dans le *Dictionnaire abrégé des sciences mé-*
dicales, où l'on a publié des articles fort inté-

———

(1) *Journal complémentaire du Dictionnaire des Sciences*
médicales, tome XVI, page 303.

ressans de médecine vétérinaire, le rédacteur de ces articles a laissé échapper, au mot *folie,* l'occasion d'appeler l'attention des médecins et des naturalistes sur les dérangemens qui semblent pouvoir arriver dans celles des facultés, vraiment intellectuelles, qu'on observe chez les animaux domestiques. A la vérité, la médecine vétérinaire n'a point encore recueilli de faits bien constatés, qui démontrent, sans réplique, que la *folie* peut effectivement exister dans les animaux soumis à notre empire; mais puisque ces animaux sont doués de certaines facultés ou inclinations supérieures à l'instinct, et telles, par exemple, que la volonté, la mémoire, l'attachement, la haine, le ressentiment, la peur, etc., qui, certes, prouvent bien indubitablement en eux la comparaison des idées, et par conséquent un certain exercice de la pensée; il devient incontestable aussi que ces mêmes facultés, par cela seul qu'ils les possèdent, doivent également pouvoir se trouver ou dérangées, ou anéanties quelquefois en eux, par une multitude de causes qu'il n'est point de notre objet de désigner ici; en sorte que la *folie* et une grande partie de ses variétés, peuvent donc, je dirai plus, doivent donc, sans doute, exister chez les grands animaux, puisque les conséquences d'un organisme aussi compliqué que le leur semblent évidemment les y exposer.

Il y a plus encore, l'organe essentiel des facultés intellectuelles, le cerveau, est, à quelques différences près, conformé dans les principaux animaux domestiques comme dans l'homme : dans celui-ci, la lésion d'une partie quelconque de l'encéphale entraîne toujours après elle le dérangement, le trouble ou la perversion de telle ou telle faculté, et l'on sait que les mêmes lésions, tantôt mécaniques, et tantôt organiques, se rencontrent quelquefois dans les animaux, lors de leur observation nécroscopique. Or, ces lésions identiques ne doivent-elles pas, dans une organisation analogue, avoir en tout des résultats à-peu-près semblables, puisque l'anatomie comparée nous prouve que, chez les êtres doués de la vie, partout où l'on rencontre un organe quelconque dans tous ses développemens, on observe aussi la faculté dont il est l'instrument, comme la *maladie* particulière dont lui seul peut être le siége, et dont enfin sa lésion devient la cause spéciale plus ou moins inévitable ? Dès-lors ne serait-il pas permis de conclure de toutes ces choses, que, dans les animaux où l'on observe des lésions essentielles du cerveau, elles auraient pu déterminer aussi, pendant la durée de leur vie, des dérangemens dans les fonctions cérébrales, qu'il n'aurait fallu que vouloir observer pour les bien reconnaître ?

D'ailleurs, les mouvemens désordonnés, les actions inaccoutumées et comme involontaires, la fureur, tous les caprices plus ou moins singuliers, les vices insolites, la force extraordinaire, etc., que présentent si évidemment les chevaux dans certaines diathèses inflammatoires bien violentes, dans la frénésie, dans le vertige, dans certaines variétés de l'apoplexie, etc., n'ont-ils pas la plus grande analogie avec certains actes de *folie* de l'homme, mais surtout avec le délire furieux qui constitue quelques affections maniaques, et qui en accompagne certaines autres? Enfin, le délire aigu, caractérisé, dans le cheval, par certaines erreurs de la volonté et des desirs naturels, ne se manifeste-t-il pas d'ailleurs bien visiblement dans quelques autres affections graves, et ne pourrait-il pas dès-lors dégénérer quelquefois en un délire continu chronique, qui deviendrait, dans ce cas, une véritable *folie,* alors compatible avec le libre exercice des fonctions vitales et avec le maintien de la santé?

C'est ce qu'a remarqué aussi dans ses *Observations sur l'hydrocéphale* (1) M. *Lessona,* qui y a dit « que l'irritation morbide du cerveau et des méninges qui en peut déterminer la production, *à l'état chronique,* est encore la cause la plus fréquente des vices que présentente certains chevaux; comme d'être ombrageux, rétifs, peu patiens, de mordre, de ruer sans y être provoqués. »

La fureur si remarquable que quelques animaux, très-doux dans toute autre circonstance, montrent à la vue d'un seul et unique objet, et qui s'empare d'eux toutes les fois qu'ils voient cet objet,

---

(1) *Propagatore,* fascicolo di maggio 1827, page 326; et *Journal de médecine vétérinaire et comparée,* tome IV, p. 629 et suivantes.

ne serait-elle pas, dans quelques cas, une véritable *monomanie?* Cette voracité particulière avec laquelle certaines femelles, qui souvent auparavant s'étaient montrées très-bonnes mères, cherchent et poursuivent avec ardeur leur propre progéniture pour la détruire, et la dévorent même quelquefois avec une sorte de plaisir qu'on ne peut observer sans horreur, n'est-elle pas une *folie* d'autant mieux caractérisée, que, pour l'ordinaire, on voit, chez les femelles des animaux, prédominer l'instinct de la conservation de leur espèce, et dans l'attachement qu'elles ont pour leurs petits, et dans tous les soins qu'elles en prennent? La peur, et on en voit souvent des exemples, ne produit-elle pas dans les animaux des effets bien remarquables que, par leur cause, par leur caractère, et surtout par leur durée, aussi longue que la vie des individus qui les éprouvent, on devrait peut-être également rapporter à la *folie* de l'homme? Ce ne serait donc pas parce qu'effectivement les dérangemens qui la constituent ne pourraient jamais exister dans les animaux, que la médecine vétérinaire ne posséderait encore aucun fait que l'on pût comparer à la *folie* de l'espèce humaine; mais ce serait uniquement, peut-être, parce que dans nos quadrupèdes domestiques, où la parole d'abord n'existe pas, ce qui nous prive, pour eux, de l'un des moyens les plus sûrs et les plus faciles de constater la *folie* par l'incohérence et la singularité des discours; parce que chez eux, dis-je, toutes les fonctions céré-

brales relatives à l'exercice de la pensée, comme
toutes les facultés intellectuelles sont en effet moins
prononcées que dans l'homme, que leurs dérangemens auraient échappé à l'observation, et cela
seulement parce qu'ils sont et doivent être moins
faciles à reconnaître, à observer et à bien constater;
puis enfin, si la *folie* existe en effet dans les animaux, comme tout semble en démontrer la possibilité, on ne peut se dissimuler qu'elle y est bien
plus rare que dans l'espèce humaine; ce que l'on
doit attribuer, sans doute, à ce que l'imagination,
qui, si souvent, a tant de part au développement
de la *folie* de l'homme, est beaucoup moins active,
et bien moins susceptible d'exaltation dans les animaux que dans ce dernier.

Mais au reste, et quoi qu'il en soit, les faits
suivans, bien que très-incomplets, et trop isolés
encore pour en tirer aucune conséquence médicale,
prouveront peut-être que les affections analogues à
la *folie* peuvent réellement exister dans nos animaux domestiques; et quand bien même ils ne
mériteraient pas d'être considérés comme de véritables maladies de ce genre, je croirais encore utile
de les faire connaître, parce qu'ils semblent au
moins pouvoir contribuer à fixer l'attention des
observateurs sur les dérangemens des facultés intellectuelles des animaux, beaucoup plus nombreux,
beaucoup plus fréquens, sans doute, qu'on ne le
pense généralement.

Première observation. — **Dans** le 4.ᵉ régiment de chasseurs à cheval, alors en garnison à Rouen, j'ai vu, au commencement de l'été de 1824, un cheval de race bretonne, bai-brun, âgé de sept ans, habituellement remarquable par un air de stupidité, et par une certaine expression d'égarement dans la vue, lequel portait d'ordinaire la tête haute et l'encolure tendue, sans qu'il existât néanmoins en lui aucun autre signe qui pût faire penser que ces parties fussent frappées d'une affection nerveuse particulière. Chaque fois que ce cheval apercevait tout-à-coup une chose quelconque qu'il n'avait pas l'habitude de voir, chaque fois qu'il était subitement frappé d'un bruit plus ou moins grand, auquel il n'était pas accoutumé, de même aussi que quand il voyait ou entendait battre un autre cheval, soit près de lui, soit à une certaine distance, ou enfin quelquefois même quand on lui jetait à manger sans prendre la précaution de le rassurer ou de la voix, ou par des caresses ; dans tous ces cas, dis-je, il était toujours subitement frappé d'un singulier état d'égarement et de frayeur porté à l'extrême : d'abord, il reculait précipitamment, s'agitait violemment en tous sens, cherchait à fuir, et, en se débattant, faisait tous ses efforts pour y parvenir : pendant tout le temps qu'il en était ainsi, la peur dont il était saisi lui causait un tremblement général ; mais, après de vains efforts pour fuir, on voyait succéder toujours à cet état un fort accès de colère, pendant lequel ce cheval se montrait tellement furieux, qu'il eût été très-dangereux de l'approcher; enfin, à son tour, cet accès de fureur était suivi d'un état convulsif, lequel terminait toujours la scène, et qui ne cessait jamais que lorsqu'en se débattant, ou en tirant sur sa longe, le cheval avait réussi à rompre son licol, ou bien que quand on était parvenu à le détacher; car, aussitôt qu'il se sentait libre, tout aussitôt que nulle contrainte ne l'empêchait plus de se livrer à tous ses mouvemens, il se calmait de lui-même, reprenait par degré de la confiance et de la tranquillité, puis se laissait caresser et reconduire à sa place, où il recommençait de suite à manger, sans qu'il restât en lui aucun signe de l'état dans lequel il venait de se trouver : enfin, durant l'intermission des accès que je viens de décrire, on ne lui voyait absolument rien d'extraordinaire, si ce n'est une inquiétude presque continuelle, jointe à l'air d'égarement et de stupidité qu'il conservait habituellement.

Nous savions que ce cheval avait long-temps appartenu à un cavalier très-brutal qui le frappait souvent sur la tête; on disait même que cet animal, très-doux et très-tranquille avant qu'il eût été maltraité par lui, n'était tombé dans l'état dont je viens de parler, état que chacun regardait depuis long-temps comme une véritable *folie*, et qui m'a paru en effet ne pouvoir guère être rapporté qu'à ce seul genre d'affection, que depuis qu'il avait éprouvé ces mauvais traitemens.

Devenu, par l'état dans lequel il était, non-seulement dangereux, mais encore absolument impropre au service de la cavalerie, ce cheval fut réformé ; auparavant cela, je l'avais observé pendant plusieurs mois dans mon infirmerie, et pendant tout ce temps ni les traitemens les plus doux, les plus caressans, ni les soins les plus faits pour lui inspirer de la confiance, comme pour le rassurer contre toute cause particulière de frayeur, n'ont pu lui faire perdre ni même diminuer en lui, et cette crainte excessive qui le tourmentait sans cesse, et la fréquence ainsi que la force de ses accès.

Deuxième observation. — Dans le même régiment, et à-peu-près dans le même temps, une jument fleur de pêcher, âgée de six ans, de race navarine, se trouva dans un état presque semblable produit par la même cause, et qui était accompagné en elle des mêmes particularités, mais avec la différence cependant que les accès de cette jument étaient moins longs ; qu'ils ne cessaient que quand elle avait pu se détacher, et que quand elle était parvenue, en se câbrant, à se renverser en arrière et sur ses jarrets, ce à quoi elle réussissait d'autant plus facilement, lorsqu'elle n'était plus attachée, qu'elle était très-nerveuse et très-vive : comme il aurait été dangereux pour elle de l'attacher avec une forte longe, car elle aurait été capable de se tuer par la réitération et la violence des efforts qu'elle faisait pour se renverser quand elle éprouvait de la résistance, on la tenait toujours faiblement attachée. Un sous-officier la prit pour se monter, et par conséquent entreprit de la guérir ;

il eut la satisfaction d'y réussir à force de patience, d'attention, de caresses, de traitemens les plus doux; et par ces soins prudens il y avait si bien réussi, que dès le commencement de l'année suivante elle était parfaitement délivrée de son affection. Elle fut tuée dans la campagne de 1815.

J'ai cité de préférence ces deux faits entre plusieurs autres que j'aurais pu rapporter également, parce que leur nature me paraît les rapprocher d'une manière assez exacte des affections qui dans l'homme prennent le nom de *folie*, parce que, comme je l'ai dit, ils me semblent faits tout au moins pour attirer l'attention des observateurs sur celles des maladies de ce genre dont nos animaux domestiques paraissent pouvoir être attaqués.

Enfin, s'il devenait prouvé que la *folie* peut effectivement exister dans les animaux les plus rapprochés de l'homme, par la perfection plus ou moins grande de leur organisme, ne conviendrait-il pas, quand leur nature et leurs causes prochaines seraient mieux connues qu'elles ne l'ont été jusqu'ici, de rapporter aussi quelquefois à cette affection ces *caprices bien décidés*, ces *volontés bizarres* que l'on ne peut vaincre ou changer, ces *aversions inexplicables*, quelques *tics* particuliers, certains *goûts dépravés*, etc.? Car, n'est-on pas souvent frappé de l'analogie vraiment remarquable qui semble exister entre la *folie* de l'homme, et toutes ces idées si singulièrement capricieuses des animaux, dont le retour est plus ou moins fréquent, qui souvent sont incorrigibles, et qui ne se font remarquer d'ailleurs que chacune dans une circonstance vraiment spéciale, l'animal alors, et hors de cette circonstance, ne présentant communément plus rien d'extraordinaire, plus rien de particulier? Enfin, ne semble-t-il pas impossible, dans quelques cas, de rapporter à d'autres dérangemens qu'à la *folie* tous ces vices souvent si étonnans, qui, sans cause extérieurement apparente, maladive ou autre continue ou périodiquement remarquable, rendent quelquefois momentanément rétifs, ramingues, ou fantasques, ou emportés, et uniquement, je le répète, dans quelques situations tout-à-fait distinctes et exclusives, certains chevaux qui, observés dans d'autres temps que ceux où l'on remarque en eux les vices instantanés qui nous occupent, ou bien encore qui, mis en rapport avec tout autre objet que celui de leur aversion ou de leur terreur particulière, ne montrent plus aucune envie de se défendre, et sont par conséquent alors véritablement aussi obéissans, aussi doux, aussi francs, aussi exempts de mauvaise volonté et de caprices dangereux, qu'ils deviennent au contraire difficiles, furieux ou épouvantés dans les seules circonstances qu'ils redoutent, ou en présence des seuls objets pour lesquels ils ont pris et conservé, soit de l'éloignement ou de la haine, soit du dégoût ou de la crainte?.......

Je livre ces réflexions, que l'observation seule m'a suggérée, à la méditation des hommes qui, dans l'étude de la nature, savent se débarrasser de tous les préjugés, et qui enfin, dans la recherche de la vérité, ne dédaignent pas une idée préalable, par cela seul qu'elle paraît en opposition avec les idées généralement reçues.

§ 2. *Nouvelles observations sur la* monomanie *dans les animaux.*

On ne trouve, pour ainsi dire, dans les ouvrages modernes, soit d'hippiatrique ou d'équitation, soit d'agriculture ou de médecine vétérinaire, aucune mention de la manie dans les animaux (1), et ce silence doit nous paraître d'autant plus étonnant, que malgré que le cerveau et ses fonctions ne prédominent pas en eux, comme chez l'homme, sur les

---

(1) Il est bien vrai que Végèce, et quelques auteurs espagnols, d'après les anciens vétérinaires grecs, parlent de la manie (*mania*) dans les animaux; mais le premier désigne sous ce nom une maladie grave et très-meurtrière, dans laquelle la tête est surtout entreprise et semble se troubler; dans laquelle enfin les malades ne voient et n'entendent plus comme dans l'état de santé; il est donc bien clair que l'affection qu'il désigne ainsi paraîtrait appartenir plutôt au délire aigu, soit de la frénésie, soit peut-être même du vertige (arachnoïdo-cérébrite aiguë), qu'à la *folie* elle-même, puisqu'on ne peut rattacher à celle-ci que les cas de *délire chronique,* tantôt continu, et tantôt plus ou moins intermittent. Quant à *Ruini,* il a aussi parlé de la *folie,* mais absolument dans le même sens, dans son ouvrage intitulé : *Anatomia del cavallo.*

autres parties et sur les autres actions de l'organisme, ce viscère et les actes qui lui sont départis
ne laissent pas de jouir encore d'un certain développement, d'un certain degré de perfection dans
nos grands quadrupèdes; circonstances d'organisation qui, sous ce rapport, les rapprochent plus ou
moins de l'homme; en sorte que ces actions et ces
fonctions, lesquelles, au moins pour les facultés qui
en eux sont supérieures à l'instinct, peuvent aussi
être troublées, puisqu'elles existent effectivement
chez les animaux, les mettent donc dans le cas d'être
attaqués de certaines affections, qui devront avoir,
*toutes les fois qu'elles exalteront, diminueront
ou anéantiront l'une ou l'autre de ces facultés,*
une analogie plus ou moins grande avec la folie de
l'homme.

« Les animaux, a dit *Aygalenq* (1), étant jusqu'à un certain point doués des mêmes facultés que
nous, sont susceptibles d'éprouver, moins parfaitement à la vérité, les mêmes impressions morales. La
haine, l'amour, la crainte, l'espérance, la joie, la
tristesse, le courage, la timidité, la douceur, la colère (auxquels j'ajouterai la ruse, la finesse, la ja-
lousie, l'instinct mimique, etc.), et les autres passions les agitent comme nous. Témoin le chien, de
tous le plus susceptible de toutes les impressions,
le plus approchant de l'homme par son instinct, et

______

(1) *Aperçu général sur la perfectibilité de la médecine vétérinaire.* Paris, an 9.

dont les actions ont de quoi étonner le philosophe qui les apprécie. La fidélité, l'amour envers son maître le caractérisent ; on lui voit affronter les dangers les plus grands pour le sauver ; il le cherche sans relâche lorsqu'il l'a perdu (refuse alors de prendre de la nourriture, l'appelle sans cesse) et meurt même de chagrin sur le lieu qui a vu périr son bienfaiteur. Si ces actions ne prouvent pas qu'il est doué d'une raison comme nous, du moins démontrent-elles qu'il est doué d'un instinct qui en approche beaucoup. » Enfin, il dit encore dans un autre endroit : « L'influence des passions sur les animaux est un objet de méditation et de recherches dont on ne s'est pas encore occupé. »

Mais voici ce que M. *Hurtrel d'Arboval*, qui, au reste, ne paraît pas avoir eu connaissance des faits relatifs à la *folie* des animaux que j'avais publiés en 1823, dit de son côté, dans son *Dictionnaire de médecine et de chirurgie vétérinaires* (1),

1.º Au mot *Manie :* « Délire chronique général, ou qui roule sur plusieurs objets, et qui porte le nom de *monomanie,* s'il paraît borné à un seul ou à un très-petit nombre : la fureur en indique le plus haut degré. Les animaux étant bien moins sujets que l'homme à l'influence des passions qui tourmentent quelquefois si violemment celui-ci, sont bien moins que lui exposés, ou plutôt ne sont pas du tout ex-

---

(1) Tome III. Paris, 1827.

posés à la manie par affection morale (1); aussi ne sont-ils susceptibles d'éprouver cette espèce d'aliénation mentale que par suite d'un vice dans l'organe encéphalique (2). On croit devoir rapporter à ce genre l'espèce de stupidité qu'on observe quelquefois sur la brebis (5); mais cela demanderait de nouvelles observations et un nouvel examen. La même observation paraît avoir été faite sur le veau, au moins au dire d'*Aygalenq* : ce médecin rapporte avoir vu, à l'école royale vétérinaire de Lyon, une chienne présenter tous les caractères d'une bête en démence; parfois elle quittait brusquement la personne qu'elle caressait pour courir de tous côtés, faire mille tours et détours inconsidérés, crier même, aboyer sans motif, etc. La manie ne pouvant tenir dans les animaux qu'à une cause matérielle, pour la faire cesser, il faut s'attacher à détruire ce qui peut y donner lieu. Si, par exemple, on a lieu de penser qu'elle dépend d'une compression de l'encéphale, on ne pourrait y remédier qu'en faisant cesser cette cause. Quant à la manie qui tiendrait à un dérangement dans la disposition des parties du cerveau, elle est sans ressource, sans espérance de guérison. »

----

(1) Tout prouve déjà que, dès actuellement, on doit au moins en excepter le chien.

(2) Eh ! quelles autres causes plus communes que celle-ci a donc la *folie* dans l'espèce humaine ?

(3) Selon moi, cette *stupidité de la brebis* se rapprocherait plutôt du crétinisme que de la *folie* de l'homme.

2.° Au mot *Monomanie :* « ...... Ce que nous avons dit de la *manie* s'appliquerait en partie à cette espèce d'aliénation mentale, si les animaux étaient susceptibles de l'éprouver, mais on n'en connaît pas d'exemples chez eux. »

Or, on verra, par les différens faits que j'ai rapportés, que ma manière de voir pourrait différer en plusieurs points de ce que cet auteur a dit, tant de la manie que de la monomanie considérées dans les animaux, et quels sont les motifs et les faits sur lesquels je fonde mon opinion à ce sujet.

Depuis la publication de mon premier travail sur la *folie* dans les animaux, j'ai été engagé à y donner suite par la communication successive de tous les faits de ce genre que je pourrais ou posséder déjà, ou observer encore. C'est donc autant pour satisfaire à cette invitation, que persuadé de l'importance que la médecine vétérinaire doit attacher à l'étude d'un semblable sujet, que je me suis déterminé à faire connaître les nouveaux faits que je vais rapporter, et qui me paraissent pouvoir appartenir aussi à de véritables dérangemens d'une partie de celles des facultés intellectuelles particulières à leur espèce dont sont gratifiés nos grands animaux domestiques.

Je dis que l'importance de ce sujet est l'une des principales causes qui me portent à rappeler de nouveau l'attention des praticiens sur l'étude et l'observation de ce genre d'affections, jusqu'ici beaucoup trop négligées dans la médecine vétérinaire ;

et en effet, qui pourrait douter de celle que nous devons attacher à connaître mieux, en eux, qu'on ne l'a fait jusqu'à présent, plusieurs dérangemens particuliers des fonctions cérébrales, dont la manifestation, quelquefois simplement momentanée, est souvent alors, même quand l'existence en est déjà connue, aussi dangereuse qu'imprévue pour l'ordinaire, et dont le retour, ou tout au moins l'époque de la manifestation de leurs accès, ne sauraient être ni calculés, ni pressentis dans le plus grand nombre, ou pour mieux dire dans la presque totalité des cas; de ces dérangemens, par exemple, soit dans l'exercice de la volonté, soit dans l'emploi plus ou moins réfléchi de leurs forces, qui rendent, quand ils viennent à se manifester, ou l'approche, ou la rencontre, ou l'usage des animaux chez lesquels ils existent d'autant plus périlleux, que le danger actuel peut en être imprévu, ou n'en est quelquefois même pas soupçonné? Or, s'il est, dans le cheval, dans le bœuf, et dans le chien surtout, des troubles de leurs facultés intérieures qui puissent présenter effectivement ces caractères d'*intermittence* plus ou moins prolongée dont je viens de parler, on ne peut nier certes que ces troubles doivent surtout dépendre des affections chroniques de l'appareil encéphalo-rachidien de ces animaux, et pour cette raison même, s'ils ne ressemblent pas très-parfaitement à la folie de l'homme, ils s'en rapprochent au moins d'une manière qui me paraît être trop exacte, pour qu'on puisse nier qu'il n'y ait entre eux et la manie de l'espèce humaine une assez grande analogie.

D'un autre côté, considérés sous le point de vue de la médecine légale vétérinaire, la plupart des défauts qui résultent des dérangemens et des troubles des facultés intérieures dont il est ici question, soit qu'ils dépendent uniquement d'un vice dangereux dans le caractère de l'animal, soit qu'au contraire ils appartiennent effectivement à des dérangemens analogues à la *folie* générale, ou tout au moins à la *monomanie* de l'homme, ne peuvent-ils pas, dans les animaux, *constituer des cas susceptibles de donner lieu à l'action en redhibition,* et mériter encore, sous ce nouveau rapport, de devenir le sujet des méditations de tous les vétérinaires? Pour moi, je suis bien persuadé, qu'aux termes de l'article 1641 du Code civil, si la *folie* permanente, c'est-à-dire le délire continu, *quand on peut le reconnaître en tout temps à l'examen de l'animal,* ne doit pas, règle générale, être considéré comme devant faire partie des cas redhibitoires, il en devrait être tout autrement, 1.º *de la manie non continuelle, ou délire chronique intermittent,* parce que celui-ci ne se manifestant qu'à des intervalles plus ou moins éloignés, les signes de ses accès peuvent ne pas exister au moment de l'examen et de l'achat de l'animal, ce qui mettrait alors dans l'impossibilité de reconnaître, à l'instant de la vente, si celui-ci en est affecté; 2.º *de toutes les monomanies,* parce que celles-ci ne se manifestant qu'à l'occasion de certaines circonstances ou de certains objets, leur existence, par cela même, est, sinon impossible, au moins très-difficile à reconnaître au moment de l'examen et de l'achat du sujet, puisqu'il est présumable que si sa monomanie était connue du vendeur, celui-ci ferait en sorte de présenter l'animal dans une situation qui ne permît pas de juger du vice dont il serait affecté; et de plus, que, dans le cas même où le vendeur, ignorant ce vice, parce qu'il ne posséderait l'animal que depuis très-peu de temps, ne chercherait pas à le cacher, il pourrait arriver encore qu'au moment de la vente l'animal ne se trouvât pas dans la seule circonstance où, étant en présence de la seule cause exclusive qui la détermine, il manifesterait la monomanie dont il serait attaqué.

J'ai déjà rapporté deux observations qui paraissent appartenir à des cas de *folie;* en voici encore trois autres exemples qui ont cela de particulier, que, dans ces cas, les chevaux ne présentaient qu'à l'égard d'un seul et unique objet, le trouble de leurs facultés dont je vais rapporter les détails.

Troisième observation. — En 1806, pendant toute la durée de la campagne d'Austerlitz, un officier piémontais, M. P****, capitaine au 26.ᵉ régiment de chasseurs à cheval, possédait une jument baie très-jolie, et fort bonne d'ailleurs, mais qu'un vice tout particulier rendait d'un usage excessivement dangereux pour le service de la selle. Cette

jument avait une aversion très-décidée pour le *papier*, et ne connaissait plus rien, non-seulement
aussitôt qu'elle en voyait, mais encore toutes les
fois que, même dans l'obscurité, elle entendait le
bruit qui résulte du froissement d'une ou de plusieurs feuilles de cette substance. Cet effet était
toujours si prompt, si violent en elle, que, dans
plusieurs circonstances, surprise par cette impression de l'objet de sa terreur particulière, elle
emporta ou renversa sous elle son cavalier, et
qu'enfin, une autre fois, le pied de M. *P.***** étant
demeuré engagé dans l'étrier, elle le traîna long-
temps sur un terrain couvert de pierres. Cependant,
chose bien remarquable! cette même jument était
très-franche du reste, et si l'on excepte l'objet de
sa terreur spéciale, elle ne craignait aucune des
choses qui ordinairement épouvantent le plus les
autres chevaux : car le bruit du canon, les tam-
bours, la musique militaire, le sifflement des balles
et des boulets, la vue des feux dans les bivouacs,
celle de la fumée et des feux, soit des armes, soit
de l'artillerie; la vue des troupes en bataille, celle
des plumets et des armes brillantes, aucune autre
chose enfin ne lui causait la moindre peur; et,
comme l'on s'en était plusieurs fois assuré, elle n'é-
prouvait pas, pour les autres corps blancs, la même
frayeur que celle que lui causait la vue ou le bruit
du papier. Tous les moyens qui furent employés
pour la guérir de ce défaut demeurèrent sans succès,

et son maître fut forcé de la vendre, ne pouvant
pas continuer à la monter.

Quatrième observation. — Le *Dëicon,* cheval
bai brun, provenant de l'ancienne armée, arrivé
au régiment des hussards de la Garde royale le
7 janvier 1816, et qui ne fut réformé que le 8 novembre 1821, était très-doux pour l'homme, pour
les autres animaux, et avec tous les chevaux, excepté avec ceux qui avaient une robe d'un *gris
clair* plus ou moins éclatant; en effet, il avait pour
ceux-ci, mais pour eux seulement, une si grande
antipathie, qu'aussi-tôt qu'il en apercevait un, il
faisait tous ses efforts pour s'en approcher, et quand
il y parvenait, il l'assaillait en se jetant sur lui avec
la plus grande fureur. Il en était de même dans
tous les temps et partout; libre ou sous le cavalier,
dans les promenades ou dans les routes et dans les
rangs des escadrons, soit pendant les manœuvres,
soit pendant les instans de repos; enfin, son ani-
mosité et sa haine contre ces chevaux était telle,
qu'il était dangereux de placer dans la même écurie
que lui, et à quelque distance que ce fût, pourvu
qu'il pût le voir, non-seulement un cheval, mais
encore une jument d'un poil gris ou blanc, parce
qu'il n'avait point de repos qu'il ne fût détaché, et
quand il y parvenait, il courait sur ces animaux,
les battait avec la plus grande fureur, les mordait
surtout, et les saisissait le plus ordinairement à la
tête, souvent même à la gorge, de telle sorte que,
dans ce dernier cas, il aurait quelquefois pu les

étouffer, si l'on n'était pas promptement venu les soustraire à ses attaques. En vieillissant, car il avait dix-huit ans au moment où il fut réformé, cette manie furieuse s'était, non pas dissipée, mais un peu affaiblie; en 1818 elle était si forte, qu'elle nous empêcha de le mettre au vert, en liberté, avec ceux des autres chevaux du régiment qui, comme lui, avaient besoin de ce régime. Je ne dois pas oublier de faire observer que ce cheval n'avait pas, pour les autres corps blancs, la même aversion qu'il éprouvait pour les chevaux dont la robe approchait de cette couleur. Ce fait a dû être connu de toutes les personnes qui ont été attachées aux hussards de la Garde, principalement pendant les premières années que ce cheval existait dans ce corps.

Cinquième observation.—La *Dague,* jument alezane, de race normande, reçue de remonte en 1816, et qui vit encore actuellement dans le 3.ᵉ escadron du régiment des hussards de la Garde royale, craignait beaucoup, au contraire, tous les *corps blancs inanimés,* c'est-à-dire immobiles par eux-mêmes, tels par conséquent que les manteaux blancs, les manches de chemises, les buffleteries, le papier, mais surtout les plumets; quand ces corps blancs, agités d'un mouvement déterminé par une cause quelconque, venaient à frapper inopinément sa vue; s'ils avaient un certain volume, et si leur mouvement était plus ou moins rapide, elle en était extrêmement épouvantée, et cherchait à fuir; mais si ces mêmes corps n'étaient que peu volumineux et que faiblement agités, elle se jetait sur eux avec colère, et cherchait tant à les mordre qu'à les frapper avec ses pieds antérieurs. Les autres *couleurs* et tous les autres corps ne produisaient pas sur elle de semblables effets; ce qu'il y avait même encore de plus particulier en elle, c'est que ni les chevaux blancs, ni les chiens du même poil ne lui occasionaient la même impression, tantôt de frayeur, tantôt de colère, qu'elle éprouvait toujours, par exemple, à la vue d'une feuille de papier que le vent emportait, ou d'un plumet blanc agité par l'air ou par une autre cause.

Or, ces trois cas ont donc cela de singulier, que l'aversion particulière des chevaux qui me les ont présentés, avait tous les caractères d'une véritable monomanie.

Ainsi donc, si, comme les faits que j'en ai rapportés semblent le prouver, la *folie,* ou au moins des cas très-manifestes de *monomanie,* peuvent exister dans les animaux, ne se pourrait-il pas encore qu'indépendamment des troubles particuliers que j'ai déjà signalés comme pouvant en eux appartenir quelquefois à la manie, on ne soit en droit de rapporter aussi, dans les animaux,

1.º *Au délire aigu* l'envie de mordre si souvent manifesté par le chien, tant dans la gastro-entérite aiguë que dans la *rage mue,* et même quelquefois jusque dans l'hydrophobie; ce désordre des fonctions cérébrales qui consiste à se porter constamment et involontairement en avant, que l'on observe dans les chevaux attaqués du *vertige ;* l'envie de frapper du pied et celle de ruer qui se remarque quelquefois dans le cheval attaqué d'un commencement d'apoplexie cérébrale ? etc., etc. Ensuite, puisque tout délire aigu, excepté cependant celui de la rage (maladie dans laquelle les animaux ne vivent pas assez long-temps pour cela), peut, en passant à un état chronique, produire une véritable *folie* dont la durée deviendrait alors indéterminée, ne doit-on pas déduire de la possibilité de l'existence du délire aigu dans les animaux, celle du passage de cet état aigu à un état chronique, d'où résulterait, dans les fonctions cérébrales, un trouble plus ou moins permanent, lequel, dans ces cas, correspondrait parfaitement à la *folie* de l'homme, maladie qui en lui ne reconnaît souvent pas d'autre cause qu'une encéphalite on une arachnoïdite qui a affecté un type chronique ?

2.° A une sorte de *nostalgie*, cette tristesse que rien ne dissipe, ce refus invincible des alimens qui font quelquefois périr les animaux retenus loin des lieux où ils ont l'habitude de vivre, ou cette obstination du chat, et même aussi quelquefois du chien, à retourner toujours vers les lieux qu'ils sont accoutumés d'habiter.

3.° Enfin, à la *mélancolie* et à l'*hypochondrie*, ce vif regret produit par la perte de son maître, regret qui est assez grand pour porter le chien à se laisser mourir de faim sur la tombe ou auprès du corps inanimé de l'objet de son tendre attachement, et d'où ni le soin de sa propre existence, ni les mauvais traitemens, ni la violence même, ne peuvent quelquefois retirer cet animal ; une seule idée pouvant désormais l'occuper, jusqu'à ce que le chagrin qu'il éprouve mette enfin un terme à sa vie.

C'est donc surtout après avoir exposé les observations de monomanie que j'ai pu réunir, et les réflexions dont j'ai cru devoir les accompagner aussi, que je pense que l'on ne sera plus aussi étonné de me voir répéter, et soumettre au jugement des observateurs instruits, ma première question : La *folie* peut-elle exister dans les animaux domestiques ? laissant au temps et à l'expérience le soin de nous en fournir la solution complète.

§ III. *De la* fureur utérine.

L'*œstromanie* (1), ou le desir et le besoin irrésistibles du coït *portés jusqu'à la fureur,* qui est le seul cas où l'appétit vénérien doive être considéré comme constituant une véritable manie, existe dans les animaux comme dans l'homme. Dans les mâles, l'œstromanie a reçu le nom de *satyriasis,* et dans les femelles ceux de *nymphomanie* ou de *fureur utérine.* Je n'ai jamais observé ce genre de *folie* que chez des jumens ; d'autres auteurs assurent qu'on l'a vue aussi dans l'ânesse, la vache, la chienne et la

---

(1) Du latin *œstrum,* ardeur vénérienne ; chaleur et *mania,* folie, manie.

chate, mais on ne l'a jamais observée, à ma connaissance, dans les mâles des espèces domestiques;
aussi est-ce pourquoi j'ai cru devoir en parler ici
sous le seul nom de *fureur utérine*.

Elle est plus connue dans les animaux que les
autres genres de *folie*, et beaucoup d'auteurs en ont
fait mention dans leurs ouvrages. Mais serait-ce à la
fureur utérine qu'il conviendrait de rapporter toutefois la maladie dont *Paulet* (1), d'après *Columelle*,
parle sous le nom de *consomption* ou *rage d'amour*,
et qui consiste en une maigreur qui survient quelquefois parmi les jumens, qui les fait dépérir sensiblement, et même mourir en très-peu de temps ? Le
nom que *Columelle* donnait à cette maladie, *rage
d'amour*, la maigreur rapide qui la caractérisait,
et les funestes effets de celle-ci, devraient peut-être
porter à le croire.

La *fureur utérine* a donc depuis long-temps été
observée dans les animaux. *J. Ruel* en parle dans
sa traduction des auteurs grecs sur la médecine
vétérinaire (2), et conseille, pour la guérir, de conduire la jument qui en est attaquée sur le bord d'une
eau limpide pour qu'elle soit si affectée en voyant
l'état où elle est tombée, que sa fureur se calme et
se dissipe. *Vitet* (3) en a fait, sous le nom de *fu-*

---

(1) *Recherches historiques et physiques sur les maladies
épizootiques.* Paris, 1785.

(2) *Medecinæ veterinariæ libri duo.* Paris, 1530.

(3) Médecine vétérinaire. Lyon, 1783.

reur *utérine*, un genre particulier de ses maladies spasmodiques, et dit que la jument et la vache y sont sujettes ; il la désigne sous le nom de *rage des jumens* produite par l'appétit vénérien. *J. Massé* (1) rapporte le sentiment de *Théomneste* sur la *fureur utérine*, qu'il nomme aussi *rage (d'amour) des jumens* ; il est en tout conforme à ce qu'on vient d'en lire, et *J. Ruel* n'en a évidemment parlé que d'après cet hippiatre grec.

Aygalenq (2) en a parlé sous le nom d'*hystérie*, et l'a placée dans la classe des *névroses* et dans l'ordre des *vésanies* : il dit qu'il a vu dés chiennes et des chates en être attaquées.

M. *Huzard* fils (3) en parle sous le nom de *fureurs utérines*, et cite le fait d'une jument en qui elles ne se manifestaient « que de temps en temps après plusieurs jours. La bête, très-douce entre les accès, devenait inabordable pendant le temps de cet éréthisme, qui durait un, deux ou trois jours. »

J'ai vu, aussi en 1800, mon père donner ses soins, dans les environs de Châteaudun, à une jument qui, comme celle dont parle M. *Huzard* fils, n'était inabordable que pendant le temps où elle était en cha-

---

(1) *Art vétérinaire*, ou *Grande Maréchalerie*. Paris, 1563, livre I.er, chap. XIV, au revers du 36.e feuillet.

(2) *Aperçu général sur la possibilité de l'amélioration de la médecine vétérinaire*. Paris, an 9.

(3) *Esquisse de Nosographie vétérinaire*. Paris, 1820.

leur ; mais les périodes de retour de sa *fureur uté-rine* étaient beaucoup plus éloignées.

M. *Morier* a fait connaître (1) deux observations de *nymphomanie* qu'il a vu attaquer une jument de cinq ans et une vache du même âge.

M. *Guillame* (2) rapporte un exemple de cette maladie dans une ânesse qui en fut délivrée par l'approche du mâle.

M. *Hurtrel d'Arboval* (3) a traité de cet état des femelles sous le nom de *nymphomanie*. La jument, la vache, la chienne et la chate, en offrent des exemples..... « Elle est quelquefois portée au point de faire périr de petites chiennes de chambre. »

Enfin, M. *Vatel* (4) a donné à cette affection le nom d'*utéromanie*; il la classe dans les *névroses* du *sentiment*, et la regarde comme consistant en une irritation consécutive du cerveau ou plutôt du cervelet. « Il est, dit-il, des vaches et des jumens qui sont constamment ou presque constamment utéromanes et stériles. La vache porte alors le nom de *taurel-lière*, parce qu'elle monte souvent sur les autres vaches. »

---

(1) *Mémoires et Observations sur la chirurgie et la médecine vétérinaires*, par J. B. Gohier. Lyon, 1816, tome II, page 225.

(2) *Mémoires de la Société royale et centrale d'agriculture*, année 1825.

(3) *Dictionnaire de médecine et de chirurgie vétérinaires*, Paris, 1827.

(4) *Élémens de pathologie vétérinaire*. Paris, 1828.

J'ajouterai encore à cet égard, que tous les vétérinaires ont pu observer dans les vaches attaquées de phtisie pulmonaire déjà arrivée à un certain degré, des *chaleurs* plus ou moins fortes et *permanentes,* qui ont d'autant plus de rapports avec l'œstromanie, qu'elles sont plus exaltées, et qu'il arrive ordinairement que l'approche du mâle, ainsi que les traitemens les plus convenables dans ces cas, ne les font souvent ni cesser, ni même diminuer d'intensité ; et que j'ai vu aussi quelquefois des affections du même genre exister dans les jumens également phtisiques ; je ne dois donc pas négliger de faire remarquer ici la singulière analogie qui existe entre ces observations et celle qui a été faite à la Salpêtrière, que la moitié des folles mouraient de phtisie pulmonaire, qu'on ne reconnaît souvent, il est vrai, qu'à leur autopsie.

J'ai vu la *fureur utérine,* à la fin de l'été de l'année 1808, faire périr, en Espagne, plusieurs jumens de notre régiment, le 26ᵉ de chasseurs à cheval, lesquelles, arrivant tout récemment dans ce pays, n'étaient point encore accoutumées à la chaleur de son climat dans cette saison, et aux autres nouvelles influences sous lesquelles elles se trouvaient placées. Dans toutes ces jumens, la mort, malgré l'approche du mâle et malgré les traitemens qui avaient paru être les plus appropriés à leur état, avait été la suite, même assez prompte, de cette maladie. Mais j'ai traité, au contraire, à Madrid, dans le printemps suivant, une jument prussienne, ap-

partenant à un officier, laquelle était affectée de *chaleurs vraiment immodérées,* et qui se reproduisaient
sans cesse à de très-courts intervalles ; elles ne cessaient pas, et paraissaient même augmenter d'intensité par l'approche réitérée de l'étalon ; dans cet
état, la jument dont il s'agit se montrait souvent
furieuse et d'un abord très-dangereux par conséquent ; cependant ces accès de fureur ne furent jamais que de très-courte durée ; et malgré toutes ces
circonstances, qui semblaient devoir nous laisser peu
d'espoir de réussir, cette maladie céda aux effets
d'une diète sévère, des saignées répétées, d'un exercice soutenu, d'un régime tempérant et des bains
généraux pris dans la rivière. Serait-il permis de
croire maintenant que ces heureux effets auraient
pu être aidés par ceux de quelques bouteilles d'une
décoction de nénuphar blanc, qui lui furent aussi
administrées ?

Comme l'existence de cette première variété de
la nymphomanie qui consiste dans un état d'orgasme
direct et primitif des parties génitales, est assez généralement admise dans les femelles de nos grands
animaux domestiques, je ne m'arrêterai pas pour
établir que cette espèce de manie peut aussi les
affecter, à en rapporter ici des exemples particuliers ; mais comme je ne vois pas qu'il ait été publié aucun fait qui démontre que la *fureur utérine*
peut, au contraire, être aussi causée par une irritation étrangère à la phtisie pulmonaire, et cependant purement sympathique des mêmes organes, je

ne crois pas devoir passer sous silence l'observation suivante , qui me semble fournir la preuve que l'*uté-romanie* peut quelquefois n'être que simplement symptomatique, et dépendre alors d'une toute autre maladie que la phtisie pulmonaire, qui, comme on le sait déjà, peut effectivement donner lieu aussi à cette maladie d'une manière toute secondaire.

Sixième observation. — Le 4 juillet 1816, une jument prussienne, âgée de huit ans, appartenant au régiment des hussards de la Garde royale, reçut, à la partie supérieure et à la face externe de l'avant-bras, un coup de pied en apparence très-léger, et qui n'avait produit qu'une petite plaie longue d'un pouce environ, profonde d'à-peu-près six lignes, et disposée transversalement à la direction verticale du membre. Cependant, le lendemain il y avait un engorgement considérable de la partie blessée, non-seulement avec des accidens locaux très-graves, mais encore avec des soubresauts convulsifs des muscles des parties voisines, tels que ceux du poitrail, de l'épaule et du bras, et une très-forte fièvre générale de réaction, qui fut bientôt suivie de la manifestation d'un *orgasme vénérien* très-prononcé, d'un état de *chaleurs* tellement exaspéré, que le moindre contact exercé d'une manière quelconque sur les parties postérieures de son corps, excitait, de la part de cette jument, une émission par la vulve, aussi abondante que répétée, d'une liqueur visqueuse jaunâtre et trouble.

Malgré les moyens de traitement, tant généraux

que locaux qui furent mis en usage, cet état de la blessure et la sur-excitation secondaire des organes génitaux allèrent toujours en augmentant jusqu'au 13 du même mois ; aussi la malade était-elle alors accablée de fatigue et d'épuisement, très-faible et très-maigre déjà ; elle ne s'était pas couchée depuis son accident ; mais ce jour-là elle se laissa tomber sur la litière. A cette époque, il existait dans l'intérieur du membre malade un abcès dont l'ouverture fut faite, et que l'on reconnut s'étendre, depuis la partie blessée par le coup de pied, jusque vers le milieu de la longueur de l'os métacarpien (le canon), du côté de sa face externe, où une courte ouverture fut aussi pratiquée. Un léger soulagement momentané eut lieu presque aussitôt, mais il dura peu de jours ; car le 17 les vives douleurs, les contractions spasmodiques du membre blessé, la fièvre de réaction générale, et surtout l'érétisme, si remarquable et si particulièrement violent des organes de la génération, s'étaient reproduits avec la plus grande intensité. Outre les autres moyens de traitement, on employa dès cet instant la teinture d'opium pour panser les plaies, et l'extrait gommeux d'opium à l'intérieur ; mais ils furent également ment sans effets avantageux. Dans la nuit du 20 au 21, la gangrène s'empara des parties malades, et la jument succomba beaucoup plus promptement qu'on ne s'y était attendu. A son ouverture, outre les lésions du membre blessé, nous trouvâmes toutes les

parties internes de la génération dans un état d'inflammation et d'engorgement très-remarquable.

Ainsi donc tout prouve que la *fureur utérine*,
tant essentielle que symptomatique, pour être, à la
vérité, une maladie plus rare dans les animaux domestiques que dans l'espèce humaine, n'en est pas
moins, comme l'ont admis plusieurs auteurs après
l'avoir eux-mêmes observée, une affection qui doit
trouver place dans les cadres nosologiques de la
médecine vétérinaire. Je ne crois pas qu'il existe
aucune espèce de doute à cet égard; aussi ne m'ar-
rêterai-je pas davantage à faire remarquer que,
comme la plupart des noms qui lui ont été donnés
le prouvent d'ailleurs, elle doit être rangée au
nombre des affections maniaques, surtout quand
elle se complique d'une fureur qu'aucune autre cause
n'existe. Elle constitue donc déjà un premier genre
de *folie*, l'*érotomanie*, dont personne n'a cherché
à nier la possibilité dans les femelles de beaucoup
d'animaux domestiques.

Aussi, sans parler maintenant de la nymphomanie, dont tous les auteurs vétérinaires ont rapporté la nature à un genre particulier de *folie*, déterminé par un effet sympathique de l'orgasme des
parties génitales sur l'encéphale; si les faits que j'ai
rapportés, et les considérations dont j'ai cru devoir
les faire suivre, ne suffisaient pas pour nous conduire à admettre la possibilité de l'existence de différens autres genres de manie dans les animaux,
l'observation physiologique viendrait encore à l'ap-

pui des explications que j'ai données de ces faits ;
et, ces résultats de l'observation physiologique appliquée à l'étude du sujet qui nous occupe, j'ai dû
les réserver pour être présentés les derniers, non-
seulement parce qu'ils me paraissent être ici du plus
grand poids, mais aussi parce qu'ils ont été d'abord
remarqués comme exacts, et puis ensuite admis
comme tels par des auteurs dont le nom, à juste
titre, est regardé comme une très-grande autorité,
eu égard à tout ce qui se rapporte à ces sortes de
matières. Mais pour éviter d'entrer ici dans des lon-
gueurs inutiles, je me bornerai pour le moment
aux citations suivantes :

M. *Gall* a démontré (1) que l'encéphale est seul,
et à l'exclusion de toutes les parties de l'organisme,
l'instrument, tant des facultés intellectuelles que des
qualités morales ; mais il a prouvé aussi qu'il y a
dans le cerveau autant d'organes particuliers que,
dans un animal quelconque, il y a de penchans et
d'aptitudes différens ; que par conséquent la variété
des dispositions et des facultés, soit intellectuelles,
soit instinctives, tient, chez les différens sujets, aux
modifications, aux différences qu'ils présentent dans
le développement et la prédominance relative de
chacune des parties de l'encéphale ; parce que chaque
partie distincte de la masse encéphalique est l'organe spécial de chacune des facultés qu'il nomme

---

(1) *Sur les fonctions du cerveau et sur celles de chacune de
ses parties*, etc. Paris, 1825.

fondamentales, que l'on regardait autrefois, les unes comme morales, les autres comme intellectuelles; mais qu'il fait consister en autant de genres d'*instincts* particuliers, qui ne sont pas, comme on l'avait cru, des attributs exclusivement départis à l'espèce humaine, car ils sont assez souvent communs à elle et à quelques animaux.

Maintenant, M. *Londe* (1), d'après M. *Gall,* admet que l'*instinct* est un sentiment, un mouvement intérieur, indépendant de la réflexion et d'une véritable volonté, une impulsion qui pousse à certaines actions un sujet vivant, sans que celui-ci ait une idée distincte ni de moyens, ni de but.

« Il y a, ajoute-t-il, autant d'*instincts* que de facultés fondamentales spéciales : l'homme et tous les animaux ont l'*instinct de propagation*; le lion a l'*instinct carnassier*; l'homme et le castor l'*instinct de construction*. Ce ne sont certainement point les mêmes organes qui déterminent des *instincts* si opposés, produisent des phénomènes si différens. Un effet particulier nécessite une cause particulière. Les *instincts* existent donc chez l'homme comme chez les animaux. Le mot *instinct* ne désigne donc pas une force générale créant les actes différens des animaux; il ne désigne que l'activité des différentes facultés fondamentales.

» Ce langage est différent, continue-t-il, de celui

------

(1) *Nouveaux Élémens d'hygiène.* Paris, 1817.

des métaphysiciens. L'*instinct* est pour eux quelque chose d'*occulte*, de *mystérieux*, qui produit *tous* les actes encéphaliques des animaux, quelques différens qu'ils soient, comme l'âme produit tous ceux de l'homme ».

Enfin, M. *Vimont*, dans un travail présenté à l'*Institut royal de France* le 31 décembre 1827 (1), annonce avoir vérifié, par des expériences faites sur les animaux, les observations de M. *Gall* sur la pluralité et la spécialité des organes cérébraux, et avoir obtenu des résultats d'autant plus concluans, que, n'ayant eu pour but que de soumettre les idées de ce dernier à un sévère examen, ils ont néanmoins confirmé la théorie cranioscopique. Or, une des principales propositions qui semblent ressortir de l'ensemble du travail de M. *Vimont* est celle-ci : « Chaque organe (cérébral) paraît être le siége d'une *faculté* propre, et être en rapport avec les mœurs, les besoins et les conditions d'existence des divers animaux. »

D'après ces idées, toutes fondées sur l'observation, plusieurs auteurs admettent donc, dans les animaux, un plus ou moins grand nombre de *facultés* ou d'*instincts* différens ; non pas, il est vrai, tous réunis dans les animaux d'une même espèce, comme on les observe dans l'homme, mais d'autant plus multipliés dans chacune d'elles, que les indivi--

____

(1) *Revue médicale*, cahier de février 1828, page 290 et suivantes.

dus qui la composent sont plus parfaits, ont une organisation plus compliquée, et par conséquent plus
rapprochée de la nôtre. Il y a même quelques animaux qui ne présentent qu'un petit nombre, quelquefois même qu'un seul de ces *instincts,* bien
prédominant, bien caractérisé en eux.

Or, puisqu'il est un certain nombre de ces *facultés* fondamentales de l'homme désignées sous
le nom d'*instincts,* qui existent effectivement chez
les animaux, il faut bien admettre comme une
conséquence inséparable de leur existence, qu'ils
peuvent y être ou trop exaltés, ou trop faibles,
déréglés ou anéantis, et que toutes ces circonstances
particulières sont autant de dérangemens de ces divers genres d'*instincts* que l'on est forcé de rapporter
à la *folie* de l'homme, puisque la manie de l'espèce
humaine, et toutes ses variétés si multipliées ne sont
ordinairement pas autre chose que des altérations
des facultés instinctives, qui avaient reçu en nous
le nom de qualités morales ou intellectuelles, dont
nous pensions être seuls gratifiés, mais qui s'observent cependant, au moins pour la plupart, dans
les animaux comme chez nous, et qui peuvent aussi,
par conséquent, y être altérées ou perverties par des
causes plus ou moins analogues.

Toutes ces choses étant ainsi considérées, devien-
dra-t-il donc nécessaire de répéter encore la question qui m'a servi de point de départ? Sa réponse,
désormais, ne sera-t-elle pas très-claire pour tout
esprit qui voudra secouer les liens des préjugés de

nos anciennes doctrines médicales sur ce sujet ? et,
s'il en était ainsi, ne nous resterait-il pas une nouvelle mine à exploiter dans l'observation et dans
l'étude des différens genres de *folie* et de *monomanie* (quelque rarement qu'on les voie s'y manifester)
dont nos animaux domestiques pourraient être susceptibles ?

MÉMOIRE

Sur les pleuro-péripneumonies aiguës, *observées en 1822 et 1823 sur les chevaux
des hussards de la Garde royale.* [1]

Des *pleuro-péripneumonies aiguës* d'une intensité
remarquable, et dont la plupart, accompagnées,
dès leur début, des symptômes les plus alarmans
pour la vie des malades, ont régné, depuis le mois
de novembre 1822 jusqu'au mois de février 1823,
et avec tant de fréquence, sur les chevaux des hussards de la Garde royale, que, par leur multiplicité et par la nature commune de leurs causes, elles
me semblent devoir être qualifiées d'*épizootiques*,
à moins que, pour être réputées telles, on ne veuille
exiger que les affections morbides auxquelles on
accorderait cette dénomination, joignissent encore

---

[1] Ce Mémoire a été publié, pour la première fois, en 1826,
dans le neuvième volume des *Mémoires de la Société médicale d'émulation de Paris;* mais comme ces Mémoires ne sont
pas dans les mains de beaucoup de vétérinaires, j'ai cru devoir
reproduire ici l'histoire des graves *pleuro-péripneumonies aiguës* qui ont attaqué, en 1822 et 1823, les chevaux du régiment
où j'exerçais alors les fonctions de vétérinaire en premier.

la qualité contagieuse à la fréquence de leur invasion et à la multiplicité de leurs victimes.

Sans doute que les affections aiguës de la poitrine
sont des maladies très-communes, et que même
celles dont je vais parler, si l'on en excepte leur
caractère épizootique et la dangereuse complication
qui les a si souvent aggravées, n'avaient peut-être
rien de particulier; néanmoins, bien persuadé que
si elle veut marcher avantageusement sur les traces
de la médecine humaine, qui, chaque jour, perfec-
tionne encore ses belles et utiles connaissances dans
le vaste champ de l'observation, la médecine vétérinaire doit surtout asseoir les progrès dont elle est
susceptible sur un grand nombre de faits exactement observés; j'ai cru devoir en recueillir et en
conserver l'histoire, et, sous ce rapport, elle m'aurait paru digne encore de fixer l'attention des vétérinaires praticiens, quand bien même la fréquence
du développement de ces affections, l'intensité non
moins remarquable qu'extraordinaire qu'elles présentèrent si souvent, la gravité que leur complication avec de violentes gastro-entérites ajoutait encore à leur caractère déjà si alarmant par lui-même,
n'en aurait pas fait des altérations maladives qui
méritaient d'être observées avec le plus grand soin.

Pendant la durée de ces affections, une partie des
chevaux qui s'en montrèrent attaqués, et dans lesquels les prodromes de la maladie s'établissant avec
plus de lenteur ou avec moins d'intensité et de violence peut-être que dans les autres, laissaient ainsi

le temps de leur appliquer un traitement prophylactique raisonné, furent préservés de son complet développement ; mais dans beaucoup d'autres , soit
que ce traitement préservatif ait été ou prescrit ou
observé trop tard, soit que les causes de la maladie
eussent plus fortement modifié leur organisme ,
nous vîmes celle-ci se développer avec la plus grande
gravité, et se montrer ensuite avec des symptômes
tout aussi violens, tout aussi alarmans que dans
ceux où, débutant par une invasion très-subite, elle
ne laissait déjà plus, dès son principe, d'autres indications à remplir que celles d'un traitement cura-
tif, dont la puissance, les moyens et l'activité
pussent être en rapport avec la promptitude des
progrès et avec la gravité évidente de l'affection ;
car alors, et même dès les premiers momens de son
existence, elle menaçait communément d'une *suffocation* très-prochaine les animaux qui en étaient
ainsi subitement attaqués. Cependant ces cas, aussi
dangereux que pressés, étaient de beaucoup les
plus fréquens, puisque trente-huit chevaux seulement, avant le développement complet de ces maladies, furent traités avec succès par les moyens pro-
phylactiques, tandis que cent soixante-seize autres
les éprouvèrent dans toute leur gravité et avec toute
la violence dont elles étaient susceptibles ; néanmoins, presque tous furent guéris, puisque neuf
seulement périrent par leurs effets directs, et encore convient-il de faire observer que, parmi ces
neuf chevaux, sept se trouvèrent même, comme je

Je dirai bientôt, dans des circonstances particulières, soit de santé antérieure, soit de situations ou individuelle ou relative au service militaire, qui devaient rendre leur perte inévitable, quels qu'eussent été nos efforts pour chercher à la prévenir. Mais indépendamment de ceux-ci, deux autres chevaux, devenus morveux pendant le traitement, et un troisième qui fut atteint d'un farcin grave pendant la durée de sa convalescence, périrent encore après avoir éprouvé ces maladies, par les dangereuses altérations morbides qui avaient succédé à celles-ci ; ce qui porte effectivement la perte de ces animaux, pendant le cours des maladies qui nous occupent, à douze chevaux morts, soit par leurs effets immédiats, soit par les effets subséquens des états maladifs, encore bien plus fâcheux par leur incurabilité habituelle, et qui se sont développés à leur suite.

Tous les chevaux qui en furent attaqués étaient jeunes, ou au moins dans l'âge où ils conservent et présentent encore au plus haut degré, et dans tous leurs développemens, la plus grande somme tant de forces générales que d'activité vitale.

Dans ces maladies, l'irritation pulmonaire m'a paru être l'affection vraiment primitive et toujours essentielle ;

1.º Parce que cette irritation pulmonaire a quelquefois existé sans complication de gastro-entérite, tandis que l'irritation gastro-intestinale ne s'est jamais montrée seule pendant leur règne ;

2.º Parce que les symptômes de la *péripneumo-nie* ont toujours précédé dans leur invasion la manifestation de la gastro-entérite dans les chevaux qui en ont présenté la complication ;

3.º Parce que, dans les animaux qui ont été guéris, les signes de la gastro-entérite ont constamment, dans leur disparition, c'est-à-dire dans leur résolution, précédé la cessation de la *péripneumonie*, puisque, indépendamment de la faiblesse générale du sujet, le symptôme qui se faisait le plus long-temps et le plus constamment observer pendant une partie de la convalescence, était toujours une toux grasse, annonçant d'abord une sorte d'expectoration ; et enfin que l'irritation de la muqueuse des bronches, comme lésion principale et primitive, était la dernière à disparaître entièrement ;

4.º Enfin, parce que, dans les chevaux qui ont succombé, l'hépatisation plus ou moins étendue, mais récente, du poumon, son infiltration sanguine générale, l'inflammation de la muqueuse des bronches, la désorganisation récente aussi du parenchyme pulmonaire, l'hydropisie de la poitrine, l'inflammation de la plèvre, etc., se sont toujours présentées, les unes ou les autres, à l'ouverture des cadavres, tandis que l'on n'a pas trouvé dans tous, lors de leur autopsie, des lésions des organes de la digestion ; et parce que, quand l'estomac et les intestins ont conservé, dans quelques chevaux, les signes de l'irritation qu'ils avaient dû éprouver avant la mort, les lésions offertes en même temps, par les organes pulmonaires, ont été constamment plus graves, plus profondes, plus essentielles, et elles ont dû par conséquent être considérées comme ayant pu influer davantage, et sur la production des symptômes comme des autres phénomènes de la maladie, et sur toutes ses circonstances les plus importantes, ainsi que sur la fâcheuse terminaison qu'elle avait eue dans ces animaux.

Vers la fin de la durée de ces maladies, nos chevaux ayant fait usage pendant quelque temps de fourrages dans le mélange desquels il entrait une certaine quantité de foin fortement moisi, les irritations gastro-intestinales qui les avaient toujours compliquées dès les premiers temps de leur manifestation, présentèrent alors une bien plus grande intensité, et rendirent les affections de la poitrine, avec lesquelles elles existaient, bien plus graves encore qu'auparavant; car alors la prostration des forces était beaucoup plus grande, plus long-temps prolongée, et tous les signes de l'adynamie générale étaient aussi bien plus marqués. Cette modification particulière de ces maladies n'eut cependant d'autres résultats fâcheux, que de présenter une plus grande difficulté pour parvenir à un état de guérison satisfaisante, après des convalescences plus pénibles, plus longues et moins assurées.

Dans le même temps que nous avions à traiter ces *péripneumonies* si graves et si fréquentes, deux chevaux de remonte, l'un âgé de quatre ans, l'autre de cinq, qui, tous les deux, avaient reçu depuis

peu de jours de légers coups de pied sur les extrémités postérieures, se montrèrent promptement affectés d'engorgemens de ces parties, beaucoup plus
considérables que ne le comportaient la nature, le
peu de gravité et la situation de ces blessures. Ces
engorgemens occupèrent d'abord les seules extrémités abdominales; mais ensuite il s'en manifesta
aussi de semblables, quoique moins prononcés
néanmoins, sur les membres thoraciques. La tuméfaction qui les constituait était circonscrite, c'est-
à-dire terminée à leur partie supérieure par un renflement subit; cependant ces chevaux n'avaient ni
fièvre, ni tristesse, ni perte d'appétit, ne présentaient par conséquent, dans les premiers jours qu'ils
se trouvaient en cet état, aucun trouble apparent
dans l'exercice intérieur de leurs fonctions; aussi
les engorgemens dont ils étaient atteints étaient-ils
alors peu douloureux au dehors, et pour ainsi dire
œdémateux.

Deux ou trois jours après leur formation, ces engorgemens augmentèrent avec assez de rapidité,
tant en grosseur qu'en étendue; et, dans l'un de
ces chevaux, il se forma alors deux autres tumé-
factions de même nature, l'une du côté droit des
reins, et l'autre à la partie supérieure de l'épaule
du même côté. Leur pouls était petit, concentré,
mais d'ailleurs assez accéléré; enfin, bientôt il se
montra en eux, sur les deux côtés de la membrane
pituitaire, de petites ecchymoses très-rapprochées,
non-seulement configurées, mais encore disposées

comme des *vergetures*. Leur formation fut très-
prompte, et leur nombre augmentait rapidement :
ce fut seulement lorsqu'elles parurent que ces chevaux présentèrent un certain trouble dans l'exercice
de leurs fonctions, de l'irrégularité et de la précipitation dans les mouvemens des flancs, de la tristesse et du dégoût. Ils furent traités par un régime
antiphlogistique, par une diète blanche assez sévère, et par des saignées générales copieuses et répétées; le sang, en eux, quoique ces chevaux ne
présentassent aucun symptôme de diathèse inflammatoire générale, était rouge, épais, chaud, rutilant, riche en fibrine.

Par ce traitement, bien simple sans doute, les
signes maladifs principaux qui existaient en eux,
engorgemens extérieurs et ecchymoses nasales,
disparurent promptement; enfin des sétons terminèrent la cure, qui, en peu de jours, fut suivie
d'une guérison parfaite; et, quoique l'un de ces
chevaux mourût trois ans après de la phtisie pulmonaire, j'ai des raisons de croire que la maladie
dont je viens de parler n'a eu aucune influence sur
le développement de celle dont il a été la victime.

Au reste, le développement simultané de quelques autres maladies particulières, pendant le règne
de ces *péripneumonies aiguës*, la manière dont la
morve a aussi attaqué nos chevaux, et la fréquence
des flux chroniques, du farcin, des engorgemens
des ganglions lymphatiques, de la phtisie pulmonaire, etc., manifestés simultanément et sous l'in-

fluence des mêmes causes qui produisaient, dans la majeure partie des animaux, les maladies dont il est ici question, prouvent assez clairement que les effets capables de les occasioner, modifiés dans les divers sujets selon leurs dispositions individuelles, étaient également susceptibles de donner lieu, tantôt aux maladies régnantes, et tantôt, au contraire, à d'autres affections de caractères et de nature plus ou moins essentiellement opposés.

Cependant, il est permis de croire que les proportions des pertes éprouvées par les effets de ces maladies aiguës de la poitrine, eussent été sans doute bien moins élevées encore qu'elles ne l'ont été en effet, si, sur le petit nombre des animaux morts, deux tombés malades pendant qu'ils étaient détachés loin du régiment pour le service des escortes, n'avaient dû la gravité de leur maladie à la nécessité où ils se sont trouvés de demeurer plusieurs jours sans recevoir aucun traitement, et à celle de marcher encore ensuite, par de très-mauvais temps, pour revenir au régiment; si trois autres n'avaient déjà, avant le développement en eux de ces mêmes affections, été atteints de désorganisations graves et anciennes d'une partie très-étendue des poumons, ainsi que l'a fait connaître leur ouverture; si un autre cheval, obligé de voyager pendant les premiers jours de sa maladie, lors du départ du régiment de Paris pour la garnison de Melun, n'était mort, presque subitement en route, par les effets d'un froid d'environ dix degrés; et si un autre enfin, affecté,

à notre insu, d'une hypertrophie du ventricule droit
du cœur (existant en même temps qu'un amincis-
sement considérable, avec excès d'ampleur de son
ventricule gauche), et chez lequel les saignées les
plus légères produisaient subitement des syncopes,
dont nous ignorâmes la cause jusqu'à sa mort, n'a-
vait dû la fin funeste de sa maladie à la nécessité où
nous avons été de renoncer à l'attaquer, lors de son
invasion, par ce moyen efficace de traitement.

Quant à ce qui concerne l'état de nos chevaux
antérieurement au développement de ces maladies,
je ferai observer que notre régiment, au printemps
et pendant l'été de 1822, occupant une bonne garnison, la ville de Melun, avait tous ses chevaux, au
nombre de plus de huit cents, tant de troupe que
d'officiers, dans un si grand état d'embonpoint, qu'il
était peut-être même un peu trop prononcé, au
moins pour des chevaux de cavalerie légère ; ce qui,
au reste, attestait, d'une part, qu'ils recevaient des
alimens de bonne qualité, avec tous les soins convenables à leur entretien ainsi qu'à leur conservation,
et de l'autre, que, par les soins particuliers des chefs
du corps, ils étaient, en outre, aussi ménagés alors
dans les exercices de l'instruction de détail que dans
les manœuvres générales. Cependant, et on ne peut
se le dissimuler, cet état de brillante santé, que la
gaieté, la vivacité, l'embonpoint excessif des chevaux rendaient plus remarquable, était, certes,
l'une des circonstances qui devaient, non-seulement
faciliter le plus le développement des diathèses in-

flammatoires parmi ces animaux, mais encore rendre plus intenses les maladies aiguës dont, dans cet état, ils se seraient montrés affectés. Aussi les inflammations de la poitrine qui régnèrent sur nos chevaux pendant l'hiver de 1822 à 1823 furent-elles aussi remarquables par la violence de leur intensité que par leur fréquence elle-même; et l'observation que nous avons faite, celle que les sujets les plus forts, les plus vigoureux, les plus gras, en étaient et de préférence et plus fortement atteints, est assez expliquée, il me semble, par l'influence que cet état antérieur de la santé de nos chevaux a pu avoir sur le développement et la marche en eux de semblables maladies. Mais ce qui confirme, d'un autre côté, cette même remarque, c'est que les animaux affaiblis par la vieillesse échappèrent tous, et sans exception, aux effets des causes de ces mêmes maladies; ce qui doit cependant d'autant plus étonner qu'elles étaient très-multipliées parmi les autres chevaux du régiment.

Causes. — Ces maladies paraissent avoir eu leur principale source dans des causes de la nature de celles qui sont regardées comme générales; et, en effet, un été sec et très-chaud, qui avait commencé de bonne heure, et qui s'était prolongé d'une manière inaccoutumée, avait déjà, sans doute, plus ou moins fortement prédisposé nos chevaux aux maladies inflammatoires, lorsqu'un automne humide et froid, de grandes pluies, et enfin un hiver aussi subit que rigoureux, étant venus succéder assez brusquement à la constitution *estivale* que nous avons signalée, déterminèrent dans les animaux, par la fréquence et la réitération de arrêts de la transpiration, d'abord des affections catarrhales, et par conséquent des toux fortes et multipliées, puis ensuite des inflammations graves des organes respiratoires, presque toujours compliquées des signes les moins équivoques de l'irritation des organes de la digestion.

Mais néanmoins les causes particulières qui en ont spécialement et plus directement déterminé l'invasion dans nos chevaux, m'ont paru être, 1.º les fatigues excessives éprouvées par ces animaux dans les courses rapides des fréquentes escortes qu'ils firent pendant les mois de novembre et de décembre 1822, et les fatigues inaccoutumées qui résultèrent aussi pour eux, tant dans le même temps que dans les mois suivans, des grandes manœuvres faites alors pour l'instruction du régiment; 2.º le mauvais état des chemins, que des pluies fortes et continuelles rendaient très-boueux; 3.º ces mêmes pluies, très-froides, que nos chevaux recevaient souvent dans leur marche, lorsqu'ils étaient déjà fatigués et en sueur; 4 º la nécessité, alors existante pour les escortes qui allaient chaque jour à *Bagatelle*, de laisser leurs chevaux pendant plusieurs heures sous un simple hangar, où ils étaient exposés à tous les vents, quel que fût l'état de sueur dans lequel ils y arrivaient; 5.º la disposition des quatre grandes écuries du quartier de la rue de *Grenelle*, qui les rendait très-froides ; en sorte que , quand une partie des chevaux qui les occupaient habituellement se trouvait être de piquet aux *Tuileries*, le nombre de ceux qui y demeuraient ne pouvait plus suffire pour en échauffer l'intérieur, surtout pendant les nuits d'hiver ; 6.° enfin , les pailles *versées*, plus ou moins altérées par les effets de l'humidité qu'elles avaient éprouvée, ainsi que les foins de prairies marécageuses, dont nos chevaux ont fait constamment usage à Paris pendant les deux derniers mois de 1822.

Nul doute que ces causes, en développant les dispositions aux maladies inflammatoires qui pouvaient exister dans nos chevaux, ont dû contribuer, chacune à sa manière, à produire les affections dont ces animaux furent alors si communément attaqués.

Mais aussi, ce qui prouve combien nous étions fondés à attribuer en grande partie le développement si multiplié de ces maladies à des causes qui avaient dû agir souvent d'une manière générale, c'est que, pendant le même temps que nous avions à les combattre dans notre corps, elles étaient très-fréquentes également dans d'autres régimens, ainsi que sur les chevaux des campagnes, dans plusieurs départemens voisins de la capitale.

Symptômes. — Quelquefois les animaux ne se montraient attaqués , au moins pendant quelque temps, que d'une simple toux plus ou moins fréquente et forte, dont tous les caractères étaient tels qu'on n'en pouvait rapporter la cause qu'à une irri-

tation de la muqueuse bronchique. Quelques jours
après, les mêmes chevaux refusaient d'abord l'a-
voine, ou au moins la mangeaient mal, puis ensuite
le foin et la paille; alors ils commençaient à se montrer faibles, à présenter un certain air d'abattement
et de tristesse, de la lenteur et de la difficulté dans
leurs mouvemens, à se tenir au bout de leur longe,
et la tête basse même pendant les repas; ou bien
ils se montraient moins vifs dans leurs allures, ou
insensibles à l'action des éperons, et cela même
d'autant plus, qu'auparavant ils y étaient plus sensibles; bientôt tous ces symptômes augmentaient; la
toux était plus forte; l'abattement, la tristesse, la
diminution des forces, la perte de l'appétit, étaient
plus marqués; les mouvemens plus difficiles, plus
lents, plus pénibles, en quelque sorte plus douloureux; les flancs devenaient retroussés, et se montraient agités de mouvemens précipités plus ou moins
difficiles, irréguliers, comme douloureux aussi :
au reste, ce n'était guère que quand les chevaux
étaient déjà arrivés à cet état avancé de la maladie,
auquel ils parvenaient plus ou moins rapidement,
qu'ils nous étaient le plus communément présentés.

Alors l'abattement, quelquefois même la prostration des forces, étaient souvent assez prononcés
pour rendre la marche de l'animal très-difficile, et
ordinairement chancelante. Les chevaux, arrivés à
cet état de la maladie, éprouvaient souvent aussi un
tel trouble dans tout leur organisme, que leur atti-
tude, leurs mouvemens, tout en eux, jusqu'à leur

manière même de chercher du soulagement dans l'inaction la plus grande qu'il leur était possible d'observer, semblait exprimer les vives souffrances intérieures auxquelles ils n'étaient que trop visiblement en proie. Parfois l'œil triste, et plus ou moins éteint, était à demi-voilé par la paupière supérieure; d'autres fois l'animal, portant la tête haute et d'un air égaré, avait, au contraire, l'œil ouvert, animé, brillant ; enfin, dans ce dernier cas, quelques mouvemens désordonnés, une certaine agitation, accompagnés de grincemens de dents, tantôt précédaient, et tantôt suivaient plus ou moins immédiatement un état alternatif, soit d'anxiété, soit de stupeur ou de somnolence particulièrement remarquables ; mais cette dernière série de symptômes ne s'est montrée que dans un petit nombre de chevaux. Dans certains cas, ces animaux offraient aussi tantôt à l'invasion de la maladie, et tantôt pendant tout le temps que son rythme inflammatoire se soutenait avec sa première intensité, de fréquentes érections, un éternuement fatigant, plus ou moins souvent répété, ainsi que cette espèce de mouvement spasmodique qui consiste dans le retroussement de la lèvre supérieure repliée sur elle-même, lequel, dans le cheval, a été désigné quelquefois sous le nom de rire *sardonique*. Et enfin, quelques autres symptômes de cet état que l'on a qualifié d'*ataxie*, la stupeur, la somnolence, l'étourdissement, le trouble des fonctions de la vue, et certains mouvemens convulsifs, ont aussi existé dans quelques cas, ainsi que ce mouvement machinal et tout-à-fait irréfléchi, comme la *carphologie* et le *crocidisme* de l'homme, qui consiste, dans le cheval, à saisir un long brin de paille ou d'autre fourrage et à le conserver profondément enfoncé dans la bouche et dans l'arrière-bouche, mais placé entre les dents molaires et la face interne de la joue, tandis que l'une de ses extrémités se montre située hors de la commissure correspondante des lèvres, comme le serait un *tuyau de pipe;* symptôme qui m'a toujours paru être d'une gravité d'autant plus grande, qu'il ne peut annoncer, comme je l'ai déjà dit ailleurs, qu'une sorte de délire tranquille causé sans doute par une congestion lente et plus ou moins forte de l'encéphale.

Dans tous les chevaux la respiration était gênée; et beaucoup, dès le début de leur maladie, ont éprouvé, les uns un étouffement, les autres un râle sonore plus ou moins fort et prononcé, que cependant les premières saignées ont toujours et très-promptement fait disparaître de la manière la plus complète et la plus satisfaisante. Mais dans d'autres chevaux le râle ne s'est développé qu'après plusieurs jours de l'existence de la maladie; alors il était accompagné de gémissemens plaintifs; ceux-ci exprimaient une très-vive douleur; et je dois faire observer que tous les chevaux qui ont présenté réunis ces deux derniers accidens morbides, du plus fâcheux augure, ont ensuite péri en très-peu de temps.

La précipitation et l'irrégularité plus ou moins

grande du mouvement des flancs, le retroussement
de ces parties, quelquefois accompagné de celui de
l'abdomen, ont été des symptômes constans dans
cette maladie : l'air expiré était chaud, chargé d'a-
bondantes vapeurs acqueuses qui se condensaient par
l'impression du froid au point de rendre les deux
colonnes de l'air expiré très-visibles, et de former
de très-nombreuses gouttelettes sur le bord de l'auge
et des mangeoires. Rarement un écoulement nasal,
plus ou moins copieux, a accompagné les autres
symptômes de la maladie ; néanmoins quelques-
uns ont présenté aussi ce phénomène morbide.

Toujours une très-forte fièvre de réaction, annoncée par tous les signes de la plus vive excitation
générale, s'est montrée dans ces maladies dès le
début, et par conséquent le pouls tantôt ample,
développé, rebondissant, tantôt plus concentré,
embarrassé, irrégulier, a toujours été plus ou moins
accéléré, tandis que l'artère était quelquefois dure
et tendre. Souvent la surface du corps et les extrémités étaient très-chaudes; d'autres fois l'irritation
alors se montrant plus concentrée sur les organes
intérieurs, les extrémités, les oreilles, le nez, la
peau, se sont montrés momentanément plus froids,
pendant que la bouche, l'air expiré, l'intérieur de
l'anus, conservaient cependant toujours ce haut
degré de chaleur qui leur était ordinaire dans ces
maladies. Les membranes muqueuses très-rouges,
fortement injectées de sang, offraient dans presque
tous les chevaux, au milieu de leur couleur vive-

ment inflammatoire, une teinte jaune plus ou moins
fortement prononcée, mais toujours d'ailleurs très-
facile à distinguer dans tous les cas où elle existait.
La bouche était souvent sèche et pâteuse, et deux
chevaux seulement ont présenté une salivation bien
manifeste; mais beaucoup d'autres, chez lesquels
la jaunisse des muqueuses, ainsi que la prostration
des forces, étaient très-marquées, avaient la bouche
encore plus pâteuse, la langue sale et très-sèche,
d'une couleur plus ou moins brune sur son milieu,
et surtout vers sa partie fixe, tandis que ses bords
et sa pointe se montraient plus ou moins rouges et
enflammés : enfin, un autre cheval, qui mourut
ensuite d'une hépatisation récente, mais complète
des poumons, et chez lequel tous les autres symptômes de l'irritation gastro-intestinale s'étaient manifestés avec la plus grande intensité, avait la langue
d'un brun noirâtre, et tellement gercée, que quelques-unes des scissures qui en résultaient présentaient une profondeur de près de deux lignes.

Communément les urines étaient rares, épaisses,
filantes, d'un jaune foncé tirant sur le rouge ; la
constipation, quelquefois très-grande, n'existait cependant pas chez tous les animaux ; mais à l'invasion
de leur maladie, et dans tous, les crottins bien digérés,
mais secs, étaient tantôt bruns, très-durs et mar-
ronnés, tantôt jaunes, également durs et recouverts
d'une couche de mucus épaissi qui les enveloppait
entièrement, et dont la teinte était toujours aussi
plus ou moins jaune. Des coliques très-vives ont

précédé de vingt-quatre heures la mort de deux chevaux (1).

Une particularité des plus pénibles à observer, et que les chevaux même qui ont été le plus facilement guéris ont fréquemment présentée dans ces maladies, fut l'impossibilité où ils étaient souvent de demeurer couchés; parce que, dans cette position de *decubitus*, ils éprouvaient un étouffement insupportable, et une toux aussi violente que répétée, ce qui les forçait à demeurer debout malgré leur extrême lassitude, et malgré l'épuisement même de leurs forces. Dans cette fàcheuse situation, nous avons vu plusieurs de ces malheureux chevaux persister cependant à demeurer sur pied jusqu'au moment où, succombant enfin à l'excès de la fatigue qu'ils éprouvaient, ils finissaient par tomber, malgré les efforts qu'ils faisaient encore pour éviter cette chute sur l'épaisse litière qui les attendait, mais où il leur était impossible de reposer bien long-temps,

______

(1) Dans l'un, il y avait aux intestins de larges ecchymoses et des traces assez étendues d'une désorganisation complète de la muqueuse qui les tapisse; et dans l'autre, une désorganisation profonde des poumons, dont les hépatisations, très-étendues, étaient réduites en une matière qui ressemblait à de la lie de vin rouge : ces lésions nous ont paru avoir été la cause des vives douleurs internes éprouvées par ces animaux; ce qui prouverait au moins, relativement au dernier, que toutes les douleurs vives qui, par leurs symptômes extérieurs, ressemblent aux coliques, n'ont pas toujours leur siége dans les organes abdominaux, comme on en a déjà d'autres exemples.

tant était insupportable la gène de la respiration qu'ils ressentaient dans cette position. Aussi, plus tard, et quand l'animal, suffisamment soulagé par les effets du traitement, avait déjà éprouvé une forte diminution dans l'intensité première de sa maladie, avec combien de plaisir, au contraire, ne demeurait-il pas étendu sur la litière abondante qui lui était toujours préparée! Enfin, je dois ajouter que cette impossibilité de demeurer *couché* était quelquefois si grande, que trois chevaux sont véritablement morts debout, et ne sont par conséquent tombés qu'au moment même où ils expiraient.

Le degré plus ou moins grand de la soif n'a rien eu de constant : tantôt elle était véritablement nulle, au moins pendant quelque temps, et le cheval refusait alors toute boisson; tantôt, au contraire, la soif excessive, momentanément manifestée, était si grande, que souvent même il aurait pu être imprudent de la laisser satisfaire tout-à-coup et en une seule fois; mais je n'ai pu distinguer, au reste, aucune différence bien sensible et bien constante entre l'état maladif des sujets en qui la soif était nulle, et celui des malades dans lesquels ce desir et ce besoin de boissons abondantes existaient; seulement, j'ai plus particulièrement remarqué cette dernière circonstance dans les chevaux les plus jeunes que dans les autres.

Dans un grand nombre de chevaux, des œdèmes du fourreau, du dessous de la poitrine, et des parois inférieures de l'abdomen, ainsi que des engorge-

mens indolens des extrémités postérieures, se formèrent même pendant la durée de l'état d'exaspération le plus prononcé de leur maladie, quelque temps
avant leur entrée dans leur état de convalescence.
Ils auraient pu faire craindre la terminaison de l'affection par un hydro-thorax, ou par une autre hydropisie interne; mais comme, malgré la manifestation des uns et des autres de ces accidens morbides,
purement accessoires, les signes généraux d'inflammation suivaient une marche régulière, et continuaient à se soutenir convenablement à l'état général
du sujet, quel que fût d'ailleurs celui de ces œdèmes
en particulier, je n'en ai jamais tenu plus de compte
que je ne le devais; et sans rien changer, par rapport à leur existence, aux moyens médicinaux
ordinairement employés pour le traitement général,
j'ai vu tous les chevaux en qui il en avait existé
guérir aussi vite, aussi bien et aussi complètement
que les autres.

Lorsque les traitemens demeuraient sans effets
salutaires, on voyait quelquefois les symptômes les
plus fâcheux de la maladie se prononcer, s'accroitre
même davantage, et sans aucune interruption depuis
l'invasion du mal jusqu'à la mort du cheval; ou
bien d'autres fois l'affection, suspendant momentanément ses effets, reprenait, au bout de quelques
jours, sa marche violente, en s'exaspérant tout-à-
coup, et avec une nouvelle intensité; aussi alors ne
tardait-elle pas à faire périr l'animal.

Mais quand l'issue de la maladie devait être favorable, à mesure que les saignées étaient répétées, le râle cessait, s'il avait existé; la respiration devenait plus libre, moins douloureuse; les mouvemens des flancs plus réguliers, plus tranquilles; puis on voyait les forces musculaires se développer de plus en plus; le port de la tête être moins difficile; tous les mouvemens de locomotion devenir plus faciles et plus libres; les signes de l'inflammation générale diminuer d'intensité; et le pouls, dans les animaux où il était auparavant plein, dur, accompagné de la tension de l'artère, devenait moins fort, plus souple, moins accéléré; tandis que, dans les chevaux chez lesquels il était concentré, irrégulier, embarrassé, il se développait de plus en plus, devenait régulier et bien plus libre.

Indépendamment de cette diminution insensible et graduée des symptômes, et souvent même avant que l'on ait pu avoir aucun indice certain de leur prochaine diminution, les signes qui ont le plus communément annoncé le commencement de la convalescence, ont été, outre la possibilité de demeurer couché, l'ébrouement facile et plus ou moins fréquent; une excrétion plus ou moins copieuse d'urine, toujours alors épaisse, colorée, laissant promptement déposer un sédiment abondant, de couleur briquetée; puis enfin le ramollissement des déjections stercorales, qui ne fut cependant jamais porté jusqu'au point de produire une véritable diarrhée dans aucun des animaux qui ont guéri; car la diarrhée ne s'est manifestée que sur une partie des chevaux qui ont été les victimes de ces maladies.

Enfin, les animaux dont la convalescence était assurée, recouvraient peu à peu leur gaîté, et manifestaient bientôt un léger appétit; alors, en dirigeant avec prudence leur régime et les soins qu'il convenait de leur appliquer, on les conduisait toujours sûrement et insensiblement à une guérison complète.

La résolution assez prompte des symptômes inflammatoires, et par conséquent dès-lors la guérison la plus complète et la plus satisfaisante, a été la terminaison la plus ordinaire de ces maladies ; elle n'était jamais spontanée, il est vrai, mais on l'obtenait sûrement, et presque constamment, en satisfaisant avec promptitude, c'est-à-dire sans retard, aux indications que présentait l'affection dans chaque malade en particulier.

Considérées dans leur rythme aigu seulement, ces affections n'ont présenté aucune véritable rechute, et les suites fâcheuses qu'elles auraient pu avoir ont été véritablement nulles. Cependant, dans un cheval âgé de huit ans, la maladie s'est prolongée quelque temps par des *accès fébriles intermittens* et bien marqués, ayant lieu de deux jours l'un ; mais que le régime blanc, aidé d'une diète convenable, ont suffi pour guérir complètement. Dans quelques chevaux, la toux continuant à exister avec une certaine irrégularité des mouvemens des flancs, pendant quelque temps après la cessation des autres symptômes, l'entretien de la suppuration des exutoires, et la prolongation du régime, ainsi que des soins de la convalescence, combattirent toujours efficacement, quoique plus lentement que dans les autres, ces derniers signes du mal. Mais, dans aucun des animaux, la maladie n'a passé à cet état de prolongation indéterminée que l'on désigne sous le nom de *terminaison chronique*. Enfin, dans deux chevaux qui sont morts, elle s'est terminée par une hydropisie de poitrine, occasionée par des hépatisations très-étendues de l'organe pulmonaire; tandis que tous les autres chevaux qui ont succombé par l'effet des maladies qui nous occupent, ont péri suffoqués par une infiltration sanguine générale du parenchyme des poumons, provenant de diverses causes qui empêchèrent de combattre convenablement en eux l'affection et celles de ses complications dont ils étaient atteints

Autopsie. — Quand cela a pu avoir lieu, elle a été faite immédiatement après la mort des animaux; mais deux chevaux n'ont été ouverts que plus de douze heures après avoir expiré.

Cadavres sans météoration, même pendant plusieurs heures après la mort; raideur des membres après le refroidissement; quelquefois effection, d'autres fois nullité des déjections alvines et de l'excrétion de l'urine; dans plusieurs chevaux, écoulement par les narines d'un mucus mêlé de sang ou de sanie, noirs, décomposés, plus ou moins abondans, qui ne s'observent pas dans d'autres chevaux. La peau, à sa face interne, les tissus cellulaires et adypeux, les aponévroses abdominales, offraient plus ou moins constamment une teinte jaune assez prononcée, mais étaient, dans tous les cas, sillonnés par de nombreux vaisseaux capillaires gorgés de sang, lesquels, pour la plupart, n'auraient pas même été apercevables dans l'état sain.

Les lésions suivantes ont été rencontrées dans tous les chevaux : poumons plus ou moins complètement injectés d'un sang noir, épais, décomposé, à demi-coagulé ; hépatisations quelquefois générales, d'autres fois n'occupant que la majeure partie de la substance parenchymateuse de l'organe, mais, dans l'un et l'autre cas, toujours en partie fondues en une matière qui présentait la couleur et la consistance de la lie de vin rouge ; imperméabilité par l'air de toutes les portions du parenchyme pulmonaire occupées par des hépatisations ou par des congestions sanguines non encore ramollies ; tous les vaisseaux des poumons remplis d'un sang noir, épais et coagulé, ou bien remplis de caillots blancs ; la trachée artère et les bronches présentant une inflammation très-marquée de leur membrane muqueuse, dont la surface était recouverte d'un mucus rougeâtre, écumeux et assez abondant ; les plèvres et le médiastin plus ou moins rouges, toujours enflammés, injectés d'un grand nombre de vaisseaux capillaires très-développés ; enfin, inflammation excessive et générale de toutes les parties, qui, situées dans la poitrine, dépendent des organes de la respiration, ou concourent à l'exécution de cet acte.

Mais les lésions qui, sans se rencontrer dans tous les chevaux, ont été observées néanmoins dans le plus grand nombre, sont celles qui suivent :

Dans la cavité thoracique, sérosité citrine, floconneuse, plus ou moins abondante, formant une hydropisie des cavités de la plèvre ou du péricarde ; quelquefois amas d'une couche couënneuse plus ou moins épaisse sur certains points de la plèvre costale ; engorgemens sanguins, et couleur plus ou moins brunâtre des ganglions bronchiques ; d'autres fois, adhérences anciennes, plus ou moins étendues, de la plèvre pulmonaire à la plèvre costale ; enfin, des dégénérescences lardacées très-étendues, ou des tubercules assez volumineux des poumons, tous alors évidemment antérieurs au développement de la maladie, qui, en peu de jours, avait mis un terme à la vie de l'animal.

Dans la cavité abdominale, les intestins grêles surtout, plus ou moins fortement enflammés, dans une plus ou moins grande portion de leur étendue, et présentant quelquefois des taches d'un bleu tirant sur le noir ; l'épiploon, principalement dans sa partie qui est la plus voisine de l'estomac, fortement enflammé aussi ; la membrane péritonéale de l'estomac, couverte à sa face externe d'une très-grande quantité de vaisseaux fortement injectés de sang ; la membrane muqueuse de ce viscère enflammée en tout ou en partie, engorgée et couverte d'un enduit

muqueux plus ou moins épais, et plus ou moins
abondant ; celle des intestins grêles engorgée aussi,
très-rouge, enflammée, partout recouverte d'un
mucus épaissi, toujours mêlé d'une bile jaune assez
abondante, et offrant en outre, dans certains points
de son étendue, des ecchymoses, des taches gangréneuses plus ou moins larges, et quelquefois même
des points d'une désorganisation complète plus ou
moins étendus.

Dans la cavité crânienne, la dure-mère, l'arach-
noïde, le plexus choroïde, plus ou moins rouges
et enflammés ; partout la substance cérébrale recouverte de vaisseaux fortement injectés de sang ; et
quelquefois, amas de sérosité limpide, incolore,
assez abondante dans les cavités ventriculaires du
cerveau ; enfin, tous les vaisseaux de la base de cet
organe pleins d'un sang noir et épais. Dans un cheval
âgé de six ans, mort le troisième jour de sa maladie, nous avons trouvé la glande pinéale (dès long-
temps affectée sans doute) déjà désorganisée, grenue,
très-petite, jaunâtre, cérumineuse, et non-seulement
remplie de granulations tuberculeuses d'un blanc
mat, dont quelques-unes étaient encore sèches,
pendant que les autres étaient déjà parvenues à leur
état de fonte puriforme, mais contenant encore,
dans une sorte de kyste qui la renfermait, une
petite quantité de sérosité jaunâtre peu épaisse.

Traitement (1). — La première précaution qu'il

---

(1) Après le retour de notre régiment à Melun, dans les

était indispensable d'observer était de soustraire les animaux malades aux effets du froid qui a régné pendant toute la durée de ces maladies; ensuite il était toujours également indispensable d'éloigner toutes les causes d'excitation plus ou moins vives, qui, de quelque manière que ce fût, auraient pu agir sur les malades, de façon à aggraver encore, ou seulement à entretenir l'état d'irritation des organes affectés.

Pour cela, les chevaux malades étaient de suite placés dans des écuries aussi chaudes que possible, mais dont l'air pouvait être aussi facilement que promptement renouvelé au besoin; une abondante litière, toujours fraîche et propre, était constamment entretenue sous eux, et on leur mettait de bonnes couvertures de laine.

Les alimens solides étaient proscrits pendant les premiers jours de la maladie, et souvent la diète a été très-rigoureuse; mais les animaux barbottaient continuellement; ils recevaient, à cet effet, une eau très-légèrement blanchie par la farine d'orge, et qui était adoucie par l'addition d'une certaine quantité d'eau chaude. Lorsque l'appétit venait à se manifester avant que l'état général permît de penser à prescrire l'usage d'alimens plus nourrissans, mais seulement, au reste, dans les cas où il n'existait

---

mois de janvier et de février 1823, M. Ch. F. *Huguet*, vétérinaire en second du corps, m'a secondé avec beaucoup d'intelligence dans le traitement de ces maladies.

aucun signe d'irritation des voies digestives, la paille, une petite quantité de farine d'orge et de son de froment, délayés dans beaucoup d'eau presque tiède, leur étaient donnés pour nourriture ; et ce n'était jamais que lorsque l'animal avait recouvré complètement sa santé, que quand il ne restait plus en lui, par conséquent, et même déjà depuis quelque temps, aucun des signes morbides qui avaient accompagné l'existence de sa maladie, qu'il était insensiblement ramené à sa nourriture ordinaire, à ses exercices, à ses travaux. Tels étaient les moyens hygiéniques employés dans le traitement de ces maladies. Leur usage n'a que très-peu varié, et les modifications qui y ont été quelquefois apportées étaient toujours indiquées par la manière d'être particulière des chevaux qui les ont paru nécessiter. C'est ainsi que tantôt on s'abstenait de leur faire faire un pansement de la main, qui, dans l'état excessif de gêne et de souffrance où ils se trouvaient quelquefois, les aurait pu tourmenter ; et que tantôt, au contraire, pour combattre les effets d'un dégoût momentané, qui n'avait point sa source dans une irritation des organes de la digestion, les soins les plus multipliés, une propreté vraiment minutieuse, leur étaient prodigués alors, comme l'étaient toujours aussi, et pour tous, ces légers soins d'attention, et pour ainsi dire de prévenance, qui pouvaient avoir pour effet, mais qui avait au moins toujours pour but, de leur épargner quelque gêne, ou quelques mouvemen-

plus ou moins pénibles, ou enfin toute situation plus ou moins douloureuse.

La saignée à la jugulaire était le premier moyen de traitement qui était toujours employé; comparativement à l'état particulier et à la force individuelle de chaque malade, elle a toujours été forte d'abord, et ensuite souvent répétée; elle était ordinairement pratiquée toutes les vingt-quatre heures, jusqu'à ce que toute accélération du pouls eût cessé, ainsi que la gêne de la respiration, jusqu'à ce que la circulation, revenue à son rythme normal, ne fût plus ni irrégulière, ni embarrassée, enfin, tout aussi long-temps que l'on continuait à observer des signes encore bien marqués de cette sur-excitation générale qui avait existé à son invasion, et des irritations intérieures qui constituaient la maladie. Souvent la seconde saignée était pratiquée environ douze ou quinze heures après celle qui l'avait précédée; mais, règle générale, les saignées suivantes n'étaient guère faites que vingt-quatre heures les unes après les autres.

Le nombre des saignées a varié depuis quatre jusqu'à sept; peu de chevaux ont été saignés un plus grand nombre de fois; et la quantité de sang tiré, dans nos chevaux qui sont de moyenne taille, mais, au reste, la plupart sanguins, vifs et irritables, laquelle a souvent été de cinq, six, sept et même huit kilogrammes dans les premières saignées, diminuait quelquefois d'environ un kilogramme et même plus pour certains chevaux, dans les saignées qui les suivaient. Enfin, quelques chevaux furent saignés jusqu'à neuf fois, et la défaillance survenue dans quelques cas après l'une des premières saignées, n'a jamais empêché de répéter cette opération les jours suivans, mais alors avec plus de ménagement cependant, jusqu'à ce que les émissions sanguines eussent complètement produit les effets que l'on en attendait. La guérison, dans les cas où la syncope avait quelquefois été produite par de fortes saignées, était aussi parfaite et aussi prompte, au reste, que dans les chevaux où la défaillance n'avait jamais eu lieu après les émissions sanguines.

On a l'habitude, dans la pratique de la médecine vétérinaire, de recommander, pour combattre les *pleuro-péripneumonies aiguës,* les saignées petites et souvent répétées ; aussi beaucoup de praticiens s'étonneront-ils peut-être de me voir leur préférer alors les *fortes* et abondantes émissions sanguines, toujours aussi rapprochées et aussi multipliées, en outre, que le permettait, d'une part, et que l'exigeait, de l'autre, l'état de chaque malade ; mais j'observerai à cet égard, que, lors du règne des maladies qui nous occupent, ma propre expérience m'avait déjà appris que, dans de semblables cas, les premières étaient presque toujours sans effets avantageux, tandis que les secondes seules étaient plus ou moins constamment suivies de résultats efficaces.

Des fumigations de vapeurs acqueuses, respirées par les animaux, étaient faites à ceux qui éprouvaient une gêne très-marquée de la respiration; elles ont paru contribuer à calmer l'irritation de la muqueuse pulmonaire et celle de toutes les autres parties contre lesquelles elles ont été dirigées.

Des lavemens d'eau tiède, dans lesquels on ajoutait quelquefois un peu d'huile d'olive, ont été employés pour combattre la constipation, qui cependant n'a jamais cessé que quand les saignées générales avaient déjà procuré une très-grande diminution dans l'intensité des symptômes généraux.

Le miel seul, ou contenant tantôt de la gomme arabique, tantôt de la poudre de racine de guimauve, a souvent été employé, en petite quantité à-la-fois, pour chercher à modérer la violence, la sécheresse et les efforts trop souvent répétés de la toux; il était toujours, au reste, donné alors en substance; car la toux était ordinairement si fréquente, qu'il aurait été, sinon impossible, au moins très-dangereux, de chercher à faire prendre de force aucune espèce de boisson. Mais, d'un autre côté, la nécessité de s'abstenir de donner à l'intérieur aucune substance abondamment pourvue, comme celle-ci, de principes alibiles; et celle également indispensable de priver l'animal de toute espèce de médicament ou d'aliment que l'on aurait mis en rapport avec la muqueuse enflammée des voies digestives, nous ont souvent forcé aussi de renoncer à l'administration du miel, et des autres substances calmantes que nous aurions pu faire prendre, soit avec lui, soit séparément.

Aussitôt que la fièvre de réaction était complètement calmée, que tous les signes de l'excitation générale avaient suffisamment diminué, ou étaient déjà
en grande partie disparus, soit que la jaunisse des
membranes muqueuses continuât ou non à exister,
des sétons étaient placés, selon les différences que
présentait la maladie, tantôt au poitrail, et tantôt
au côté de la poitrine; souvent une simple mèche
de ruban, quoique sèche, suffisait pour développer,
dans le lieu où ils étaient établis, une vive irritation
avec un engorgement inflammatoire plus ou moins
considérable, et ensuite ils tardaient peu à produire
de la suppuration; mais, quand la faiblesse extérieure, une certaine langueur de l'animal, une dé-
coloration plus ou moins marquée et plus ou moins
subite des muqueuses faisaient craindre que les
sétons secs ne produisissent pas une assez vive
douleur, une irritation locale suffisamment active
et forte pour anéantir promptement les effets de
toutes les irritations intérieures qui pouvaient encore exister, alors ils étaient animés, tantôt en les
trempant simplement dans l'essence de térébenthine avant de les passer, et tantôt en faisant couler
cette même huile essentielle dans les plaies sous-
cutanées qui contenaient les sétons. Lorsque les sétons secs, au bout d'environ vingt-quatre heures,
n'avaient pas encore produit les effets que nous désirions en obtenir, le même procédé nous a souvent
servi à en activer efficacement l'action. Dans quelques chevaux, les sétons qui n'avaient produit aucun

ngorgement au poitrail, étant placés de nouveau
sur les côtes, y ont déterminé au contraire des effets
très-satisfaisans : il en a été de même, dans d'autres cas, des sétons qui, ne *prenant* pas d'abord
sur les côtes, ont ensuite été placés avec succès au
poitrail ou aux fesses. Nous avons remarqué que,
pendant le règne de ces maladies, quatre chevaux
seulement ont été guéris par les seuls effets des saignées, c'est-à-dire sans qu'aucun séton leur ait été
placé. Enfin, dans tous les chevaux pour lesquels il
nous a fallu avoir recours à l'emploi de ces puissans
moyens de dérivation, la guérison a toujours été
assurée, et la convalescence a toujours commencé
aussi dès l'instant où les sétons, après avoir produit
des effets primitifs bien marqués, avaient ensuite
procuré une suppuration louable et abondante; et
les chevaux que nous avons perdus (à l'exception
néanmoins de celui qui est mort en route par les
effets du froid) ont été les seuls en qui nous n'avons
pu, malgré tous les moyens auxquels nous avons eu
recours pour augmenter l'action de ces dérivatifs,
obtenir un engorgement franchement inflammatoire,
et une véritable suppuration dans les endroits où ils
étaient placés.

La suppuration des sétons était entretenue aussi
long-temps que cela était nécessaire, et jamais les
mèches qui les formaient n'étaient supprimées avant
que la jaunisse, la toux, la faiblesse du sujet, la
pâleur ou un reste d'inflammation des muqueuses,
la saleté de la langue, et tous les autres symptômes

qui continuaient quelquefois à exister après les effets des saignées, eussent tous cessé ou disparu.

Les chevaux, ramenés ensuite insensiblement à
leur régime habituel, étaient, après leur guérison,
remis dans leur escadron ; mais ils continuaient encore, pendant long-temps, à conserver leurs couvertures de laine; ils buvaient à l'écurie de l'eau
légèrement blanchie par le son de froment ; et ils
demeuraient long-temps aussi sans être soumis à
aucun autre exercice que celui d'une légère promenade, toujours faite par un temps aussi convenable
à leur état que la saison permettait de le choisir
alors.

Tels sont les moyens bien simples qui nous ont
cependant procuré la guérison d'un si grand nombre
de chevaux atteints de maladies dont, au reste, tant
l'extrême gravité que les dangers qui résultaient
toujours, soit de leurs propres effets, soit de leurs
complications fâcheuses avec des gastro-entérites des
plus intenses, ne pouvaient d'ailleurs être révoqués
en doute.

Enfin, puisqu'au moment où j'ai quitté le régiment des hussards de la Garde pour passer à d'autres fonctions (le 1er octobre 1827), plus de quatre
années s'étaient déjà écoulées sans que l'on eût observé dans les chevaux que ces maladies ont attaqué aucun des funestes effets qui, malgré leur guérison, auraient pu cependant en être la suite, si
celle-ci n'avait été qu'apparente, c'est-à-dire si elle
n'avait été que plus ou moins incomplète, je puis

donc assurer maintenant que ces maladies n'ont eu
aucune suite défavorable à la santé ultérieure de ces
animaux : il y a plus même, et je dois certainement
encore l'énoncer ici, c'est que nous avons remarqué que, pendant ce laps de temps, et toutes proportions gardées, la morve, le farcin, les affections
chroniques de la poitrine ont été bien plus rares en
eux que dans les autres chevaux du corps, quoique
les uns et les autres eussent été constamment soumis, vivant tous ensemble, aux mêmes circonstances
hygiéniques.

MÉMOIRE

Sur le traitement de la gourme *par la méthode antiphlogistique.* (1)

Malgré les progrès sensibles de la médecine vétérinaire, malgré la fréquence de la *gourme*, on est encore aujourd'hui aussi peu d'accord sur la nature de cette maladie que sur le genre de traitement qu'il convient de lui opposer.

Toute observation exacte, ayant pour objet l'un ou l'autre de ces points de l'histoire d'un affection morbide, dont les suites, tant médiates qu'immédiates, sont si souvent funestes aux animaux qu'elle attaque, me semble donc devoir être bien accueillie; et c'est dans cette persuasion que je n'hésite pas à faire connaître ici quelques résultats de ma pratique, bien qu'ils soient peu d'accord avec les idées les plus généralement reçues. Mais, et je dois le faire observer, ce sont des faits que j'apporte; je demande seulement qu'on ne les juge pas avec prévention, qu'on les estime après un mûr examen à leur juste

---

(1) Ce Mémoire a été adressé, en 1826, à la Société médicale d'émulation de Paris, et à la Société royale et centrale d'agriculture.

valeur; et surtout, s'ils m'ont induit en erreur, qu'on le démontre par d'autres faits aussi positifs : je ne desire pas autre chose; car je suis loin de vouloir imposer ma propre opinion; et si j'ai cru pouvoir, d'après mon expérience, appeler l'attention et les méditations des praticiens sur les avantages et les inconvéniens des diverses méthodes de traitement qui ont été ou qui pourraient être employées contre la *gourme*, ce n'est que dans l'intérêt du perfectionnement de la science que je me suis déterminé à l'entreprendre.

En examinant la *gourme* sous le rapport de ses causes *patentes*, en analysant les phénomènes morbides qui la constituent, en cherchant à se rendre compte de la production et des caractères de ses complications les plus ordinaires, et surtout en ne négligeant point dans cette importante investigation de rechercher le siége, le genre, l'état des lésions cadavériques, je dis plus même, en tenant compte également de la nature des médications qui se montrent le plus souvent efficaces, dans tous les cas, dans toutes les circonstances morbides que peuvent offrir les animaux qui en sont atteints, que trouve-t-on? *Une maladie inflammatoire d'un type plus ou moins aigu*, suivant la nature des causes qui ont favorisé ou procuré son développement, suivant la différence des idiosynchrasies des animaux qu'elle attaque, suivant les circonstances hygiéniques dans lesquelles ils ont vécu, ou dans lesquelles ils se trouvent au moment où ils en sont affectés, sui-

vant les médications diverses qui ont pu être employées pour la combattre, etc., etc.; que trouve-
t-on de plus? Rien, absolument rien !

Seulement, à l'époque de la seconde dentition,
ou, par l'irritation qui leur est commune avec la
membrane buccale, et qui a son principe dans le
travail qui s'opère alors dans la région revêtue par
celle-ci, les autres membranes muqueuses de la tête
et celles des voies gastro-pulmonaires étant déjà
toutes disposées à devenir malades sous l'influence
des moindres causes, on les voit alors se montrer
souvent frappées d'irritations morbides accompagnées de différens phénomènes maladifs qui sont
purement dépendans de la nature mêm et de l'organisation de ces parties, ainsi que des nombreuses
sympathies qu'elles exercent dans tout l'organisme. Mais ces maladies sont pour ainsi dire les
premières du jeune âge; et elles attaquent, à-peu-
près à la même époque de leur vie, un assez grand
nombre de jeunes chevaux, parce qu'elles correspondent à diverses époques également pénibles pour
eux, et dans lesquelles ils rencontrent souvent les
premières causes morbides auxquelles ils peuvent
être exposés; savoir, 1.º le passage de la nourriture
verte, non-seulement à la nourriture sèche, mais
encore à l'usage de l'avoine et des autres alimens
excitans; 2.º les premiers travaux; 3.º la castra-
tion; 4.º les changemens brusques de pays qu'ils
éprouvent en passant de ceux où ils ont été élevés,
soit dans ceux de culture, soit dans les garnisons

de corps de cavalerie, etc., etc. Mais ces maladies s'accompagnent de flux copieux, d'engorgemens considérables suivis ou non de suintemens, et de tumeurs en différentes parties du corps, que des métastases font quelquefois disparaître, ou qui, trop essentiellement flegmoneuses dans les autres cas pour pouvoir se résoudre facilement, ne guérissent bien, n'éprouvent alors de terminaison favorable à la conservation de la santé, comme tous les flegmons des autres époques de la vie, que quand la suppuration s'y établit, et peut en détruire entièrement l'engorgement. Mais ces maladies attaquent les chevaux à une époque de leur existence qui correspond à celle de la vie de l'homme, où ce dernier éprouve le plus ordinairement la variole, maladie qui était réputée aussi non-seulement originelle, mais encore essentiellement critique. Or, en fallait-il donc davantage, au temps où l'*humorisme* régnait dans les écoles et dans la pratique, pour faire de cette maladie, contre le témoignage de l'observation même, qui prouve que des contrées entières, bien que très-vastes, ne voient jamais la *gourme* attaquer les chevaux qui les ont toujours habitées ; pour faire, dis-je, de la *gourme* une maladie essentiellement *dépuratoire*, due à un *virus* duquel on serait fort embarrassé de démontrer l'existence, mais qu'il était si commode d'admettre dans la pratique, quand les *entités maladives* étaient encore de mode, pour expliquer des phénomènes morbides que l'on torturait alors au gré de son imagination, mais dont, pour la plupart, l'étude de la physiologie et de l'anatomie pathologiques nous ont heureusement démontré aujourd'hui et les causes réelles, et la véritable nature dans les lésions mêmes des organes affectés.

Cette opinion qui a fait regarder la *gourme* comme une maladie critique, dépuratoire, humorale en un mot, est un préjugé pour le moins assez bizarre, puisque, si cette maladie était telle, et avait, en outre, une source originelle, comme on l'a aussi prétendu, elle devrait n'épargner les chevaux d'aucun pays, et n'attaquer que très-rarement deux fois les mêmes sujets ; cependant l'expérience prouve qu'il n'en est ni de l'une ni de l'autre manière : de plus, cette opinion, qui ne remonte guère qu'à *Soleysel* (1), n'est pas même partagée par tous les auteurs qui ont écrit après lui, et parmi lesquels on doit surtout citer, comme ne l'ayant point soutenue, *Garsault* (2), *W. Ryding* (3), *Paulet* (4), MM. *Dupuy* (5), *Huzard* fils (6), *Louchard* (7), l'auteur de l'article *Gourme du Dictionnaire abrégé*

---

(1) *Le Parfait Maréchal*. Paris, 1684.

(2) *Nouveau Parfait Maréchal*. Paris, 1755.

(3) *Pathologie vétérinaire*. Paris, 1824.

(4) *Recherches historiques et physiques sur les maladies épizootiques*. Paris, 1775,

(5) *De l'Affection tuberculeuse*. Paris, 1817.

(6) Il n'y a point là de dépuration du sang, a-t-il dit, *Esquisse de Nosographie vétérinaire*, page 207. Paris, 1820.

(7) *Le Morve est-elle contagieuse ?* etc. Paris, 1825.

des Sciences médicales (1), *Hurtrel d'Arboval* (2),
Vatel (3), etc., etc.

Cependant, l'état dans lequel était la médecine
vétérinaire au temps où écrivait *Soleysel*, qui n'a
pu, au reste, que se conformer aux idées reçues à
son époque, nous donne assez la mesure de l'exactitude que pouvait avoir une semblable opinion,
dont tout d'ailleurs tend à démontrer la fausseté; et
cette réflexion est bien faite pour augmenter encore
notre étonnement, quand nous voyons que des idées
aussi peu fondées ont été jusqu'ici assez régulièrement respectées dans l'étude de la science pour
arriver pleines de force jusqu'à nous, malgré les
résultats fâcheux dont elles devaient être journel-
lement, dans la pratique, la cause première et par
conséquent la véritable origine.

Mais n'est-il pas temps enfin, sinon de rejeter
avec le mépris de l'arrogante ignorance, une idée
que trop d'années déjà ont vu régner dans la médecine vétérinaire si elle est erronée, au moins de
la soumettre, pour en reconnaître soit le fondement,
soit l'inexactitude, à un examen dont l'étude des faits
formera la base, et dont les conclusions ne repo-
seront que sur les preuves de ses résultats, en sorte
que les nouvelles données qui en ressortiront, étant

---

(1) Au mot *gourme*, tome VIII. Paris, 1823.

(2) *Dictionnaire de médecine et de chirurgie vétérinaires*,
tome II. Paris, 1827.

(3) *Élémens de pathologie vétérinaire*. Paris, 1828.

établies sur l'observation, et non pas sur de vains préjugés, se trouveront dès-lors assises d'une manière aussi fondée que durable ?

C'est dans l'intention de contribuer aussi à nous procurer ces avantages, que, mettant de côté toute idée préconçue, pour ne plus être ici que l'exact interprète des faits, je laisserai parler la seule observation dans l'exposé des cas que je vais rapporter; ces cas d'ailleurs ont quelque chose de d'autant plus expressif, de d'autant plus probant , il me semble, que leurs résultats et les circonstances dont ils se sont accompagnés, ayant été, pour la plupart, et comme on le verra, indépendans de ma participation, n'ont été déterminés dès-lors que par la nature même des choses, et non pas par les modifications qu'aurait été capable de leur imprimer l'influence des pratiques médicales que j'aurais pu leur opposer. Puis, je rapporterai ensuite quelques autres faits capables de contribuer à prouver mieux, par leur connexion et leurs rapports avec les premiers, combien le concours de leur similitude, toute fortuite, ajoute encore de puissance à leurs résultats communs, et conséquemment de force aux conclusions que j'ai cru pouvoir en tirer.

Deux frères, riches cultivateurs demeurant près de C.****, l'un à V.****, et l'autre à B.****, avaient en même temps, au commencement du mois de novembre 1825 , plusieurs poulains attaqués de *gourmes* très-graves, s'accompagnant des accidens morbides les plus fâcheux. Tous les deux sont dans l'habitude, au moins dans les cas ordinaires, de traiter eux-mêmes et leurs chevaux et leurs poulains malades ; cependant, quoiqu'élevés dans une même routine, la *pratique* qu'ils prétendent avoir puisée, tant chez leur père d'abord, que chez eux par la suite, leurs idées diffèrent très-essentiellement sur ce point, et ils suivent des principes on ne peut pas plus opposés. L'aîné, M. *B.*****, de V.****, ne voit partout que faiblesse, que besoin de nourrir et d'exciter ; il ne craint rien tant que la saignée, la diète, les sétons et la diminution des forces ; il ne veut que nourritures abondantes, excitantes, échauffantes même, que moyens de traitement dont les propriétés soient stimulantes, et ne peut entendre parler que de choses et de procédés de cette nature. Le cadet, M. *B.*****, de B.****, ne connaît d'autre nécessité que celle de tirer du sang, d'en prévenir la surabondance par la diète et les régimes débilitans. Il ne redoute que la pléthore et les engorgemens sanguins des viscères : la faiblesse, la maigreur, le jeune âge, les époques d'un développement plus actif que de coutume, ne sont rien ou presque rien pour lui ; il ne veut que d'abondantes évacuations sanguines ; pour lui les sétons ne sont que d'heureux moyens d'affaiblir, et dont l'action salutaire, uniquement due à cette cause, ne peut dépendre en aucune manière de leurs effets dérivatifs ; en un mot, sans s'embarrasser de l'inflammation et de ses effets, du nom et des signes de la maladie, il ne voit rien d'urgent dans le traitement de toutes les affections que de tirer du sang, et puis encore du sang, tant que l'animal est triste, refuse de manger, est fébricitant; tant que les crins ne tiennent pas (et c'est là pour lui l'indication majeure, l'indication par excellence, la seule infaillible enfin), tant que les progrès du mal ne sont pas arrêtés, et dès-lors jusqu'à la rémission des symptômes extérieurs les plus marqués.

J'ai dit que, pour l'ordinaire, les messieurs *B.***** traitent eux-mêmes, et d'après leurs propres idées, toutes les maladies qui viennent attaquer leurs chevaux; mais cependant, épouvantés, au moins je le crois ainsi, par des *gourmes* bien plus graves que celles qu'ils avaient jusque-là observées, ils jugèrent convenable, l'un et l'autre (1), de m'appeler en même temps pour s'aider tant de mes avis que de mes soins (2). Voici l'exposé fidèle des observations que

---

(1) Dès le 10 d'octobre 1825, j'avais déjà eu à traiter chez M. *B.***** de V.****, qui avouait ne rien connaître à ces maladies, des *gastro-entérites aiguës* semblables à celles qui ont régné toute l'année; j'avais eu le bonheur d'en guérir ses vingt-deux chevaux de labour, mais je n'avais pas encore eu alors l'occasion de traiter chez lui des poulains malades de la *gourme*.

(2) Les fourrages recueillis en 1824, et dont les chevaux firent usage pendant une grande partie de l'année 1825, avaient été généralement mal récoltés; cette cause avait été un des principes incontestables des gastro-entérites qui ont régné épizootiquement pendant 1825; comme elle avait pu agir sur les poulains de même que sur les chevaux faits, elle les avait sans doute déjà disposés d'une manière fâcheuse, lorsque les temps, si constamment pluvieux, humides et froids des derniers mois de la même année, vinrent encore influer sur leur santé. De là,

me fournirent mes visites chez ces deux personnes, gouvernées par des opinions si différentes : ce sont leurs résultats qui furent presque toujours indépendans de ma participation, comme je l'ai dit, et qui, par leurs dissemblances bien marquées, m'ont paru mériter de fixer l'attention des praticiens, de tous les hommes enfin qui aiment à réfléchir et à se rendre compte par conséquent de tous les faits qui leur semblent dignes de remarque.

Première observation. — Dans les premiers jours du mois de novembre 1825, une jument de la ferme de B.***, âgée de trois ans, d'un tempérament lymphatique, sous poil bai clair et très-lavé, assez maigre, faible, haute sur membres, ayant la poitrine étroite, les côtes plates, l'encolure et les extrémités grêles, attaquée de *gourme*, jetant fortement par les deux naseaux, ayant un abcès en pleine suppuration sous l'auge, ainsi qu'un séton au poitrail, lequel suppurait aussi très-fortement, et qui était tenue, pour ces causes, avec bien du soin dans une écurie très-chaude, ayant été lâchée imprudemment dans la cour, par une servante de la ferme, pendant un temps pluvieux et très-froid, et se trouvant pressée d'ailleurs par la soif qui la tourmentait, entra très-avant dans une mare profonde, s'y

---

sans doute, a dépendu la gravité peu commune que présentèrent les *gourmes* dont furent alors atteints beaucoup de jeunes chevaux ; au moins est-il certain que je n'ai pu en découvrir aucune autre cause.

désaltéra largement, et y demeura ensuite quelque temps : dès le soir même, tristesse, malaise et frissons généraux ; fièvre intense, dégoût absolu, lassitude dans les membres, que la jument cherche alternativement à reposer ; tête basse, oreilles froides ; elle demeure reculée au bout de sa longe. Le lendemain matin, tous ces signes sont encore augmentés de violence ; le flux nasal est suspendu, la suppuration tarie sous l'auge et au séton ; il y a anxiété, étouffement, très-grande agitation des flancs, dont les mouvemens rapides, très-élevés, sont en même temps douloureux ; l'encolure est tendue comme pour respirer plus facilement, et les naseaux sont fortement dilatés. M. *B.****, craignant de la voir étouffer, par ce qu'il appelait une *gourme rentrée*, ne sachant au reste quel secours lui donner dans un cas si grave et pour lui si peu ordinaire, m'envoya prier de me rendre chez lui, où j'arrivai bientôt, quoiqu'il me fallût parcourir, pour m'y rendre, une distance d'une lieue et demie. Outre les symptômes que j'ai mentionnés, je trouvai le pouls petit, serré, très-concentré, très-accéléré ; l'air expiré était chaud, la peau sèche et tendue, les poils piqués, les membranes muqueuses enflammées, leurs vaisseaux injectés de sang ; il existait une légère teinte jaune de la conjonctive et de la membrane buccale ; la langue était rouge, ses papiles nerveuses très-apparentes, et la bouche pâteuse ; les extrémités des membres, les oreilles et la surface du corps étaient froides, les reins inflexibles; il y avait en même temps une grande dyspnée, et la suffocation la plus manifeste. Enfin, j'appris, en recueillant les autres signes anamnestiques, que la jument avait déjà été saignée peu de jours auparavant par son maître, lors de l'invasion en elle des symptômes de la *gourme*.

Étonné moi-même de la gravité du cas, comptant peu, je l'avoue, vu l'extrême violence des symptômes, sur le succès du traitement, ne pouvant d'ailleurs, et malgré la nature de la cause qui avait la veille donné lieu au développement de tout ce trouble morbide, voir dans l'ensemble des signes, dont je ne pouvais ici me dissimuler la véritable expression, qu'une très-intense *pleuro-pneumonie sur-aiguë*, compliquée de quelques signes de gastro-entérite également aiguë, je crus ne devoir baser que sur ce seul diagnostique, duquel les indications ne me parurent pas un instant être douteuses, le traitement que j'étais appelé à prescrire. C'était vers le milieu du jour; j'ordonnai, pour être pratiquée de suite, d'abord une saignée de trois kilogrammes, faite à la jugulaire, et exactement mesurée; puis une diète très-sévère, des boissons tièdes légèrement miellées, de fréquens lavemens, rendus irritans par le sel de cuisine, des fumigations avec du son chaud; enfin, un bain de vapeur, au moyen, tant d'une grande couverture de laine mise sur la jument et pendant jusqu'à terre, que d'une chaudière d'eau bouillante placée sous le ventre; et je recommanda ide la tenir très-chaudement. Le lendemain

matin on devait répéter la saignée, et aussi l'emploi
de tous les moyens que j'ai mentionnés. Non-seulement ce que j'avais prescrit pour le premier jour
fut fait avec autant de soin que d'empressement,
mais encore (chose que je n'ai sue que long-temps
après), vers les neuf heures du soir, M. *B.****, étant
seul dans son écurie, et voyant que la dyspnée augmentait encore malgré la saignée déjà faite, et que
les crins s'arrachaient très-facilement aussi, se ha-
sarda à en faire une seconde, dans laquelle il n'a
pu évaluer au juste la quantité de sang tirée, qu'il
estima avoir été à-peu-près de deux kilogrammes.
Néanmoins, le lendemain matin, voyant encore les
flancs très-agités, il n'en fit pas moins la saignée qui
était d'avance prescrite pour cet instant dès ma visite de la veille; aussi le reste du traitement ayant
été appliqué avec exactitude, je trouvai, quand j'arrivai, quelques heures après la pratique de cette troisième évacuation sanguine, et malgré l'oppression qui
existait encore, une telle rémission des autres symptômes de la congestion pulmonaire, et dans la violence de l'irritation intérieure, que je n'hésitai pas
à prescrire de suite l'application de deux sétons sur
les côtes, placés chacun d'un côté différent de la
poitrine, qui devaient être animés, dès l'instant de
leur passage, par l'essence de térébenthine coulée
sous la peau, et dont l'irritation devait être entretenue avec un mélange d'onguent basilicum, de
poudre de cantharide et d'huile de térébenthine;

mais du reste on ne devait rien changer aux autres moyens de traitement.

Le troisième jour, les sétons des côtes avaient parfaitement produit l'engorgement et les autres effets que l'on en pouvait attendre; la difficulté de respirer était presque entièrement disparue; je fis continuer les moyens de traitement des jours précédens, mais en y ajoutant en outre de la gomme arabique en poudre, et quelques faibles doses de nitrate de potasse, données dans le miel, dont la quantité, pour ce dernier, ne devait pas dépasser un quarteron par jour.

Le quatrième jour, les sétons des côtes commencèrent à suppurer; la suppuration avait reparu également, et à celui du poitrail, et dans l'abcès situé sous l'auge; le flux nasal s'était reproduit, mais il était encore un peu moins abondant que la première fois; enfin, il y avait un mieux très-marqué, car la dyspnée s'effaçait, ainsi que tous les accidens morbides les plus graves : on continua le même traitement; des onctions d'onguent basilicum furent faites au pourtour de l'abcès ouvert sous l'auge; mais la jument étant moins tranquille, et de peur d'accident, on supprima l'usage des bains de vapeurs.

Le cinquième jour, les sétons et l'abcès suppuraient fort bien; le flux nasal était rétabli; les forces revenaient; tout, dans l'état de la jument, semblait tendre vers la guérison : on supprima le séton du poitrail, et la malade montrant déjà un assez grand appétit, on n'en continua pas moins cependant la

diète la plus sévère relativement aux alimens solides; mais on fit ajouter deux jaunes d'œufs, l'un
le matin et l'autre le soir, à l'opiat de miel et de
gomme arabique; deux jours plus tard, on permit
quelques menues pailles. Enfin, peu de jours après,
on remit insensiblement la jument, alors bien guérie, à sa nourriture ordinaire : on avait aussi cessé
graduellement l'emploi des moyens de traitement,
en conservant toutefois les sétons. Une quinzaine
de jours plus tard, la jument ayant encore de temps
en temps quelques quintes de toux, on passa aux
fesses de nouveaux sétons, et on supprima, quand
ces derniers furent en pleine suppuration, ceux des
côtes, qui ne produisaient plus une irritation suffisante ; puis on soumit la jument à l'usage chaque jour
d'une demi-once de kermès (sulfure d'antimoine hydraté), donnée dans le miel pendant quinze jours;
après quoi, la toux n'existant plus, on cessa tout
traitement intérieur. Dans les derniers jours de décembre, les sétons des fesses furent remplacés par
une nouvelle mèche passée au poitrail; ensuite on
laissa celle-ci tomber d'elle-même; et, pour ne point
supprimer tous ces exutoires successifs sans prendre les précautions d'usage en pareille circonstance,
on donna intérieurement, pendant quelques jours,
un électuaire composé de miel, d'aloës et de sulfate
de soude, mais comme purgatif fractionné, et non
pas pour produire une brusque évacuation. La jument qui m'a fourni cette observation est parfaitement rétablie, et tout prouve que maintenant (26 fé-

vrier 1826) elle jouit de la plus complète santé (1).

Deuxième observation. — Dans le même temps où la jument dont je viens de parler était si gravement malade, et dans la même ferme, un poulain entier, âgé de trois ans et demi, d'un tempérament sanguin et d'une complexion très-forte en apparence, assez bien fait, fortement membré, court, ramassé, très-gras, sous poil bai-marron, venait aussi d'éprouver l'invasion de *gourmes* très-orageuses, et il jetait encore assez abondamment; mais deux accidens morbides remarquables compliquaient son état maladif, et embarrassaient non moins son maître pour se les expliquer, qu'ils retardaient la guérison. L'un de ces accidens morbides était une propension continuelle et très-marquée à l'*assoupissement,* dépendante sans doute d'une congestion sympathique des organes encéphaliques; l'autre une claudication vague, à siége très-variable, établie tantôt dans un membre, tantôt dans un autre, n'en affectant jamais deux à la fois, toujours fixée sur les articulations des genoux, des jarrets ou des boulets exclusivement, ne s'accompagnant que d'un gonflement peu prononcé, sans chaleur, sans douleur de la peau; en un mot, de l'une de ces claudications dont la cause

---

(1) J'ai vu encore pendant un an ce cheval ainsi que les autres qui, chez les MM. *B.*****, ont été guéris de la *gourme* à l'époque dont il est question dans ce Mémoire; ils continuaient tous à jouir d'une très-bonne santé.

est purement sympathique, et que j'ai désignées, dans d'autres ouvrages, sous le nom de *douleurs de croissance* (1).

Son maître ayant vu, quelque temps auparavant, c'est-à-dire au début de la maladie, que la *gourme,* dans ce cheval, robuste d'ailleurs, s'accompagnait d'une forte fièvre, et que, d'un autre côté, *ses crins ne tenaient pas,* l'avait saigné deux fois de suite, assez fortement chaque fois, lui avait mis deux sétons au poitrail, l'avait tenu à une diète blanche, aux boissons chaudes et blanchies, et à l'usage d'un opiat composé de miel et de poudre de racine de guimauve. La fièvre générale avait disparu ; les crins ne cédaient plus aussi facilement ; la *gourme* avait beaucoup diminué d'intensité ; mais l'assoupissement s'était fait remarquer, et continuait, ainsi que les claudications erratiques, à exister ; et les choses étaient dans cet état, quand mon avis me fut demandé sur la situation du cheval, comme sur le traitement qu'il convenait de lui faire suivre. Il n'y avait que fort peu d'accélération du pouls ; la respiration n'était ni gênée, ni précipitée ; les membranes muqueuses n'étaient que légèrement injectées, et la bouche un peu pâteuse ; mais excepté ces signes et ceux dont j'ai parlé plus haut, il n'existait rien que de très-analogue à l'état normal ; point de tristesse, ni de faiblesse, ni de perte de l'appétit ;

____

(1) *Notions élémentaires de médecine vétérinaire militaire.* Paris, 1825.

point d'anxiété, point de souffrance intérieure enfin, qui soit exprimée par d'autres signes que ceux que j'ai cités.

Cependant, prenant en considération les suites graves que pourrait avoir l'état de congestion des organes encéphaliques, et bien persuadé que celui-ci, par son importance, devait plutôt nous occuper que la *gourme*, dont le danger était moins grand et moins prochain ; redoutant donc ici les suites qu'une telle irritation, si long-temps prolongée, du cerveau et de ses annexes, pouvait avoir d'un moment à l'autre, je sentis combien il était urgent, et même pressant de m'occuper d'abord de celle-ci. Je fis donc mettre le cheval à la diète la plus sévère ; deux saignées de chacune quatre à cinq kilogrammes furent encore pratiquées, la plus forte la première, et dans l'espace de vingt-quatre heures ; douze heures après la deuxième saignée, deux sétons furent passés aux fesses, et fortement animés, tout de suite, avec l'huile essentielle de térébenthine ; des lavemens irritans, composés avec le sel de cuisine dissout dans l'eau tiède, furent fréquemment donnés ; enfin, au bout d'une huitaine de jours, nulle irritation ne paraissant exister sur la membrane muqueuse gastro-intestinale, un purgatif fractionné, composé d'aloès, et dont l'usage devait être continué pendant huit jours, fut alors employé. Les sétons du poitrail avaient été supprimés.

Pendant tout ce temps, M. *B.*****, ce à quoi d'ailleurs je ne m'opposais pas, car il pouvait en

résulter encore une nouvelle action dérivative , ap-
pliquait des embrocations de térébenthine, d'essence
de térébenthine et de poix noire , sur toutes les
articulations qui se montraient successivement le
siége de la claudication.

Le cheval, quoique lentement, allait cependant
toujours de mieux en mieux : son régime fut constamment basé sur les progrès graduels de l'amélioration obtenue. Quand les sétons des fesses ne parurent plus produire une assez vive irritation, on en
plaça de nouveaux au poitrail. Enfin, on le remit,
après sa parfaite guérison, à son régime ordinaire,
et depuis plus d'un mois et demi il se portait parfaitement bien quand j'ai rédigé ce Mémoire.

Troisième observation. — Un cheval entier, joli
bidet, déjà monté quelquefois comme tel, d'un tempérament sanguin, assez ardent, d'une forte constitution, âgé de quatre ans, en bon état, sous poil
bai-marron, appartenant aussi à M. *B.***** de B.****,
ne logeant point dans la même écurie que les poulains malades, se mit tout-à-coup à jeter très-fortement, mais du côté gauche seulement, duquel aussi
les glandes sous-maxillaires se montrèrent bientôt
fortement engorgées, et recouvertes, en outre, d'un
empâtement du tissu cellulaire environnant ; ces
symptômes s'accompagnaient d'abattement, de tristesse, de dégoût, de perte de l'appétit. On fit passer le cheval dans l'écurie des autres malades ; on
le fit barboter à chaud ; on lui fit des fumigations
de son chaud, et on lui donna du miel avec de la

poudre de guimauve. Indépendamment des autres symptômes, les crins du cheval s'arrachant très-facilement, son maître lui fit deux fortes saignées, lui donna des lavemens émolliens, et cependant se proposait de me consulter ; il le fit effectivement le surlendemain du jour où il avait fait, le matin, la seconde saignée, et placé, le soir, un séton au poitrail de ce cheval. Je trouvai que celui-ci, malgré les évacuations sanguines déjà pratiquées (lesquelles n'avaient diminué en rien la force du flux ayant lieu par la narine gauche), avait encore la membrane nasale très-enflammée des deux côtés ; que les autres membranes muqueuses étaient fortement injectées ; que le pouls était plein, accéléré, l'artère tendue ; que la bouche était chaude, ainsi que l'air expiré, et qu'il existait déjà une légère altération dans les mouvemens des flancs, qui se montraient plus précipités que dans l'état sain, et même un peu douloureux ; je prescrivis donc la continuation des moyens de régime déjà employés, et une nouvelle saignée, qui fut pratiquée le même jour.

Le lendemain, cinquième jour, à compter depuis la première saignée, qui avait été faite au commencement du traitement, tout signe spécial d'irritation pulmonaire avait disparu. Le cheval, qui n'avait encore jeté que d'un seul côté (la violence de l'inflammation de la membrane du côté où le flux n'était pas encore établi s'étant sans doute opposée à sa sécrétion muqueuse), jetait alors par les deux naseaux ; mais cependant l'intensité de l'inflammation de la pituitaire, quoiqu'un peu moindre que la veille, et surtout une légère teinte jaunâtre, qui était venue se mêler à sa rougeur primitive, me laissant encore craindre une désorganisation prochaine de cette membrane, j'ordonnai derechef une forte saignée, et aussi la continuation de tous les moyens de traitement jusque-là mis en usage.

Le sixième jour, le flux des deux naseaux était encore plus abondant; mais l'inflammation de la muqueuse du nez était beaucoup diminuée; toutefois, et pour ne point négliger la possibilité d'obtenir encore, de l'évacuation réitérée du sang, de nouveaux et aussi bons effets que ceux qu'elle nous avait procurés jusque-là, une cinquième saignée fut pratiquée. On continua les autres moyens de traitement.

Le septième jour, flux abondant, rémission très-marquée de tous les symptômes inflammatoires et des différens accidens morbides; alors, deux sétons furent placés de chaque côté de l'encolure, à sa partie supérieure, et l'on continua les autres parties du traitement.

Deux jours après, les nouveaux sétons avaient bien *pris;* on supprima donc celui qui avait été auparavant établi au poitrail; et depuis ce temps, le cheval, qui a toujours marché rapidement vers sa guérison, laquelle devint bientôt très-complète, n'a été remis qu'avec précaution et que graduellement à sa nourriture et à son travail accoutumés. Les sétons de l'encolure ont été successivement supprimés; a ceux-ci on en a fait succéder un autre, placé au poitrail, que le cheval a gardé peu de temps, et qui a été retiré enfin sans aucune précaution.

Quatrième et cinquième observations. — Deux autres poulains de M. *B.*****, de B.****, ayant aussi des *gourmes* très-graves, furent traités d'une manière analogue avec un égal succès, qui fut suivi d'une guérison aussi complète et aussi prompte. L'un était un cheval entier, de l'âge de deux ans et demi, qui fut saigné deux fois; l'autre, une pouliche de trois ans, et qui, étant un peu plus forte, fut saignée trois fois : leurs maladies et leur traitement n'ayant présenté aucune autre particularité, je ne ferai que les mentionner ici pour éviter des répétitions inutiles; et je terminerai ce qui concerne les jeunes chevaux de M. *B.*****, de B.****, en faisant observer que ces animaux, pendant leurs traitemens, ne perdirent presque rien de l'embonpoint qu'ils avaient auparavant, c'est-à-dire du bon état dans lequel les avait trouvé l'invasion de leurs maladies.

Quand je fus appelé la première fois chez M. *B.*****, de V.****, pour y traiter les gastro-entérites aiguës dont ses chevaux furent tous successivement affectés, il ne possédait que trois poulains, qui tous les trois avaient été des premiers attaqués de ces gastro-entérites alors si fréquentes encore; de ces poulains deux avaient guéri spontanément, et par les seuls efforts de la nature par conséquent; l'autre, atteint en même temps d'une *gourme* compliquée de pleuro-péripneumonie, avait, pour cette première maladie,

été traité et nourri par des moyens excitans, con-
formément aux idées exclusives de son maître, et
se trouvant alors avoir un hydro-thorax des mieux
caractérisés, j'en annonçai la mort prochaine, qui,
en effet, ne tarda pas à arriver.

Peu de temps après, M. *B.*****, de V.****, acheta
quatre nouveaux poulains. La *gourme* alors ne s'était
point encore développée (le poulain mort excepté)
parmi ses élèves, comme elle ne tarda pas à le faire,
peu de temps après que cette maladie se fut manifestée avec tant de violence, et avec des effets aussi
variés que graves chez son frère de B.****.

Lorsqu'elle vint à attaquer les poulains de la ferme
de V.****, M. *B.***** l'aîné, malgré les succès que
j'avais obtenus dans le traitement de la gastro-entérite sur ses chevaux de labour, ne m'appela point
d'abord, croyant sans doute pouvoir suffire seul à en
diriger le traitement, ou redoutant peut-être que
je ne fusse disposé à appliquer la méthode de traitement, toute antiphlogistique, que j'avais employée
dans ces *fièvres gastriques* à ses poulains, et surtout
à la *gourme* dont j'aurais eu à les traiter s'il m'en
eût confié le soin : il les soigna donc, et les traita
lui-même, c'est-à-dire à sa manière, pendant quelque temps.

Les nourritures les plus excitantes, les plus substantielles, et telles que la luzerne, les pois, et
autres *hivernages*, même le blé en grain, leur furent prodigués ; rien n'était trop fortifiant, trop
échauffant, et dès-lors trop *bon* pour eux ; cepen

dant, on leur donnait en même temps du miel avec de la poudre de guimauve ; on les faisait boire blanc et chaud ; on les tenait chaudement ; des peaux de moutons étaient mises sous la ganache engorgée, et des applications maturatives étaient faites sur les dépôts sous-maxillaires. Mais de tels soins pouvaient-ils contrebalancer efficacement, d'une part, les effets de la maladie, qui cependant, et ainsi que je dois le dire, pour être exact, n'était point aussi grave, à son début, que dans aucun des animaux dont j'ai rapporté ci-dessus les observations détaillées ? Pouvaient-ils détruire, d'une autre part, les mauvais effets de la constitution atmosphérique de la température froide, et alors habituelle de l'air, ainsi que ceux d'un régime aussi contraire aux maladies inflammatoires que celui qui était ici préféré ? Pendant le temps dont je viens de parler, six autres poulains furent encore achetés ; deux d'entre eux n'avaient point encore jeté leur *gourme*, mais les quatre autres avaient éprouvé cette maladie sous les yeux mêmes de M. *B*.****, qui pour cela les avait acquis de préférence. Ils furent tous mis dans l'écurie des poulains malades.

Cependant, les premiers poulains de V.****, loin de guérir comme on l'avait espéré, voyaient leur état chaque jour s'empirer ; leurs maladies devinrent bien plus graves, et ce fut alors que l'on sentit la nécessité de me consulter ; la situation très-alarmante de l'un d'entre eux ne laissant même plus la possibilité de tarder davantage à le faire, à moins que l'on ne voulût s'exposer au reproche de l'avoir laissé périr sans avoir appelé une personne exerçant la médecine vétérinaire. Ce fut donc dans ces circonstances que, mandé de nouveau à V.**** pour être consulté sur les poulains malades, j'y ai recueilli les faits suivans, que je rapporterai dans l'ordre où ils se sont présentés, en commençant par le sujet qui était alors le plus gravement affecté.

Sixième observation. — Parmi tous les jeunes chevaux malades à V.****, celui qui était principalement l'objet de ma visite, avait déjà, indépendamment de la *gourme* dont il était attaqué, un hydro-thorax accompagné d'un engorgement excessif, mais œdémateux, des extrémités postérieures dus à une pleuro-péripneumonie très-avancée, et dont les progrès, probablement favorisés par le régime et les autres circonstances hygiéniques, n'avaient évidemment été combattus par aucun traitement convenable. Je déclarai (l'état du cheval ne me laissant aucune espérance) avoir été appelé trop tard pour pouvoir lui être utile ; mais néanmoins, cédant aux prières des personnes de la maison, et plutôt pour faire acte de complaisance que dans l'attente d'un succès devenu impossible (la pratique de la saignée ne me paraissant plus propre qu'à accélérer la fin du cheval) je plaçai des sétons aux fesses (il avait déjà d'anciens sétons au poitrail), et les animai avec de l'essence de térébenthine ; je fis un grand nombre de mouchetures profondes sur les membres engorgés, lesquelles mouchetures soulagèrent momentanément le cheval, et je prescrivis quelques soins insignifians dans son état, tels que des lotions fréquentes d'infusions de plantes aromatiques. Quatre jours après, ce cheval était mort. Je ne pus en aller faire l'ouverture ; elle fut pratiquée en présence de M. *B.***** fils, qui m'en fit connaître les résultats de manière à ne pouvoir douter, qu'outre l'hydropisie de poitrine, que j'avais dit exister, il y avait une inflammation très-intense de la plèvre, et une hépatisation des poumons, dont une grande partie était fondue en une bouillie putrilagineuse de couleur de lie de vin rouge (1).

Septième observation. — Laissant un moment de côté l'histoire des jeunes chevaux malades de la *gourme* à la ferme de V.****, je rapporterai (parce qu'elle est une des causes qui ont contribué à me déterminer postérieurement dans le choix du traitement de ces chevaux) l'ouverture que j'ai faite moi-même d'un autre cheval mort aussi par les effets de la *gourme,* et à-peu-près dans le même temps que celui qui précède.

Le *Freluquet,* n.º 1806, du 5.º escadron des hus-

---

(1) On lit, page 105 du volume de 1826, des *Mémoires de la Société royale et centrale d'agriculture,* que mon Mémoire sur le traitement de la *gourme* par la méthode antiphlogistique, *contient vingt-deux observations, dont l'issue a été constamment heureuse.* Cependant, les 6.ᵉ, 7.ᵉ, 9.ᵉ et 18.ᵉ observations sont relatives à des cas dans lesquels les malades ont succombé.

sards de la Garde royale, cheval hongre, âgé de quatre ans et demi, arrivé de remonte le 11 novembre
1825, présentait déjà, dès ce jour même, outre les
symptômes de la *gourme*, dont il était atteint, une
péripneumonie des plus graves, accompagnée de
tous les signes les moins équivoques d'un état adynamique assez avancé. Persuadé que dans son état
la saignée ne pourrait qu'accélérer le moment de sa
mort, et ne voulant pas, malgré le pronostic désespéré que je ne pouvais manquer d'en établir,
paraître le négliger, deux sétons furent passés au
poitrail; des opiats, avec le miel, et une légère
dose de gomme arabique et de nitrate de potasse,
furent donnés; les autres moyens ordinaires du régime de la *gourme*, précédemment exposés, furent
employés, mais ce cheval n'en mourut pas moins le
16 de novembre.

J'en fis l'ouverture environ six heures après sa
mort, en présence d'un médecin fort instruit. Le péritoine, le mésentère, l'épiploon, et tous les organes
abdominaux, sans exception, présentaient un état
d'inflammation des plus marqués; l'épiploon et les
intestins grêles offraient, en outre, quelques taches
violettes, véritables désorganisations gangréneuses
de ces parties : le foie mou, se cassant facilement,
d'un brun de suie très-foncé, présentait, sur la face
intestinale de son lobe droit, une phlictène grosse
comme le poing, ne renfermant qu'un gaz incolore, et formée par le décollement et le boursoufflement de la membrane péritonéale, qui était, au

reste, dans cet endroit, d'une extrême ténuité. L'infection répandue par le cadavre était insupportable,
et ne nous permit que d'enlever seulement quelques
côtes du côté droit de la poitrine (l'animal était
mort couché du côté gauche); celles-ci étant désarticu-
lées, nous vîmes le poumon, la plèvre, le diaphragme,
le péricarde et le médiastin frappés tous de la plus vive
inflammation, et couverts, en outre, de quelques
ecchymoses et de taches d'un vert foncé. Enfin, le
premier, dont la surface extérieure était aussi d'une
couleur verte très-foncée, tirant un peu sur le gris,
ayant été incisé en plusieurs endroits, se montra
réduit en une matière bourbeuse verdâtre infecte,
contenant des grumeaux fibreux plus ou moins volumineux, et par conséquent frappé de la gangrène
la plus complète que j'aie encore observée dans ce
viscère.

Mais revenons aux poulains de la ferme de V****.
Le même jour où je fus appelé pour celui qui fait
le sujet de la sixième observation, on me pria aussi
de visiter tous les autres, et même de donner sur eux
mon avis. Il y avait alors dans cette ferme douze
poulains, parmi lesquels les six plus anciens étaient
attaqués de gourme, tous avec flux considérable
par les deux naseaux, toux grasse, forte et fréquente, inflammation vive de la muqueuse nasale,
et tumeurs très-développées sous la ganache, mais
avec peu de disposition à suppurer. Ne croyant
point la saignée indiquée, puisque la réaction fébrile était peu forte, et puisqu'il n'y avait ni perte

de l'appétit, ni accélération du pouls, ni altération des mouvemens des flancs, je prescrivis des opiats avec le miel et la gomme arabique, des boissons chaudes et miellées, des onctions maturatives sur les engorgemens, et je conseillai non-seulement de faire mettre à tous les malades des sétons au poitrail, mais encore de les tenir à un régime qui devait consister exclusivement en des menues pailles de froment, et en farine d'orge, donnée en barbotage dans l'eau tiède. Enfin, j'annonçai aussi l'invasion prochaine de la *gourme* dans les deux chevaux qui, faisant partie des dix derniers poulains achetés, n'avaient pas encore eu cette maladie; ce que je crus pouvoir faire, parce qu'ils toussaient déjà, qu'ils avaient la bouche enflammée, la pituitaire rouge et gorgée, les yeux chassieux, et qu'ils éprouvaient du dégoût; aussi conseillai-je de les soumettre également et d'avance au même régime que j'avais indiqué pour les autres malades.

On donna bien à tous ces chevaux le miel et les boissons que j'avais conseillés; on leur fit exactement les lotions maturatives prescrites, et on les tint chaudement; mais on n'observa aucun des autres points du régime que j'avais recommandé : les poulains gourmeux furent nourris, au contraire, avec de la luzerne, des *hivernages*; on leur donna du blé en grain, et on ne leur mit point de sétons; aussi leurs maladies, loin d'éprouver aucune espèce de soulagement, ne firent-elles qu'empirer; les engorgemens de la tête devinrent très-volumineux. Les poulains souffraient beaucoup ; ils ne mangeaient que peu et avec peine ; ils dépérissaient à vue d'œil : les tumeurs des glandes ne se fondirent en suppuration que fort incomplètement, et s'accompagnèrent de gonflemens œdémateux ; en outre, le jetage était devenu plus abondant ; alors on leur mit, mais trop tard, je le crois, les sétons que j'avais recommandés quelque temps auparavant. Les deux poulains qui n'avaient point encore eu la gourme en étaient attaqués ; cependant tous ces accidens n'éclairèrent point sur le danger des nourritures trop excitantes, et on en continua l'usage malgré mes représentations et mes conseils ; en sorte que, sur les sept poulains malades (celui de la sixième observation était mort alors), un des plus forts devint atteint d'une maladie semblable, pour l'engorgement des extrémités postérieures, à celle du poulain déjà perdu, et deux autres aussi des plus robustes se montrèrent simplement atteints de très-graves péripneumonies, compliquant leurs *gourmes*. Nous allons nous occuper d'abord de l'histoire de la maladie de ces trois jeunes sujets, après quoi nous reprendrons le récit général des faits relatifs à la *gourme* des poulains de la ferme de V.****

Huitième observation. — Elle a pour sujet un poulain entier, âgé de trois ans, très-développé, très-bien fait, fort pour son âge, d'un tempérament sanguin lymphatique, et sous poil bai-châtain. Il était atteint de la *gourme* depuis plus de quinze jours, mais n'avait pas eu de dépôt sous la ganache, ni non plus de séton comme les autres malades ; il avait vu sa maladie constamment s'aggraver sous l'influence des causes que j'ai indiquées, lorsqu'il lui vint un engorgement assez considérable, mais peu sensible, et presque sans chaleur morbide, aux deux jarrets en même temps ; M. *B.***** en tint d'abord peu de compte ; mais ensuite, voyant l'engorgement, dans chaque extrémité, s'augmenter en tous sens, s'accompagner ensuite de crevasses dans les pâturons, puis enfin de dégoût, de tristesse et d'abattement, il m'envoya définitivement chercher. Outre ce que je viens de dire de l'état de ce cheval, je trouvai le pouls plein et accéléré, la respiration difficile, les flancs agités, leurs mouvemens irréguliers, pénibles ; l'air expiré était chaud, les membranes muqueuses enflammées ; en un mot, il me fut impossible de ne pas reconnaître qu'il existait en lui, indépendamment des engorgemens des jarrets, une forte péripneumonie, qui avant tout, par le danger prochain dont elle menaçait l'animal, me parut devoir exclusivement m'occuper. Malgré la maigreur actuelle du poulain, la diète blanche la plus sévère fut ordonnée ; je fis faire, à vingt-quatre heures d'intervalle, trois saignées de chacune trois kilogrammes ; alors une rémission marquée, tant de l'inflammation générale que des symptômes de la péripneumonie, ayant été obtenue, deux sétons furent passés au poitrail, et animés avec l'essence de térébenthine ; leurs effets furent prompts ; ils firent rapidement disparaître toute l'irritation pulmonaire.

Il ne restait donc plus qu'à s'occuper des engorgemens des membres postérieurs, lesquels étaient
énormes, et dont la cause, interne sans doute, ne
m'était pas connue, quoiqu'elle ne me parût pouvoir être, au reste, qu'un état inflammatoire quelconque, soit des organes abdominaux en général,
soit de l'un d'eux en particulier ; et ce qui me con-
firmait encore dans cette présomption, c'est que les
progrès des engorgemens dont il s'agit avaient été
momentanément suspendus par les effets des saignées générales déjà faites ; ce résultat fut même un
trait de lumière pour moi, et je crus ne pouvoir
mieux faire, par conséquent, que d'attaquer ces
mêmes engorgemens par des saignées de la pince
des pieds correspondans. Je proposai ce moyen ; on
parut d'abord s'en soucier fort peu ; mais quelqu'un
ayant dit que dans un cas semblable on en avait vu
résulter de très-bons effets, on pratiqua, à chacun
des pieds postérieurs, une très-forte saignée de la
pince, saignées que l'on laissa couler tant qu'elles
ne s'arrêtèrent pas d'elles-mêmes ; après quoi des
mouchetures furent faites avec la flamme sur la
peau des deux membres, lesquels furent ensuite lo-
tionnés chaque jour avec de fortes décoctions de
plantes aromatiques : enfin, on appliqua encore sur
ces membres deux sétons à la partie supérieure des
fesses : le succès répondit à notre attente ; les engorgemens disparurent graduellement ; et le cheval,
bien guéri de sa *gourme* et de tous les accidens qui
l'avaient accompagnée, fut ainsi sauvé, après une

convalescence de trois semaines, pendant lesquelles on n'eut que quelques soins particuliers à lui donner.

Neuvième et dixième observations. — Les deux poulains chez lesquels, avec leurs *gourmes*, déjà très-graves dans tous les deux, puisqu'elles étaient accompagnées d'énormes engorgemens de la tête et d'abcès indolens situés sous l'auge, il n'était survenu que de simples péripneumonies développées sous l'influence du régime dont j'ai parlé, étaient alezans, entiers, d'une taille peu élevée, âgés de trois ans, fortement constitués, d'un tempérament sanguin lymphatique, et étaient fort maigres, après avoir été très-gras avant l'invasion de leurs *gourmes*. Voici les symptômes qu'ils présentaient; abattement, tristesse, dégoût, anxiété, dyspnée, et air expiré très-chaud, muqueuses enflammées, injectées, etc. On fit à l'un trois, et à l'autre quatre saignées de la jugulaire, qui varièrent de deux à trois kilogrammes, en commençant par les plus fortes saignées. On observa une diète blanche très-sévère; on fit respirer des vapeurs acqueuses; on donna des lavemens émolliens, et quand la rémission nécessaire eut été obtenue dans l'intensité des symptômes, on mit à chacun d'eux des sétons sur les côtes de chaque côté de la poitrine, et on leur fit faire usage ensuite d'un opiat avec miel et gomme arabique. Les effets de ce traitement furent prompts et très-satisfaisans; les deux chevaux entrèrent bientôt dans une convalescence qui paraissait assurée, et j'avais cessé de les aller voir, quand M. *B* **** s'avisa de craindre que le plus maigre et le plus faible des deux par conséquent, ne pût pas supporter long-temps les sétons, qu'il crut même devoir le fatiguer davantage, étant placés sur les côtes qu'en une autre partie; il les ôta donc, sans aucune précaution, tous les deux à-la-fois; et puis, pour redonner un peu de force au poulain, il lui fit manger incontinent de la luzerne et du blé en grain; mais ce poulain ne tarda pas à retomber plus malade que la première fois; et quelques jours après, quand on vint me chercher pour lui, il était, me dit-on, à la dernière extrémité. Je le trouvai, en effet, affecté d'une dyspnée si grande que j'en fus étonné. Il y avait suffocation imminente produite par un hydro-thorax qui existait déjà depuis plusieurs jours; en outre, plusieurs abcès que ce cheval avait depuis peu de temps à la tête, exhalait une odeur cadavéreuse insupportable, et il y avait aussi, à la lèvre inférieure du côté droit et à sa face interne, une tumeur adynamique grosse comme le poing. La saignée ne pouvait qu'accélérer la mort; je n'en fis donc pas; je plaçai des sétons sur les côtes; je scarifiai profondément la tumeur adynamique, et je prescrivis, tant sur elle et sur les abcès infects de la tête, qu'à l'intérieur, les antiputrides que nous avions sous la main. Il était huit heures du soir; à deux heures de la nuit ce cheval était mort, quand l'autre poulain, traité en même temps que lui d'un état maladif absolument semblable, mais pour lequel on n'avait rien changé dans les soins que j'avais prescrits, était alors déjà complètement guéri ; et sa guérison ne s'est point démentie depuis ce temps.

Le poulain mort fut ouvert, et présentait intérieurement les mêmes lésions pulmonaires que le sujet de la sixième observation.

Cependant, toutes ces choses n'avaient point encore désabusé M. *B.***** de **V.****** sur la nécessité d'employer des nourritures excitantes et toniques dans les *gourmes* dont les autres chevaux étaient encore affectés. On continua donc pour eux l'usage de ces mêmes nourritures ; aussi, non-seulement leurs maladies s'aggravaient chaque jour, mais encore, des six derniers poulains qu'il avait achetés, les quatre qui avaient jeté leurs *gourmes* sous ses yeux plusieurs mois auparavant, en devinrent de nouveau et une seconde fois attaqués d'une manière non moins violente que les autres poulains, et déjà on leur avait mis aussi des sétons.

Les choses pourtant étaient demeurées quelques jours dans cet état : on continuait les nourritures ici prétendues fortifiantes ; les chevaux ne guérissaient pas, mais aucun accident trop alarmant n'était venu éveiller derechef des inquiétudes trop vives, malgré qu'il y avait encore alors sept poulains très-gravement malades de la *gourme*, lorsque, tout-à-coup, l'un de ceux-ci se montra affecté d'une tumeur sympathique très-volumineuse placée à la région parotidienne gauche : le lendemain, trois autres poulains avaient de semblables tumeurs aussi sur les parotides, les unes d'un côté de la tête, et les autres

du côté opposé ; ces tumeurs paraissaient, non-seulement les gêner beaucoup, mais encore, m'a-t-on
dit, leur causaient de la fièvre ; elles furent enduites
d'onguent maturatif. Je fus plusieurs jours sans pouvoir aller voir ces poulains ; et quelques-unes de
leurs tumeurs nouvelles s'étaient abcédées avant ma
visite. J'avais, au reste, recommandé de prendre
toujours, à tout événement, la précaution d'éloigner,
les convalescens et les poulains guéris déjà, de l'é-
curie où se trouvaient ceux dont il est ici question.

Quand je les vis, les quatre poulains dont je viens
de parler avaient des tumeurs énormes, s'étendant
jusqu'aux oreilles, dont elles comprenaient la base,
abcédées incomplètement pour la plupart, et ouvertes au-dehors par plusieurs plaies fistuleuses ;
leurs alentours étaient œdémateux ; la suppuration
qu'elles fournissaient n'était qu'une sanie sangui-
nolente, de mauvaise odeur, peu abondante ; un
seul avait un dépôt volumineux rempli d'une matière aussi abondante que louable, qui n'était point
abcédé, et que j'ouvris de suite ; le cheval en fut
beaucoup soulagé. Dans les autres, il me fallut dé-
brider les ouvertures des tumeurs, redresser leur
trajet, les agrandir, ou faire des contre-ouvertures,
pour donner un écoulement plus facile à la matière
qu'ils fournissaient ; il en résulta, dans plusieurs,
d'assez fortes hémorrhagies, car les vaisseaux cutanés étaient très-développés : je fis panser ces plaies
avec des étoupes imbibées d'eau-de-vie affaiblie par
son mélange avec l'eau.

Mais ce n'était point tout encore ; parmi les sept chevaux actuellement malades, quatre, dont un seul n'avait pas eu de tumeurs sur les parotides, étaient affectés d'une dyspnée très-marquée, accompagnée de tous les autres symptômes d'une péripneumonie aiguë et fort intense. Ils m'ont fourni les observations qui suivent.

Onzième, douzième, treizième et quatorzième obvervations. —Ces quatre chevaux, malgré le pitoyable état dans lequel ils étaient sous tous les rapports, malgré leurs *gourmes* et les accidens morbides qui étaient venus les compliquer, furent soumis à un traitement antiphlogistique très-rigoureux : deux d'entre eux, qui étaient plus jeunes et plus faibles, ne furent saignés que chacun deux fois ; un autre le fut trois fois ; et enfin le dernier fut saigné jusqu'à quatre reprises. Dans les trois premiers, on ne tira que deux kilogrammes de sang à chaque saignée ; mais les deux premières saignées de l'autre cheval furent chacune de trois kilogrammes. Après ces évacuations sanguines, ayant obtenu, tant par elles que par la diète blanche, les lavemens et les fumigations émollientes, une forte rémission dans les symptômes de l'irritation pulmonaire, des sétons furent placés sur les côtes. Les autres parties du traitement furent les mêmes que dans les observations qui précèdent. On ne changea rien cette fois aux précautions, tant du régime et du traitement que de la convalescence, que j'avais fixées pour chacun d'eux. Ils furent tous promptement hors de danger, et ensuite aussi entièrement guéris que complètement rétablis.

Néanmoins, quelque temps après, je m'aperçus que l'un de ces poulains toussait encore, et que sa toux était sèche; je l'examinai; il n'avait point d'inflammation, mais une injection assez prononcée des membranes muqueuses, et une légère irrégularité des mouvemens des flancs; du reste, il avait repris de l'embonpoint, de la force, avait de la gaîté, mangeait bien, et n'avait aucune altération du pouls; toutefois, craignant, d'après l'observation de ces symptômes, qu'il n'existât encore en lui un reste d'irritation pulmonaire, je le fis remettre à une diète blanche; une bonne saignée lui fut faite; on lui mit un séton au poitrail; pendant quelques jours on lui donna des lavemens émolliens, et on lui fit faire usage d'un opiat composé de miel et de gomme arabique; puis, huit jours après, on ajouta à ses opiats une demi-once, par jour, de kermès, dont on continua l'usage pendant une quinzaine; enfin, un purgatif fut administré quand on supprima le séton : depuis ce temps, le poulain dont il s'agit ne toussa plus, et fut parfaitement guéri.

Quinzième observation. — Un autre poulain de la ferme de V.****, bidet de deux ans et demi, qui avait été un des premiers attaqués de la *gourme*, demeura aussi un des derniers malades. Il n'avait pas eu de tumeurs aux parotides; mais il avait encore des abcès en suppuration sous l'auge; il avait eu un séton au poitrail, mais on l'avait supprimé,

prétendant qu'il l'affaiblissait trop. Depuis long-
temps ce cheval était menacé d'une péripneumonie,
et j'avais plusieurs fois conseillé de le saigner pour
la prévenir; mais M. *B.*****, retenu par la crainte
de la faiblesse et de la grande maigreur du poulain,
qui toussait beaucoup cependant, s'y était toujours
refusé, lorsqu'enfin cette maladie s'étant développée
d'une manière si grave qu'il ne fut plus possible de le
sauver autrement, il fallut bien alors qu'il consentît
à laisser mettre en usage un traitement qui maintenant était devenu indispensable. Je n'osai faire
tirer les deux premières fois qu'une livre et demie
de sang; deux autres fois on en tira chaque jour une
bouteille; ensuite, la rémission des signes inflammatoires étant bien marquée, deux sétons furent
passés au poitrail; tous les autres moyens antiphlogistiques ne furent pas oubliés, et dès-lors ce poulain alla chaque jour de mieux en mieux. Cependant,
vers la fin de sa convalescence, sa toux, de grasse
qu'elle était, étant devenue quinteuse et sèche, quoique moins fréquente, on lui fit une nouvelle saignée
d'une bouteille et demie de sang; on excita, par un
mélange de basilicum, de cantharides et d'essence
de térébenthine, une nouvelle irritation des sétons;
on le remit pendant quelques jours au régime diététique blanc; pendant ce temps, on lui fit faire usage
d'opiats de miel avec gomme arabique, et quelques
jours après on fit ajouter à ces mêmes opiats, pour
chaque jour, une demi-once de kermès; l'usage de
ce dernier fut continué pendant quinze jours; on

purgea légèrement le cheval à la chute spontanée de son séton ; puis, quand il fut guéri, on le remit insensiblement à sa nourriture, et il fut bientôt tout-à-fait rétabli.

Pour leur laisser la suite qu'il était important de leur conserver ici, je n'ai pas voulu interrompre la narration des faits que j'ai observés chez les messieurs *B.*****. Voici maintenant une autre observation du même genre, et que ma pratique m'a aussi présentée dans le même temps.

Seizième observation. — Un très-fort cheval noir, entier, poussant ses dents de cinq ans, en très-bon état, propre au trait, appartenant au messager de Compiègne à Paris, tomba malade dans le village de Vauderland, en revenant de cette dernière ville, et fut néanmoins ramené chez son maître par le plus mauvais temps ; à son arrivée on appela le maréchal de la maison, qui, ayant déjà soigné plusieurs fois, d'après mes conseils, des chevaux attaqués des gastro-entérites si communes en 1825, en reconnut bien une très-grave dans la maladie dont ce cheval était attaqué. Jusque-là il se croyait capable d'en diriger le traitement en se conformant à ce que je lui avais fait pratiquer en pareil cas ; mais ce qui l'embarrassait, c'était que le cheval, nouvellement venu du nord de la Picardie, où il avait été élevé, n'était pas connu pour avoir jeté sa *gourme*, et se trouvait justement avoir un très-fort jetage par les deux naseaux, une toux grasse et très-forte, qu'accompagnait encore un très-fort empâtement de la ganache ; il de-

manda donc que l'on me fît appeler. Indépendamment de tout ce que je viens de dire de ce cheval,
véritablement atteint d'une gastro-entérite aiguë,
compliquée de symptômes d'encéphalite, je re-
connus aussi en lui non-seulement les symptômes
d'une *gourme* bien caractérisée, mais encore tous
les signes d'une péripneumonie aiguë des plus intenses. Que faire dans une telle occurrence ? Le
danger éloigné d'une *gourme* qui pouvait, comme
on le croit généralement, être ici contrariée dans sa
marche par un traitement antiphlogistique, devait-
il me détourner d'opposer celui-ci, dans toute
sa puissance, aux suites, aussi promptes que funestes, que pouvaient avoir, si on ne le leur appli-
quait pas, les deux graves complications que présentait ici la gastro-entérite ? Je ne balançai donc
pas un seul instant ; des saignées copieuses, et répétées jusqu'à la rémission des symptômes inflammatoires généraux, furent faites ; la méthode antiphlogistique la plus sévère fut du reste suivie ; des
sétons remplacèrent, placés au poitrail, des vesi-
catoires que nous avions d'abord mis sur la partie
inférieure des côtes, et terminèrent l'emploi des
moyens actifs de traitement. On fit, vers la fin de
celui-ci, faire usage au cheval, et pendant quelque
temps, d'une once de kermès, par jour, donné dans
le miel, et sa *gourme,* bien guérie, est disparue avec
tous les autres symptômes des différentes altérations
maladives dont il avait été simultanément affecté.

Dans le même temps où j'ai observé les faits précédemment exposés, j'ai eu à traiter aussi dans le régiment des hussards de la Garde royale beaucoup de chevaux attaqués de la *gourme*.

J'ai déjà dit que des causes générales rendaient, vers la fin de 1825, les maladies de ce genre, que les chevaux éprouvaient à cette époque, beaucoup plus graves que dans les cas ordinaires; et c'est ce que nous avons également remarqué sur les chevaux de remonte qui nous arrivèrent alors de la Normandie : nous n'avons cependant pas été dans la nécessité d'employer les saignées sur aucun d'eux, malgré l'existence des engorgemens très-volumineux de toutes les parties de la tête, dont ces affections se compliquaient toujours ; mais nous n'avons dû, sans doute, cette différence dans la manière de les traiter qu'au soin avec lequel nous avons constamment, dans ces maladies, écarté des chevaux toutes les causes d'excitation morbide; qu'à l'attention de soumettre de très-bonne heure les malades aux soins convenables à leur état, et enfin qu'à celui de leur faire suivre très-rigoureusement un mode de traitement qui, quoique la saignée en fût exceptée, parce que n'ayant pas paru être indiquée, elle ne fut pas pratiquée, n'en appartient pas moins à la méthode antiphlogistique; aussi, sauf la mort du cheval qui m'a fourni la septième observation (et de la perte duquel on ne saurait certes m'imputer le blâme), avons-nous obtenu des succès aussi constans que satisfaisans dans le traitement de cette maladie, quoique nous ayons eu plus de vingt chevaux

24

attaqués de *gourme* dans le temps dont il s'agit, si bien que six d'entr'eux en aient même été atteints de la manière la plus grave (1).

Si j'ai rapporté d'abord toutes les observations qui précèdent, ce n'est pas qu'elles soient ni les plus anciennes, ni les seules que je possède sur ce sujet, d'autant plus important que l'on est encore loin, comme je l'ai dit, de s'entendre sur la thérapeutique de cette maladie, malgré que la *gourme* soit une des affections qui s'offrent le plus communément dans la pratique; mais c'est parce que les détails qui leur sont particuliers, et qui devaient les accompagner, sont très-propres à faire connaître les causes de la

____

(1) Depuis long-temps je traite la *gourme* par les moyens dont il vient d'être question; et cependant, si ce n'est dans quelques cas rares où elle est trop avancée dans les chevaux qui nous arrivent malades, pour ne pas désespérer de la guérison, jamais nous ne perdons, pour cette maladie, aucun de nos chevaux de troupe, car pour eux nous sommes le plus communément libres d'en diriger le traitement à notre gré. Il y a même plus, ayant eu plusieurs occasions de marcher dans des saisons froides et par de très-mauvais temps, avec de très-forts détachemens de remontes qui appartenaient à notre corps, et ayant vu souvent la *gourme* attaquer d'une manière assez grave la majeure partie des chevaux qui composaient ces détachemens, je me suis toujours contenté de leur donner des opiats avec miel et poudre de guimauve; de faire boire blanc et chaud tous les malades, et de passer, en temps convenable, les sétons qu'il était nécessaire de mettre à quelques-uns; jamais je n'en ai perdu en agissant ainsi; jamais non plus je n'en ai vu devenir assez grièvement malades pour qu'on ait été obligé de les laisser en route.

différence qui a existé entre les résultats bien opposés
obtenus dans ces divers cas ; et aussi, parce que,
recueillies ensemble pour ainsi dire, et dans des
circonstances qui n'ont varié que par la dissemblance
et du régime et du traitement des chevaux, ces observations convenaient parfaitement pour servir à
l'étude du point de pratique que je voulais chercher
à éclaircir. Je puis donc encore, à l'appui des résultats qu'elles ont présentés, citer aussi les faits suivans, que j'avais déjà observés en d'autres temps.

Dix-septième observation. — Dans le mois de
mai 1823, étant alors à Paris, une jument de quatre
ans, achetée depuis peu par un officier du régiment,
devint atteinte d'une grave péripneumonie aiguë ;
consulté par son maître sur le traitement nécessaire,
j'indiquai, malgré un flux nasal qui existait, et qui
ne pouvait ici, selon moi, détruire l'indication si
impérieusement prescrite par l'état et la nature de
l'affection de la poitrine, la saignée comme le premier, le plus indispensable des moyens à employer ;
mais la jument était supposée n'avoir point encore
jeté sa *gourme ;* son maître redoutant donc les suites
de cette dernière maladie, après la pratique en elle
des évacuations sanguines, s'y opposa d'abord, quoique assez faiblement, remit à commencer le traitement un peu plus tard, pour avoir le temps de consulter un vétérinaire de la capitale, auquel, sans
doute, il accordait plus de confiance qu'à moi ; et
ensuite, confirmé par celui-ci dans ses idées, ne
voulut plus entendre parler de traitement antiphlo-

gistique. Quatre jours se passèrent ainsi ; mes représentations et mes avis n'étaient point écoutés ; les conseils du vétérinaire dont j'ai parlé étaient seuls suivis, et j'étais forcé, de mon côté, à me contenter de ne point aggraver, par un traitement incendiaire, le mal déjà existant ; cependant, les progrès de la péripneumonie, non convenablement combattus, étaient chaque jour plus alarmans ; la suffocation commençait à se manifester même ; mais toutefois il est vrai de dire que les symptômes de la *gourme* se prononçaient aussi dans les mêmes proportions, et que le flux par les naseaux, l'inflammation des fosses nasales, celle de la gorge, l'empâtement de l'auge augmentaient également. Quoi qu'il en soit, le cinquième jour il n'y eut plus moyen de temporiser, et de se refuser à l'emploi d'un traitement qui seul pouvait peut-être encore sauver l'animal, tant la suffocation était déjà prononcée. Le traitement antiphlogistique fut donc enfin essayé ; quatre larges saignées furent pratiquées ; je les rapprochai autant qu'il me fut possible ; la respiration, dès la seconde saignée, devint plus facile ; la jument se montrait très-sensiblement soulagée, et ensuite elle alla toujours de mieux en mieux ; les symptômes de la péripneumonie, non-seulement bornés dans leurs progrès, mais encore bien calmés dans leur violence, permirent par-là de placer des sétons ; on en mit deux au poitrail, et on en assura les effets en les animant convenablement. Je n'ai pas besoin de dire que la diète blanche fut sévère, que l'on fit usage

d'abord de fumigations et de lavemens émolliens,
et ensuite d'opiats avec miel et gomme arabique;
mais je dirai que la jument, parfaitement guérie par
ce traitement, tant de la *gourme* que de la péripneumonie, est encore aujourd'hui (9 février 1826)
dans le régiment, sans qu'elle ait, depuis cette époque, paru éprouver dans sa santé aucune suite que
l'on ait pu attribuer à la pratique de la saignée dans
la première de ces maladies.

Dix-huitième observation.—Six mois après, dans
un cas absolument semblable, et dans lequel le même
vétérinaire, également consulté par le maître du cheval, s'opposa d'abord aussi à la pratique de la saignée, que je ne pus employer que le sixième jour
de la maladie, nous fûmes bien moins heureux ; le
cheval ne périt pas de suite néanmoins : le traitement
antiphlogistique , quoiqu'employé trop tard pour
pouvoir le sauver, ayant prolongé cependant de
quelque temps son existence ; mais la convalescence
se prolongea aussi d'une manière inaccoutumée ; le
farcin se déclara ; le cheval tomba ensuite promptement dans le marasme ; il mourut, et nous montra,
à son ouverture, comme lésions principales, des
hépatisations très-étendues des deux lobes du poumon à leurs parties postérieures et moyennes. Or,
comme l'anatomie pathologique nous a parfaitement
fait connaître maintenant quelle est la cause prochaine de semblables lésions cadavériques, ne serais-
je pas en droit, et surtout d'après les succès procurés
dans d'autres cas analogues, par la pratique de la

saignée faite en temps opportun, de demander si je n'avais pas raison de vouloir, dans celui-ci, en faire plus promptement l'application ?......

Dix-neuvième observation.—Un cheval de quatre ans et demi, appartenant à un capitaine de notre régiment, nouvellement acheté, et qui avait souffert quelques légers dérangemens maladifs depuis que cet officier en avait fait l'acquisition, fut mis au vert, à l'écurie, le 25 mai 1824; dès les premiers jours de l'usage de ce régime, de fortes glandes douloureuses se montrèrent sous la ganache; il fut même alors affecté d'un léger flux par les naseaux; cependant ce cheval prit en peu de temps un très-grand embonpoint; et on fut même, n'osant pas attendre, crainte des symptômes de *gourme* qu'il présentait déjà, la nécessité de le saigner à laquelle l'obésité pouvait exposer, on fut, dis-je, forcé, pour cette cause, de le retirer du vert bien plus tôt qu'on ne l'avait d'abord projeté; remis à la nourriture sèche, ce cheval se porta assez bien tant que l'on prit encore avec lui les précautions que nécessitaient ce changement de régime; mais aussitôt qu'on les eut cessées, il devint malade, triste, abattu, fébricitant, dégoûté; l'engorgement des glandes se reproduisit; il commença à jeter abondamment par les deux naseaux; néanmoins, regardant encore tous ces signes comme des indices d'une grande disposition à jeter sa *gourme*, bien plus complètement qu'il ne l'avait fait pendant qu'il était au régime du vert, on ne crut pas devoir s'en inquiéter, et on ne

me consulta pas. Plusieurs jours se passèrent ainsi :
la ganache, mais surtout la gorge, étaient très-en-
gorgées, très-chaudes, très-sensibles; on mit au
cheval une peau de mouton; on enduisit les engorgemens avec des onguens maturatifs; on donna des
boissons chaudes, blanchies et miellées; on fit prendre quelques fumigations au cheval, et on croyait en
être quitte avec ces précautions et par ces soins, lorsque, tout-à-coup, une grande difficulté de respirer
survint, et fit de très-rapides progrès; en même temps
l'animal se montra frappé d'un grand abattement,
et néanmoins s'agitait avec une très-grande anxiété;
on m'envoya chercher. Arrivé auprès du cheval,
je ne pus méconnaître, qu'indépendamment de la
gourme, dont les symptômes avaient ouvert la scène,
il y avait encore non-seulement une esquinancie
aiguë très-avancée, mais aussi, et par la violence
même de l'inflammation, dont toutes les muqueuses
étaient frappées, une disposition très-prochaine à
la gangrène de celle des voies aériennes; ne pen-
sant pas pouvoir remédier à d'aussi graves accidens
autrement que par de fortes saignées brusquement
répétées, et aidées, dans leurs effets, par tous les
moyens antiphlogistiques propres à être employés
en de semblables cas, je fis au maître du cheval la proposition de leur mise en usage. L'idée que l'on attache
à la *gourme* était près de le faire encore balancer,
lorsque, lui représentant de nouveau les dangers de
la situation du malade, il me laissa enfin en diriger le
traitement à ma volonté. Quatre très-fortes saignées

furent nécessaires pour obtenir une convenable rémission dans les symptômes de l'inflammation générale ; elles furent pratiquées de la manière la plus
rapprochée qu'il fût possible. Dès la première, il y
eut un peu de mieux, et le soulagement fut très-
marqué dès la seconde ; enfin, quand celles qui les
suivirent eurent produit tout l'effet que je pouvais
attendre des évacuations sanguines, deux sétons furent passés au poitrail, et prirent très-bien. Depuis
cet instant je regardai, avec raison, le cheval comme
sauvé ; et en effet, il entra bientôt dans sa convalescence, qui fut même de peu de durée, et il a toujours joui ensuite d'une bonne santé. Il n'est pas
nécessaire de dire que tous les autres moyens employés dans le traitement de ce cheval furent du
même genre que ceux que j'ai rapportés dans les
précédentes observations.

Vingtième observation.—Une jument normande,
âgée de quatre ans, venant de Caen, appartenant à
un officier, arriva à Cambrai le 5 mars 1825. Elle
jetait déjà depuis plusieurs jours sa *gourme* d'une
manière assez forte, et avait sous l'auge des engorgemens des glandes qui ne paraissaient pas disposés
à suppurer, lorsque tout-à-coup, et dans la nuit
du 15 au 16 de mai, elle éprouva une si grande
dyspnée, que la suffocation menaçait d'être très-
prochaine ; conduite de suite à l'infirmerie du régiment, je l'examinai avec soin, et lui trouvant tous
les symptômes d'une violente congestion pulmonaire, dont les progrès rapides étaient vraiment ef-

frayans, la jument étant bien certainement à jeun, et sans avoir autrement égard à la *gourme* dont elle était attaquée, je lui fis faire sur-le-champ une saignée de cinq à six kilogrammes; et le soulagement fut de suite bien marqué. Le lendemain et le troisième jour du traitement, on pratiqua encore deux autres fortes saignées; des sétons existaient au poitrail depuis long-temps; on en plaça d'autres sur les côtes; les deux premiers sétons furent ensuite supprimés; enfin les autres moyens du traitement, entièrement antiphlogistiques qui furent en outre employés, assurèrent complètement la guérison, et depuis ce temps la jument a toujours joui de la plus parfaite santé.

Il ne me reste plus que deux observations à rapporter; non-seulement la première peut encore contribuer à prouver combien le traitement antiphlogistique convient dans la *gourme*, mais, ainsi que la dernière, elle démontre aussi jusqu'à l'évidence que les fortes saignées ne sont pas aussi infaillibles qu'on le pense pour prévenir le développement prochain de cette maladie, et qu'elles paraîtraient au contraire le favoriser dans certains cas.

Vingt-unième observation. — Le 21 septembre 1825, je fus appelé pour donner mon avis sur l'état d'un cheval de trait âgé de quatre ans et demi, qui n'avait point encore jeté sa *gourme,* et qui était attaqué d'une violente gastro-entérite aiguë, compliquée des symptômes d'une congestion encéphalique; trois fortes saignées avaient été pratiquées à vingt-quatre heures l'une de l'autre, par un maréchal, et avant mon arrivée; mais il y avait deux jours que la dernière avait été faite, et que les autres moyens de traitement se bornaient à l'usage des lavemens émolliens, des boissons blanchies par la farine d'orge, et du miel pur, quand ce cheval, qui n'avait pas eu le moindre symptôme de *gourme*, se mit à jeter abondamment par les deux naseaux, et eut en même temps un engorgement des glandes sous-maxillaires avec un empâtement considérable des parties environnantes; je trouvai que néanmoins les saignées avaient produit une rémission suffisante dans la violence des symptômes de l'inflammation générale, et je me bornai à faire passer au poitrail des sétons que l'on anima fortement, et à faire ajouter, tant de la gomme arabique dans le miel, que du sel de cuisine dans les lavemens. Les sétons prirent bien : leur action dérivative, autant que celle des lavemens irritans, firent cesser en peu de temps les signes de la congestion cérébrale. La prolongation du traitement antiphogistique triompha aussi, tant de la gastro-entérite que de la *gourme* survenue dans son cours; et le cheval, dont la convalescence ne fut pas longue, se trouva complètement guéri.

Vingt-deuxième observation. — Un capitaine de notre régiment avait une jument de quatre ans et demi, qui n'avait pas encore jeté sa *gourme*. Dans le mois d'octobre 1825, la jument étant déjà glandée, et commençant aussi à jeter, son maître, qui était détaché à Laon, impatient de lui faire couper la queue, fit faire cette opération sans être aucunement arrêté par la crainte de l'hémorragie qui pouvait en résulter; car il avait pensé qu'il serait facile d'en cautériser l'extrémité assez promptement pour ne pas la laisser saigner; cependant il en fut tout autrement qu'on ne l'avait cru : la jument, très-nerveuse, difficile, excessivement irritable, ne put d'abord être contenue comme on l'espérait; on perdit beaucoup de temps, non - seulement pour aller chercher les choses propres à la fixer, mais encore pour parvenir ensuite à l'assujétir de manière à en être complètement maître; et il en résulta que, dans ce cas, où l'on aurait voulu que le sang ne coulât pas, l'hémorragie, qui fut longue et forte, en produisit une perte infiniment plus grande que dans les cas ordinaires. Une vive inquiétude s'était emparée de l'esprit de son maître, et il s'attendait à voir, dans cette bête qu'il affectionnait beaucoup, la *gourme rentrer,* et cette *rétropulsion* devenir la cause des suites les plus fâcheuses pour sa santé, lorsque le lendemain matin, loin de trouver les glandes diminuées et le flux nasal disparu, comme il s'y attendait, il reconnut, au contraire, que le jetage n'avait subi aucune diminution, et que les glandes, non - seulement existaient encore, mais étaient même devenues plus douloureuses, plus chaudes, paraissaient, en un mot, plus portées à suppurer qu'elles ne l'avaient encore été. On appliqua des maturatifs sur ces glandes; le quatrième jour elles étaient en suppuration, mais ne furent ouvertes que le lendemain. Cette jument voyagea ensuite deux jours par de très-mauvais temps, en sorte que quand elle arriva à Compiègne, et que je fus appelé à lui donner mes soins, non-seulement elle jetait encore assez fortement, mais aussi la plaie de l'abcès des glandes n'était pas entièrement cicatrisé. Je lui fis suivre un régime blanc; on lui donna des opiats avec miel et gomme arabique, et avant la fin du mois de décembre elle était parfaitement guérie de sa *gourme*.

J'aurais pu rapporter encore un très-grand nombre d'autres faits qui me sont propres, et qui prouvent aussi les avantages de l'emploi de la méthode anti-phlogistique dans la *gourme* comme dans toutes les autres maladies inflammatoires; mais la saignée n'ayant point été employée dans ces cas, j'ai cru devoir me borner à exposer uniquement ceux où elle a été mise en usage avec succès; parce que c'est encore moins la méthode antiphlogistique en elle-même, que la pratique des évacuations sanguines, que l'on a jusqu'ici redouté de faire servir à com-battre cette maladie, quand on a été guidé dans son traitement par les seules idées des préjugés, tant de la *rétropulsion* qu'il fallait craindre, que de la *dé-puration* qu'il fallait, pensait-on, favoriser dans la *gourme*.

En résumant tous les faits que je viens d'exposer, on trouve;

1.º Que les causes de la *gourme*, considérée comme maladie du jeune âge chez les chevaux, ne

diffèrent cependant point de celles qui sont capables, à d'autres époques de leur vie, de produire
aussi en eux différentes autres maladies inflammatoires aiguës;

2.º Que les symptômes de la *gourme* ont des caractères, une marche, des terminaisons en tout
semblables à ceux des autres maladies inflammatoires des mêmes parties qui en sont le siége;

3.º Que l'engorgement des glandes de l'auge est,
dans la *gourme*, comme dans toutes les autres in--
flammations de la membrane nasale, un effet purement sympathique;

4.º Que la seule différence qui existe entre la
gourme et les autres inflammations des membranes
muqueuses de la tête, est uniquement dépendante
de l'époque de la vie où elle se manifeste, et par
conséquent des effets qu'une dentition douloureuse,
ou qu'un accroissement pénible et contrarié peuvent
apporter dans son intensité et dans sa marche;

5.º Qu'il suffit que les chevaux demeurent soumis à l'influence des causes qui ont ou produit ou
exaspéré la *gourme* en eux, pour voir celle-ci, si
on l'abandonne à elle-même, marcher à une aggravation aussi constante qu'inévitable;

6.º Que la sympathie d'action qui, dans l'état
de santé, met les membranes muqueuses sous l'intime dépendance les unes des autres; que l'union
si étroite de ces membranes avec les organes
qu'elles revêtent, lesquels participent toujours de
leurs altérations, pour peu que celles-ci soient

intenses ; enfin, que le *consensus* organique qui
les lie également entre elles dans leur état de maladie, suffisent pour expliquer seuls, et sans avoir
recours à l'existence d'un *virus* spécial, comment
se produisent tous les états morbides que l'on
voit quelquefois venir compliquer l'existence de
la *gourme;*

7.° Que les lésions retrouvées à l'ouverture des
chevaux qui meurent de la *gourme* abandonnée à
ses propres progrès, ou qui a été traitée, soit trop
tard, soit d'une manière inconvenante, annoncent
la plus vive inflammation aiguë des organes pulmonaires et autres, indépendamment des effets d'une
inflammation de même nature qui se remarquent
sur la muqueuse naso-bronchique, et même sur celle
des voies digestives, ainsi que dans les ganglions
lymphatiques;

8.° Que non-seulement le régime excitant, prétendu ici fortifiant et tonique, mais encore les méthodes curatives, tant simplement stimulantes que
véritablement incendiaires, sont capables, sinon
toujours, du moins dans beaucoup de cas, d'aggraver la *gourme,* loin de pouvoir être propres à contribuer à la guérir constamment;

9.° Qu'il n'en est jamais ainsi de la méthode antiphlogistique, en y comprenant même les saignées à
la jugulaire et les autres évacuations sanguines les
plus fortes, qui, au contraire, se montrent salutaires, même dans les cas les plus graves de la gourme
et de ses complications;

10.º Que, loin d'être nuisible dans cette maladie, la méthode antiphlogistique la plus active a pu seule sauver des chevaux attaqués de *gourmes* très-graves, dans lesquelles les traitemens toniques, secondés par des régimes stimulans, avaient non-seulement échoué complètement, mais encore contribué très-visiblement à aggraver ces maladies;

11.º Que les chevaux traités et guéris de la *gourme* par des traitemens antiphlogistiques qui commençaient par de nombreuses et fortes saignées, ont montré ensuite une aussi bonne santé que ceux qui, n'ayant eu que des *gourmes bénignes* et peu graves, étaient guéris seuls, et que ceux aussi qui guérissent quelquefois de cette maladie, *malgré* les toniques qui leur ont été administrés;

12.º Que les saignées, au lieu de faire, comme on le prétend, *rentrer* la *gourme* dans tous les cas, n'en ont jamais, dans ceux où je les ai employées, arrêté subitement les symptômes; que loin de là, elles en ont, au contraire, paru favoriser quelquefois l'invasion;

13.º Que la guérison des chevaux attaqués de la *gourme,* obtenue par la méthode antiphlogistique, est non-seulement plus sûre, mais encore plus prompte, et que le rétablissement, dans ces cas, est bien moins difficile, que quand on a laissé marcher la maladie abandonnée à ses propres progrès;

14.º Enfin, qu'il ne serait pas facile de concevoir comment les saignées, qui ne sont pas nuisibles dans la *gourme,* pour les cas mêmes où elle se com-

plique des accidens morbides les plus graves, pourraient, au contraire, le devenir, justement dans les
circonstances où cette maladie est moins violente et
moins dangereuse ; car, pour qu'il en soit de la
sorte, il faudrait donc précisément supposer que la
gourme pourrait avoir des effets d'autant plus à
craindre sur l'état à venir de la santé, qu'elle serait
moins intense ; ce qui serait, certes, par trop ab-
surde, pour qu'il se trouvât jamais aucune personne
de bon sens qui pût admettre et qui osât soutenir
une telle proposition !

Aussi, en réfléchissant sur tous ces faits, est-on
naturellement conduit à se demander, d'où pro-
viendrait donc la singulière croyance que la saignée
est toujours funeste aux chevaux chez lesquels elle
a été employé pour combattre la *gourme* ? si cette
croyance est bien fondée ? si, quoique cette idée ne
reposât que sur des faits illusoires et mal interpré-
tés, il pourrait arriver encore par conséquent que
l'on fût de bonne foi en continuant à conserver l'o-
pinion que la *gourme,* quand on en a suspendu l'invasion ou la marche par la saignée, peut alors, et
par ses suites, devenir funeste à la santé et à la conservation de l'animal ?

Examinons donc ces diverses questions avec toute
l'impartialité dont nous sommes susceptible, et pour
cela, appelant de nouveau à notre aide l'étude des
faits, laissons encore l'expérience en établir seule
la solution, fixer à cet égard nos idées, et nous faire
reconnaître enfin, quelle est ici la conduite médi-

cale que la raison doit adopter, et à laquelle dès-
lors les hommes instruits doivent, dans leur pratique, accorder la préférence pour le traitement de
la *gourme*.

S'il est vrai, d'une part, et comme je viens de le
prouver par des faits assez nombreux, que la saignée et les autres moyens de la méthode antiphlogistique ont réussi à guérir promptement, sûrement et complètement la *gourme*, il convient de
faire observer qu'il n'en est ainsi, 1.° que dans des
cas où l'on a employé à temps cette méthode curative; 2.° que quand on ne s'est pas borné, dans le
traitement, à l'emploi des seules saignées; 3.° enfin,
que quand on a insisté assez long-temps sur l'usage
des autres moyens qui contribuaient aussi à compo-
ser le traitement antiphlogistique, et non-seulement
jusqu'à ce que les signes extérieurs de la *gourme*
aient cessé d'exister, mais encore jusqu'à ce que le
moindre indice, le moindre symptôme des effets
intérieurs de cette maladie aient été complètement
détruits. C'est en les employant de cette manière,
mais uniquement de cette manière, que les saignées,
loin d'être nuisibles, ont été très-utiles, même dans
les cas les plus graves de l'existence de la *gourme*.

Mais si, d'un autre côté, nous prenons en considération quelles sont les vues et la pratique des
marchands dans le traitement de la *gourme* dont
leurs chevaux deviennent affectés, nous trouverons
qu'il en est ici tout autrement, et nous aurons démontré en même temps dans quels cas la saignée

peut devenir nuisible dans le traitement de cette maladie ;

Nous voyons, en effet,

1.º Que leurs vues sont, non pas de guérir bien l'animal, ce à quoi ils sont loin de penser, mais, au contraire, de le maintenir, ou de le remettre le plus promptement possible dans le cas d'être vendu ; 2.º que, par la pratique de la saignée, ils ne cherchent exclusivement qu'à arriver à l'un ou à l'autre de ces résultats ; 3.º que pour maintenir le cheval, qui n'est point encore malade, dans le cas d'être présenté en vente avec avantage, ils arrêtent et retardent, par une ou par plusieurs fortes saignées, toutes les fois qu'elle paraît prête à s'effectuer, l'invasion de la *gourme* qu'ils ont alors à redouter, et perpétuent ainsi, sans chercher à l'éteindre complètement, cette irritation intérieure, cette souffrance des organes pulmonaires et autres, qui précèdent ordinairement la *gourme*, et dont la prolongation, sous ce type modéré qu'elles affectent alors, peut donner lieu, très-aisément, dans ces cas, ou à la formation de tubercules dans les poumons, ou à l'engorgement des ganglions bronchiques ; 4.º enfin, que pour remettre plus promptement dans le cas d'être vendu le cheval devenu malade de la *gourme*, ils brusquent les saignées, afin de faire ainsi avorter l'état inflammatoire ; qu'ils les brusquent, dis-je, au point que le degré de surexcitation locale nécessaire à la résolution complète des engorgemens formés dans les parties affectées n'existe plus, et que dès-lors il reste, dans ces organes, des indurations que les dérivatifs, employés à propos, auraient pu enlever encore ; mais qu'ils n'emploient point ici ces dérivatifs, tant pour abréger le traitement, que pour ne pas tarer les chevaux ; et que s'ils aident quelquefois aux effets des saignées, ce n'est que par l'emploi trop peu prolongé des autres antiphlogistiques.

Or, il en résulte que, ne continuant pas assez long-temps le traitement, la guérison demeure incomplète ; que les irritations internes, qui constituaient la *gourme*, ou qui la compliquaient, laissent ainsi dans les organes, ou des inflammations sourdes et chroniques, ou des indurations qui plus tard, soit par les effets directs de celles-ci, soit parce qu'ayant eu une longue durée, elles ont pu donner lieu à la formation d'engorgemens squirrheux des ganglions bronchiques, ou de tubercules pulmonaires, deviennent la cause plus ou moins éloignée, mais certaine autant qu'inévitable, de la mort prématurée du cheval.

En sorte que ce n'est pas à un effet exclusivement et constamment nuisible des saignées dans la *gourme* qu'il faut, dans les cas dont je viens de parler, en attribuer les mauvaises suites, mais uniquement, au contraire, à la manière irrationnelle dont elles y sont employées. Or, de quel autre moyen de traitement, de quel agent thérapeutique n'en est-il pas absolument de même ? Quel est celui enfin qui, bien ou mal employé, se montre également et constamment efficace ? Et de ce que l'indication a été mal remplie, non par le choix et par l'emploi du moyen convenable, mais par son abus ou par la mauvaise direction de sa mise en usage, faut-il injustement en conclure qu'il est toujours dangereux de l'appliquer, et s'obstiner encore à conserver une telle opinion, quand bien même tout tend ensuite à en démontrer la fausseté ?

Si les faits que j'ai rassemblés, si les explications dans lesquelles j'ai cru devoir entrer à la suite de leur exposition, semblent prouver sans réplique les avantages du traitement antiphlogistique dans la *gourme*, devons-nous en conclure qu'il faille, constamment, et sans aucun ménagement, prescrire la saignée dans le traitement de cette maladie ? Non, sans doute. Je dirai, au contraire, qu'il faut ici, comme dans tous les autres cas de pratique, se garder d'être trop prodigue du sang des animaux, que nous devons soigneusement épargner, et qu'il ne faut faire couler, par conséquent, que sur une indication bien manifeste, que dans un cas de nécessité bien reconnue; mais j'ajouterai, que, sans négliger cette première considération, qui est de la plus grande importance, il me semble démontré, que l'on peut, dans la *gourme* comme dans toutes les autres maladies inflammatoires, et sans être retenu par une crainte futile autant que dérisoire et peu fondée, procéder à la pratique de la saignée, quand, d'une part, l'état du sujet, et de l'autre celui de la maladie, en indiquent la nécessité, et mon-

trent dès-lors comme indispensable cette pratique
des évacuations sanguines.

Ainsi donc, loin de conclure de toutes les choses
que je viens d'exposer, que le traitement antiphlogistique, et que la pratique des saignées, par conséquent, jusqu'ici proscrit assez généralement dans
le traitement de la *gourme*, doivent, au contraire,
être regardés comme les seuls moyens curatifs qui
conviennent à la nature de cette maladie, je dirai
que je ne me crois point encore suffisamment auto-
risé à tirer des faits ci-dessus une semblable et trop
prompte conclusion ; mais que je me crois cependant fondé à m'appuyer sur eux, pour engager les
vétérinaires à faire de nouvelles recherches à cet
égard ; enfin, je dois même confesser que je ne conserve, pour mon compte, aucune espèce de doute
qu'elles ne les conduisent à des résultats absolument
semblables à ceux que je viens de faire connaître.

RÉSULTATS

DE différens essais de traitement de la morve.

§ 1.er *Essai des effets combinés d'une diète ex-trémement sévère, du deuto-chlorure de mercure et des acides minéraux administrés à l'inté-rieur* (1).

LE genre d'essai de traitement de la *morve* dont je vais exposer et les moyens thérapeutiques et leur mode d'emploi, avait pour but de tenter la résolu-tion des dégénérescences morbides des tissus qui sont la cause prochaine de la *morve*, tant par l'emploi des agens médicamenteux, regardés alors comme les plus propres à provoquer cette résolu-tion, que par les effets d'une diète assez rigoureuse, pour s'assurer si, sous son influence, les vaisseaux absorbans n'exerceraient pas leur action spéciale sur les productions morbides des poumons, des

______

(1) Adressé à la *Société royale et centrale d'agriculture* en 1819. Voir le volume de ses *Mémoires* pour l'année 1820, page 133.

glandes lymphatiques, des membranes muqueuses, etc., existant dans la *morve*, avant de l'exercer
sur les molécules intégrantes de ces organes, et si
l'on ne pourrait pas ainsi donner lieu à la guérison
de cette affection. Cet essai de traitement a consisté
dans les choses suivantes; savoir :

1.º A y préparer pendant quelques jours les chevaux par une légère diète blanche, et par une
promenade modérée; à avoir, pendant la durée du
traitement, l'attention de les soustraire à toutes les
causes d'excitations maladives capables d'entretenir leur affection, et, par conséquent, à leur retirer le foin, l'avoine, à éviter l'usage des boissons
froides, etc., etc.;

2.º Vers le huitième ou le dixième jour, à administrer intérieurement le deuto-chlorure de mercure
porphyrisé tous les matins à jeun, en substance,
et à la dose de deux grains (dix centigrammes)
par cheval, dans une boulette de *son*, ou dans un
peu de mie de pain;

3.º Après une quinzaine de jours de l'usage de ce
traitement, à soumettre rigoureusement, tout en le
continuant, les chevaux ainsi traités, et pendant un
espace de temps assez long, à une *diète très-sévère*,
que l'on devait établir d'abord par gradations, mais
qui serait portée bientôt au plus haut degré d'abstinence où ces chevaux pourraient être réduits sans
courir le risque de perdre la vie; à ne pas négliger
la promenade, puisque l'exercice du corps peut favoriser les fonctions d'absorption, de circulation,

et d'excrétion générales ; effets très-propres à se-
conder ceux d'un semblable traitement ;

4.º Quand le traitement serait déjà assez avancé
pour que les effets de la diète soient bien marqués,
à administrer intérieurement, dans la boisson du
soir, les acides minéraux qu'on y ferait entrer jusqu'à une agréable acidité ;

5.º Enfin, et selon les cas particuliers résultans
des diverses indications extraordinaires, à ajouter
à ces moyens de traitement l'emploi de tous les
agens topiques ou généraux, tant internes qu'externes, qui ont déjà procuré dans les mêmes cas des
succès plus ou moins apparens, ou qui seraient
regardés comme capables de contribuer à augmenter, ou à assurer les effets des autres moyens de
traitement.

A l'époque où les essais qui nous occupent ont
été tentés, nos chevaux de cavalerie légère avaient
pour ration complète, quand elle était prise entièrement en *son* et en *paille,* neuf kilogrammes de
cette dernière, et quinze litres d'un *son* de froment assez frais, mais très-dépouillé de la partie
farineuse du grain.

La diète, pour le but que je me proposais, ne
pouvant être trop sévère, chaque cheval ne reçut
d'abord, et pour toute nourriture, pendant chaque
fois vingt-quatre heures, qu'un peu plus de la moitié
de sa ration ; mais ensuite, comme cette forte diminution de nourriture était encore loin d'être suffisante, elle fut beaucoup augmentée, en sorte que

voici comment la quantité des alimens fut réglée
pendant tout le traitement :

1.º Pendant les 14 premiers jours
{ 9 litres de son.
{ 6 kilogrammes de paille.

2.º Du 15.ᵉ au 20.ᵉ jour. . . . .
{ 6 litres et demi de son.
{ 5 kilogrammes de paille.

3.º Du 21.ᵉ au 25.ᵉ jour. . . . .
{ 5 litres de son.
{ 3 kilogrammes de paille.

4.º Pendant le reste du traitement.
{ 4 litres de son.
{ 2 kilogrammes de paille.

Cette nourriture se partageait en cinq repas, et
les chevaux la recevaient aux heures ordinaires;
mais le *son* était toujours étendu dans une assez
grande quantité d'eau, pour que les chevaux ne
pussent que barboter.

Pour être plus sûr qu'ils ne mangeaient que la
juste quantité d'alimens qui leur était fixée, j'avais
fait retirer de l'écurie, bien close et bien fermée,
dans laquelle ils étaient, tout ce qui aurait pu être
dévoré par ces chevaux pressés par la faim; ils demeurèrent sans litière, ce qui, en les fatiguant, a
dû contribuer aussi aux progrès de la maigreur
dans laquelle ils tombèrent enfin; et une chose qui,
outre la petite quantité de nourriture qu'ils recevaient, en diminuait encore une certaine portion,
c'est que la paille leur étant donnée tout entière et
sans être coupée, ils en perdaient toujours un peu;
aussi la faim qu'éprouvaient ces chevaux était-elle
quelquefois si pressante, qu'ils rongeaient les bâtons

de leur râtelier, formés d'un bois sec et même
vermoulu. Une autre remarque que j'ai faite avec
peine, et que je ne dois cependant pas oublier ici,
c'est que la faim dont ils étaient vivement tourmentés,
leur donnait une sorte de férocité qui les portait à
s'entre-mordre avec fureur, surtout dans les intervalles et aux approches de leurs repas.

Lorsque j'entrepris de me livrer à l'essai de cette
méthode de traitement, il y avait, à l'infirmerie des
chevaux suspects de *morve* dans notre régiment,
sept chevaux atteints de symptômes de cette maladie déjà depuis long-temps. Ces animaux, qui
étaient dans un état désespéré, furent ceux que,
après en avoir obtenu l'autorisation de mes chefs,
je soumis à ce mode de traitement. Voici quel était
alors le véritable état de ces chevaux :

1.º La *Bistonide*, n.º 19, du 1.ᵉʳ escadron, jument de race normande, âgée de dix ans, était entrée à l'infirmerie, le 20 mars 1818, avec un *catarrhe chronique* des cavités nasales, qui résistait
aux traitemens ordinaires de ces sortes de maux,
et à la suite duquel elle se trouva bientôt attaquée
de symptômes de *morve*. Elle conservait sa gaîté,
son appétit, son état habituel d'embonpoint; ne
toussait plus; son poil était luisant, mais sec; elle
ne jetait plus que par la narine droite, et était fortement *glandée* du même côté, sans éprouver de
larmoiement de l'œil qui y correspondait. Elle était
affectée d'un flux nasal permanent, dont la matière
limpide, peu liée, ichoreuse, était d'un blanc tirant

sur le jaune, et contenait des flocons blancs plus épais. La matière de ce flux était très-abondante, et adhérait aux ailes de la narine, où elle formait des croûtes jaunâtres; les ganglions lymphatiques engorgés étaient très-prononcés, très-durs, adhérens et très-sensibles; il y avait un boursoufflement assez considérable de la partie inférieure de l'os frontal du côté droit, et un autre, mais bien moindre, du côté gauche.

2.º La *Boule*, n.º 8, du 1.ᵉʳ escadron, jument âgée de dix ans, avait toujours montré, depuis son arrivée au régiment, la meilleure santé, et avait toujours été dans un embonpoint modéré, quand tout-à-coup elle devint glandée, et commença à jeter légèrement du côté droit. Elle fut mise à l'infirmerie le 2 juin 1818, et bientôt elle jeta, et fut glandée des deux côtés. Quand cette jument fut soumise au traitement qui nous occupe, elle n'était glandée que du côté droit, malgré qu'elle ne jetait plus que par la narine gauche : la matière du flux nasal, qu'on observait alors en elle, était grisâtre et adhérente; la membrane pituitaire était très-enflammée, et les ganglions lymphatiques engorgés étaient très-volumineux, arrondis, durs, très-sensibles, très-adhérens à l'os maxillaire. La jument conservait son embonpoint ordinaire, sa gaîté, son appétit, et elle avait l'œil vif, le poil luisant, mais sec. Elle ne toussait pas.

3.º La *Brebis*, n.º 26, du 1.ᵉʳ escadron, jument âgée de onze ans, éprouva, pendant le mois de mars 1818, une affection *catarrhale* qui parut si peu grave, qu'on n'y apporta alors que peu d'attention; mais cette affection ayant augmenté insensiblement, et paraissant vouloir changer de caractère, cette jument fut mise à l'infirmerie le 10 mai, et traitée convenablement à son état jusqu'au 20 du même mois, qu'on jugea à propos de l'envoyer au vert, pour que ce régime aidât à la maladie dont elle était attaquée, à prononcer plus promptement les caractères fâcheux qu'elle paraissait alors être disposée à affecter. Elle rentra du vert le 1.ᵉʳ juillet, et se trouvait dans l'état suivant : elle jetait à peine, quoique ce fût par les deux naseaux; mais elle était fortement glandée des deux côtés; elle avait la membrane pituitaire dans un état particulier, présentant une inflammation qui avait quelque chose de livide existant sans engorgement de cette membrane, et sans augmentation très-forte de sa sécrétion muqueuse; de temps en temps des boutons blanchâtres se formaient sur la membrane pituitaire, mais peu de jours après ils disparaissaient spontanément, sans donner lieu à la formation des ulcérations chancreuses de la *morve*. Du reste, la *Brebis* conservait sa gaîté, son appétit, sa vivacité, mais elle toussait très-fréquemment sans expectorer, et sans que la toux augmentât l'écoulement du flux par les naseaux; son poil était sec et piqué; l'œil droit seulement était chassieux. Elle se trouvait encore dans le même état quand elle fut soumise au traitement dont il est ici question.

(397)

4.° La *Cabiride*, n.° 26, du 2.me escadron, jument âgée de huit ans, fut attaquée d'une affection
catarrhale, et entra à l'infirmerie le 21 mars 1818.
Cette maladie céda bientôt aux moyens de traitement indiqués dans ces cas, et la *Cabiride* sortit de
l'infirmerie, bien guérie en apparence, le 11 avril
suivant, pour reprendre son service, qu'elle continua
jusqu'au 10 mai, époque où son affection s'étant
reproduite, elle fut derechef placée à l'infirmerie, où elle demeura jusqu'au 20 du même mois,
qu'on jugea convenable de l'envoyer prendre le
vert. Elle y demeura jusqu'au 1.er juillet, et ce
même jour elle rentra encore à l'infirmerie. Non-
seulement son affection était augmentée, mais elle
avait aussi changé de nature et de caractère; car
cette jument, qui toussait beaucoup moins qu'elle le
faisait antérieurement, jetait moins aussi, mais
était glandée des deux côtés; et on observait même
en elle, sur la membrane pituitaire, des ulcérations
assez multipliées; ses poils étaient secs, ternes et
brûlés; cependant elle conservait son embonpoint,
sa gaîté, son appétit; sa toux était, au reste, grasse,
et il y avait expectoration légère quand elle toussait à plusieurs reprises consécutives.

5.° Le *Castillan*, n.° 5, du 2.me escadron, cheval hongre âgé de dix ans, qui jetait légèrement
par la narine gauche une matière muqueuse, grisâtre, laquelle adhérait aux ailes de la narine, fut
mis, par précaution, à l'infirmerie le 13 juillet 1818,
et son état ayant continué à empirer, malgré tous

nos soins, il passa, le 21 juillet, dans l'écurie des chevaux affectés de *morve*. Il avait alors un flux nasal très-abondant, existant seulement du côté gauche; la matière en était épaisse, tenace, gluante, d'un jaune assez foncé; la membrane pituitaire était très-enflammée, et les ganglions lymphatiques sous-maxillaires du même côté formaient un engorgement gros comme un œuf de pigeon, dur, sensible, arrondi et très-adhérent; ce cheval ne toussait pas; il conservait sa gaîté, son appétit, mais sa peau était sèche, tendue, collée aux côtes, ses poils secs et en même temps ternes.

6.° L'*Ecornius*, n.° 83, du 4.me escadron, cheval âgé de sept ans, entra à l'infirmerie, le 26 mars 1818, avec une affection *catarrhale* des cavités nasales. En peu de temps, le flux nasal étant devenu habituel et sans interruption, la matière qui le constituait étant devenue moins blanche, plus séreuse, grumeleuse et adhérente aux bords des naseaux; l'inflammation vive et active des membranes nasales ayant été remplacée par un engorgement dont les caractères n'étaient plus que chroniques; les ganglions lymphatiques sous-maxillaires étant devenus très-engorgés, très-adhérens, très-sensibles, ce cheval fut dès-lors considéré comme attaqué de *morve*. Il demeura, sans éprouver aucun changement notable dans son état, jusqu'au 20 mai, que pour faire avancer les progrès trop lents de sa maladie par un régime qui pouvait aggraver son état, il fut envoyé au vert, où il demeura jusqu'au 1.er de juillet. A cette dernière époque il rentra à l'infirmerie, et toujours avec les mêmes symptômes de *morve*, qui cependant avaient éprouvé une légère diminution dans leur intensité. Quand il fut mis à l'usage du traitement qui nous occupe, il jetait par les deux naseaux, et était fortement glandé des deux côtés; il y avait larmoiement des deux yeux; l'engorgement chronique qui existait dans la membrane pituitaire était même un peu plus prononcé; mais le cheval ne toussait pas.

7 ° Enfin, le *Flamnique,* n.° 50, du 5.° escadron, cheval âgé de dix ans, entra à l'infirmerie, le 17 octobre 1817, avec un flux *catarrhal* chronique, qui céda aux moyens employés, et en sortit le 9 décembre de la même année; mais, pendant les mois de mars et d'avril 1818, les pluies, que nos chevaux essuyaient fréquemment dans leurs courses, ayant reproduit son affection catarrhale, il rentra à l'infirmerie le 22 avril. Depuis ce jour jusqu'au 20 mai il fut traité sans succès; et alors, pour faire décider le caractère équivoque qu'avait pris sa maladie, il fut envoyé au vert, où il demeura jusqu'au 1.er juillet, mais d'où il revint avec des symptômes bien caractérisés de *morve*. Voici quel était alors son état : il avait de la gaîté, de l'appétit et de l'embonpoint, mais il jetait par la narine droite; les ganglions lymphatiques placés dans l'auge étaient engorgés du même côté; la matière du flux nasal était grisâtre, grumeleuse, adhérente aux bords de la narine; la membrane pituitaire était infiltrée, et offrait

un engorgement chronique ; les poils, quoique très-unis, avaient quelque chose de terne et de sec ; ils paraissaient comme brûlés ; il y avait larmoiement de l'œil droit ; mais le cheval ne toussait pas.

Le 21 du mois de juillet 1818, ces sept chevaux furent soumis, de la manière déjà indiquée, au traitement dont il est question. Le 28, ils commencèrent à faire usage, tous les matins à jeun, du deuto-chlorure de mercure ; et dès le 3 août, ils prirent, le soir, de l'acide nitrique concentré, qui leur était donné dans leur eau blanche, dans une quantité qui excédait un peu le degré d'agréable acidité ; ils continuèrent l'usage de ces deux moyens de traitement jusqu'au 15 d'août, en sorte qu'à cette époque chacun des chevaux qui existaient encore avait déjà pris trente-six grains (environ deux grammes) de deuto-chlorure de mercure. Pendant ce même temps, le *Castillan* avait reçu aussi quelques fortes frictions d'onguent mercuriel double sur les ganglions lymphatiques maxillaires, qui en lui étaient fortement engorgés.

Le 28 juillet, la *Bistonide* et la *Boule* avaient toutes les deux des ulcérations sur la membrane pituitaire ; mais ces ulcérations étaient complètement disparues le 8 août, jour où le *Castillan*, au contraire, se montrait avoir deux chancres larges comme de grosses lentilles, et même assez profonds, placés tous les deux du côté gauche de la pituitaire.

Le 10 août, la *Brebis* avait aussi plusieurs chancres sur le côté gauche de la membrane pituitaire.

Le 11 août, à neuf heures du matin, le *Flamni-que*, qui, deux heures auparavant, ne paraissait pas souffrir plus qu'à l'ordinaire, mourut tout-à-coup au milieu de très-violentes convulsions. Des empê-chemens dépendans de mon service s'opposèrent, à mon grand regret, à ce que je pusse en faire l'ouverture. Avait-il été empoisonné par le deuto-chlorure de mercure, qui était donné à ces chevaux en substance, seulement dans un peu de *son* ou de mie de pain ?

Le 24 août, la *Brebis* et la *Cabiride*, trop affaiblies par la diète sévère qu'elles avaient supportée pour pouvoir continuer à la suivre plus long-temps, fu-rent mises alors à une demi-ration chaque jour, c'est-à-dire à quatre kilogrammes et demi de paille et à sept litres et demi de *son*.

Le 26 août, la *Bistonide* et l'*Écornius*, parvenus alors au dernier degré d'aggravation de la *morve*, furent abattus. A l'ouverture de la première, je trouvai plusieurs tubercules assez gros dans le lobe droit du poumon, et dont quelques-uns même étaient ramollis en matière puriforme déjà depuis très-long-temps ; mais la membrane pituitaire, et celle qui tapisse les cornets du nez et l'os ethmoïde, étaient détruites dans presque toute leur étendue : il y avait un peu de sérosité épanchée dans les ventricules du cerveau, et les ganglions mésentériques étaient dans un état marqué d'engorgement squirrheux.

L'*Écornius* offrait les mêmes ravages produits par les chancres dans les membranes nasales ; en outre, il avait des tubercules de divers volumes, et en très-grande quantité, dans la substance des deux lobes du poumon, dont les uns étaient plâtreux, d'autres mous et fondus en matière puriforme, et d'autres enfin dans un état d'induration comme cartilagineuse; il n'y avait rien dans le cerveau, ni dans les autres organes, mais les glandes lymphatiques du mésentère étaient encore plus engorgées que dans la *Bistonide.*

Le 14 septembre, de très-grand matin, la *Cubiride* éprouva une forte hémorragie nasale, qui, quoique passive, lui fit perdre beaucoup de sang, et l'affaiblit aussi considérablement; elle fut abattue le même jour; j'en fis ensuite l'ouverture : une grande quantité de chancres, dont quelques-uns étaient saignans, existaient vers l'os ethmoïde, et plusieurs tubercules secs, et assez volumineux, se rencontraient dans les deux lobes du poumon, tandis que toutes les autres parties du corps étaient parfaitement saines. Il est à remarquer que, pendant sa vie, cette jument a toujours très-peu jeté, et que jamais on ne lui a vu de chancres avant l'époque où elle a été abattue.

Du 22 septembre jusqu'au 8 octobre, jour où elle fut abattue, la *Boule* éprouva plusieurs fois de légères hémorragies passives, ayant lieu par les naseaux; elle fut ouverte le même jour. Une grande quantité de chancres existait sur la membrane pituitaire (et même devait y exister depuis long-temps, car, le 22 septembre, elle éprouvait déjà des hémorragies nasales); mais la substance du poumon était parfaitement saine, ainsi que les bronches; seulement il existait une ulcération unique, mais très-grande, située vers la partie inférieure et à la face interne de la trachée artère, un peu au-dessus des bronches : or, cet état sain du parenchyme des poumons était d'autant plus à remarquer, que presque toutes les articulations des membres étaient entreprises par des engorgemens chroniques, lardacés, plâtreux, et dus évidemment aux effets secondaires de sa maladie.

Dans les premiers jours du mois de septembre, le *Castillan* éprouva une grande diminution dans l'intensité des symptômes de son affection, qui bientôt disparurent peu-à-peu et complètement ; en sorte que, le 15 de ce mois, il ne jetait plus, et ne montrait plus aucun signe de *morve*. Le 4 octobre, il fut classé parmi les chevaux convalescens; le 22, il sortit de l'infirmerie, et le 29 du même mois il partit, avec notre régiment, pour Paris, où il fit son service pendant les mois de novembre et de décembre. Depuis ce temps, le *Castillan* a toujours demeuré dans son escadron, où il a continué à montrer une complète santé.

Enfin, la *Brebis*, après avoir été chancrée pendant quelque temps, vit, vers le 10 du mois de septembre, tous les symptômes de sa maladie diminuer graduellement, et disparaître aussi d'une manière complète ; le 1.er octobre, elle ne jetait plus; le 20, paraissant bien guérie, à l'exception d'une toux sèche, mais fort rare, elle passa *aux convalescens,* où elle demeura tout aussi long-temps que sa toux ne fut pas entièrement disparue, et sortit enfin de l'infirmerie le 23 avril 1819 : elle est demeurée, depuis cette époque, dans son escadron, avec tous les signes de la plus parfaite santé.

Ces deux chevaux n'ont été réformés qu'au bout de plusieurs années, et n'ont plus montré de signes de *morve* pendant le temps qu'ils sont encore demeurés au régiment.

Enfin, je ferai observer que, malgré la diète très-rigoureuse que suivirent ces sept chevaux, le *Flamnique* et la *Cabiride,* à l'époque où ils perdirent la vie, n'avaient que peu vu diminuer leur état d'embonpoint; que l'*Ecornius* et la *Boule,* qui tombèrent seuls dans un commencement de marasme, n'y arrivèrent que parce que cet état était favorisé par leur constitution sèche, et qu'ils n'en furent même frappés que lorsque les progrès en eux de l'invétération de la *morve* eurent produit une *fièvre hectique,* qui dut les épuiser au moins autant que la grande diète qu'ils supportaient; mais que les trois autres chevaux, qui étaient d'une constitution naturellement peu disposée à cet embonpoint qui constitue l'état de graisse, maigrirent seulement, sans être frappés de marasme. Enfin, que des deux chevaux qui guérirent, le *Castillan* fut promptement remis dans son état ordinaire d'embonpoint; mais que la *Brebis* demeura, depuis le 20 octobre 1818 jusqu'au 23 avril 1819, dans un état de convalescence qui demandait des ménagemens, et qui ne lui laissait pas la possibilité de supporter au-delà de sa ration ordinaire ; en sorte que quoiqu'elle soit revenue ensuite à un meilleur état, elle demeura d'abord, et pendant long-temps, maigre, eut beau-coup de peine à se rétablir complètement, et que ce ne fut que lentement qu'elle parvint à reprendre son degré d'embonpoint accoutumé, ainsi qu'à re-couvrer ses forces premières.

§ II. *Application faite au traitement de la* morve *de divers modes de cautérisation* (1).

Les essais dont il est ici question avaient pour but des tentatives de traitement par l'application du feu dans toutes ces maladies, qui consistent en des flux chroniques plus ou moins permanens, ayant lieu par les cavités nasales, et dont la terminaison la plus ordinaire est une véritable dégénérescence tu-berculeuse ou cancéreuse de la pituitaire, d'où ré-sulte cette espèce de *morve* que l'on désigne sous le nom de *secondaire* (2); ces essais (demandés par

----

(1) Les cinq paragraphes qui terminent ce travail ont été adressés, en 1822, à la Société royale et centrale d'agriculture. Voir le volume de ses Mémoires pour l'année 1823, page 43.

(2) La *morve*, secondairement développée à la suite de la phtisie pulmonaire, ou de la dégénérescence des glandes bron-chiques, est la variété la plus commune de cette maladie; or, quels effets vraiment salutaires peut-on attendre de l'applica-

mes chefs) n'étaient donc autre chose que la remise en pratique de l'application du feu sur les parois
externes et antérieures des sinus et des cavités nasales, c'est-à-dire sur le chanfrein, sur une partie des
joues et sur le nez, déjà conseillée et mise en usage,
il y a long-temps, par M. *Chabert*, mais d'ailleurs
abandonnée aussi presque aussitôt, quand l'expérience eut permis de constater que rarement cette
application était suivie de quelques bons effets.

Sur vingt et un chevaux suspects de *morve*, tous
réunis, dans les premiers jours du mois de mai 1821,
à l'infirmerie de notre régiment, il en fut choisi neuf
qui étaient les plus jeunes et les plus récemment affectés de flux chroniques pour les soumettre à ces essais. Ces neuf chevaux étaient en même temps ceux
qui conservaient le plus de force et d'embonpoint,
comme ceux en qui la maladie semblait avoir fait le
moins de progrès; car en aucun d'eux il n'y avait
alors le moindre signe apparent, le moindre indice
extérieur qui pût faire soupçonner l'existence d'une
altération chronique des poumons, si ce n'est cependant la seule ancienneté de l'écoulement muqueux
qu'on observait chez tous par les naseaux, et qui

---

tion du feu en raies légères et superficielles, faite sur les cavités
nasales, quand les ganglions bronchiques ou pulmonaires sont
engorgés et squirrheux, et quand les poumons sont remplis de
tubercules ou déjà ramollis, ou bien au moins dans un état
voisin de leur fonte puriforme, de même que dans beaucoup
d'autres cas qu'il serait trop long d'énumérer?

etait sans doute bien suffisante pour faire présumer que l'état morbide bien évident de la muqueuse des cavités nasales avait pu se propager déjà à l'organe pulmonaire, en supposant qu'il ne fût pas lui-même une simple suite de quelqu'irritation chronique des poumons. Comme ces chevaux, pour les raisons que je viens d'en donner, étaient, au moins en apparence, les plus propres à éprouver alors de bons effets par l'application du feu, à laquelle je voulais les soumettre, ils furent aussi ceux que je crus devoir préférer pour cette expérience; car les douze autres étant tous très-vieux, leur vieillesse aurait dû seule les faire considérer comme peu susceptibles de guérison, quand bien même ils ne l'auraient pas été également et d'une manière non moins certaine, par l'état, beaucoup plus avancé, où la *morve* était déjà parvenue en eux. Mais avant de rendre compte des effets que l'application du feu produisit sur les neuf chevaux que j'avais choisis, il me semble nécessaire d'exposer ici toutes les choses relatives à l'état tant antérieur qu'actuel de la santé de chacun d'eux en particulier.

1.º La *Bigame,* n.º 64, du 1.ᵉʳ escadron, jument d'un tempérament lymphatique très-prononcé, âgée de sept ans, était arrivée de remonte à notre régiment le 3 août 1819; neuf mois après elle devint glandée, mais elle demeura avec ce seul signe de maladie jusqu'au 13 juillet 1820, qu'en revenant du vert elle entra à l'infirmerie pour être traitée de ses engorgemens des ganglions sous-maxillaires qu'elle conservait toujours ; ils disparurent par une résolution déterminée à l'aide de frictions locales d'onguent mercuriel double, mais ne furent guéris que le 27. Le 31 du même mois, la *Bigame* sortit de l'infirmerie.

Le 27 septembre, affectée d'un flux chronique par les naseaux, avec toux, perte de l'appétit, et cependant engorgement froid des ganglions lymphatiques sous-glossaux, elle entra de nouveau à l'infirmerie, d'où elle ne sortit que le 7 novembre, encore en apparence assez bien guérie.

Enfin, le 10 janvier 1821, la *Bigame* revint de nouveau à l'infirmerie avec un flux catarrhal chronique, dont les caractères étaient graves ; elle jetait considérablement, et était aussi fortement glandée des deux côtés de l'espace sous-maxillaire : cet état persista en elle, à peu de variation près, jusqu'à l'époque où on lui appliqua le feu, et cependant cette jument conservait toujours un embonpoint assez prononcé.

2.º Le *Bruyant*, n.º 78, du 1.ᵉʳ escadron, cheval âgé de six ans, arrivé au corps le 29 juillet 1819, était d'un tempérament lymphatique et froid ; il parut cependant jouir d'une bonne santé jusqu'au 17 janvier 1821, qu'il entra à l'infirmerie avec tous les symptômes d'une gourme éminemment asthénique, et il y demeura, avec la même maladie, dont les signes extérieurs avaient peu varié d'intensité, jusqu'à l'époque où le feu lui fut appliqué.

3.º La *Calèche*, n.º 31, du 2.ᵉ escadron, jument

habituellement assez grasse, âgée de neuf ans, jouissait, depuis plus de trois ans qu'elle était dans notre
régiment, d'une très-bonne santé, lorsqu'elle fut
attaquée d'un très-fort catarrhe bronchique, à la
suite d'un arrêt subit de la transpiration ; elle entra,
pour cette affection, et seulement quelques jours
après son invasion, à l'infirmerie le 24 août 1820,
et en sortit bien guérie le 7 septembre suivant.

Mais, ayant été de nouveau atteinte d'un second
catarrhe bronchique, elle rentra à l'infirmerie le
2 octobre 1820, où elle demeura enfin, avec un
écoulement devenu chronique, et qui, ayant lieu par
les deux naseaux, était accompagné de l'engorgement des ganglions sous-maxillaires des deux côtés
de l'auge, jusqu'au temps où elle reçut le feu sur les
cavités nasales ; alors elle avait perdu cette habitude
d'embonpoint qui s'était fait jusque-là remarquer en
elle ; son poil était long, terne et piqué, et elle offrait
un état de maigreur bien décidé.

4.º La *Caracole*, n.º 44, du 2.ᵉ escadron, jument
d'une santé faible et délicate, d'une conformation
vicieuse, avec la poitrine étroite, les extrémités
hautes et grêles, l'encolure droite et étroite, la tête
et les pieds très-volumineux, l'œil gros, saillant,
mais triste et éteint, arriva *pleine* au régiment, à
l'âge de trois ans et demi, le 28 décembre 1819;
elle avait marché, par de très-mauvais temps,
dans des chemins boueux et défoncés, et se trouvait
affectée de crevasses profondes aux plis des quatre
paturons. Ces crevasses guérirent assez bien et assez

promptement; mais la *Caracole* eut ensuite, et à différentes époques successives, des abcès considérables à la face interne des cuisses et des jambes, qui, à leur ouverture et pendant leur guérison, donnèrent issue à une quantité très-grande de matière suppurée.

Le 27 janvier 1820, elle entra à l'infirmerie avec une gourme asthénique assez grave, de laquelle elle était cependant bien guérie le 14 février.

Le 18 mars, la *Caracole*, avec de nouveaux abcès développés sur les extrémités postérieures, entra à l'infirmerie, d'où elle ne sortit que le 5 mai. Dans cet intervalle de temps, cette jument, notre régiment étant de service à Paris, y donna naissance à un poulain qui était très-fort; la mère, au contraire, était si faible, qu'elle ne put jamais se relever, après avoir pouliné étant couchée, que lorsqu'on lui eut fait prendre (en mon absence) deux bouteilles de vin rouge chaud sucré et aromatisé.

Le 24 août elle rentra à l'infirmerie avec une nouvelle attaque de gourme asthénique, et y demeura jusqu'au 7 novembre.

Enfin, le 6 février 1821, la *Caracole* fut remise à l'infirmerie, avec un flux chronique de nature catarrhale, ayant lieu par les deux naseaux, et accompagné de larmoiement, de sécheresse à la peau, d'engorgement des ganglions sous-maxillaires; mais sans autre dérangement dans sa santé générale; et elle demeura dans cet état jusqu'au temps où elle fut choisie pour faire partie des chevaux auxquels

je voulais appliquer le feu sur les cavités nasales.
Depuis son arrivée au régiment, elle n'avait été en-
voyée qu'une fois au vert, et seulement du 13 juin
jusqu'au 13 juillet 1820.

5.º Le *Dorique*, n.º 87, du 3.ᵉ escadron, cheval
âgé de cinq ans, entra à l'infirmerie le 2 août 1820,
éprouvant alors pour unique maladie une dentition
très-laborieuse, mais qui fut bientôt compliquée
d'une péripneumonie très-intense, desquelles cependant il se trouva bien guéri le 15 septembre suivant; mais le 27 du même mois, le *Dorique* rentra à
l'infirmerie, avec tous les symptômes d'une gourme
asthénique, dont il demeura affecté, sans interruption, jusqu'à l'époque où je lui appliquai le feu.

6.º Le *Dancourt*, n.º 94, du 3.ᵉ escadron, cheval
limousin, âgé de six ans, arriva au régiment le
27 avril 1820. Le 22 septembre il entra à l'infirmerie pour une simple claudication; mais avant d'en
être guéri, il se montra affecté d'une gourme asthénique, qu'il ne nous fut pas possible de guérir, et
qui, au contraire, s'aggrava même tellement, que,
dans le mois de mai 1821, ce cheval était classé
parmi ceux qui étaient alors affectés de symptômes
de *morve*. Ce fut pendant qu'il était dans cet état,
qu'il fut choisi pour faire partie des chevaux sur
lesquels je desirais essayer les effets de l'application
du feu sur les cavités nasales.

7.º Le *Giclet*, n.º 68, du 6.ᵉ escadron, cheval
âgé de cinq ans, d'un tempérament froid, arrivé au
corps le 3 août 1819, parut jouir d'une bonne santé

jusqu'au 20 avril 1821, qu'il entra à l'infirmerie avec un flux chronique par les nascaux accompagné de l'engorgement des ganglions sous-maxillaires, et ces symptômes maladifs qui étaient les seuls que l'on observait en lui, persistèrent jusqu'à l'époque où il reçut le feu.

8.° Le *Géologue*, n.° 74, du 6.° escadron, cheval normand, âgé de sept ans, arrivé dans notre régiment le 15 décembre 1819, fut attaqué, sans cause connue, de farcin à l'œil droit et dans le conduit lacrymal du même côté, le 11 décembre 1820. Il était guéri, et sortit de l'infirmerie le 27 du même mois.

Le 5 janvier 1821, il rentra à l'infirmerie avec un flux nasal très-copieux, ayant lieu par la narine droite; bientôt il jeta par les deux naseaux; et enfin son état s'étant successivement aggravé, ce cheval fut considéré comme suspect de *morve*. C'est dans cet état qu'il fut choisi pour être soumis aux effets de l'application du feu sur les cavités nasales.

9.° Enfin, le *Grugeur*, n.° 50, du 6.° escadron, cheval âgé de cinq ans, se montra doué d'une bonne santé jusqu'au 30 mars 1820 (il était arrivé au régiment le 11 février 1818), que, notre corps étant de service à Paris, il fut atteint tout-à-coup d'un catarrhe pulmonaire très-violent, dont il fut guéri cependant le 4 avril suivant; mais, le 18 du même mois, le *Grugeur* ayant éprouvé, en escorte, une très-forte fatigue, il rentra à l'infirmerie, ayant alors une maladie de poitrine assez grave, dont, au

reste, il fut encore si promptement guéri, qu'il rentra dans son escadron le 24 avril.

Le 13 juillet, attaqué d'un flux nasal d'une apparence chronique, ce cheval fut remis à l'infirmerie, et il en sortit guéri le 15 septembre 1820.

Le 4 mai 1821, le *Grugeur* ayant encore un nouveau catarrhe chronique, rentra à l'infirmerie, et
fut alors choisi pour faire partie des neuf chevaux
qui devaient servir à cet essai de l'application du
feu sur les cavités nasales, dans les cas du flux par
les naseaux.

Depuis le 10 jusqu'au 13 de mai, ces neuf chevaux reçurent successivement le feu, appliqué en
raies très-rapprochées, tous, je l'ai déjà dit, sur les
cavités nasales, depuis les yeux jusqu'aux ailes des
naseaux, en s'étendant, de chaque côté des joues,
jusque sur les dents molaires supérieures; puis enfin
ils partirent pour le *vert* le 21 du même mois.

Les effets locaux déterminés en eux par la cautérisation, furent tels qu'on devait s'y attendre; il y
eut d'abord beaucoup d'inflammation et d'engorgement à la peau des parties cautérisées, mais bientôt
ces accidens inflammatoires diminuèrent insensiblement; il y eut ensuite chute des escarres, et enfin
guérison complète de ces parties; quant aux effets de
réaction générale et de dérivation que cette cautérisation aurait pu produire, ils me parurent et furent en effet peu marqués ; j'observai seulement
que, pendant la période d'augmentation des accidens morbides que le feu avait produits, la quantité

de la matière qui formait l'écoulement nasal se montra un peu augmentée; mais cependant, bientôt après, elle revint à sa quantité et absolument dans son état antérieur : dès-lors les effets, tant locaux que sympathiques de la cautérisation, furent, pour ainsi dire, nuls; en sorte que la maladie, dans la plupart des chevaux, sans être ni essentiellement modifiée, ni sensiblement aggravée non plus par les effets subséquens du feu, continua sa marche accoutumée, en suivant ses progrès ordinaires, c'est-à-dire en ne s'aggravant que de la manière lente et successive qui lui est habituelle dans le plus grand nombre des cas; et par conséquent, dans aucun de ces chevaux, ni les effets primitifs, ni ceux consécutifs de la cautérisation, ne nous permirent un seul instant de nous flatter de l'espoir d'en obtenir la guérison par ce moyen de traitement.

Il arriva, au contraire, qu'environ un mois après l'application du feu, le 14 de juin, deux d'entre ces chevaux, la *Bigame* et le *Dorique*, étant devenus fortement chancrés, et se trouvant, en conséquence, dans un état véritablement désespéré, furent abattus comme décidément morveux. A leur ouverture, outre les autres lésions existantes en eux, on reconnut qu'ils étaient affectés de nombreux tubercules, la plupart ramollis en matière puriforme, et tous placés plus ou moins profondément dans la substance des poumons ou dans le corps même des ganglions bronchiques.

Le 24 juin, un troisième cheval, le *Giclet*, arrivé aussi dans le même état que les précédens, fut également abattu pour la même cause, et il avait aussi, comme eux, lors de son ouverture, des tubercules de différentes consistances, tant dans les poumons que dans les glandes lymphatiques des bronches; une partie de ces tubercules était ramollie.

Enfin, le 14 juillet, notre régiment étant alors à Paris, le *Grugeur* fut abattu, pour *morve*, au dépôt à Beauvais, où il était demeuré, et le vétérinaire en second du régiment, qui en fit l'ouverture en mon absence, m'assura que non-seulement les poumons de ce cheval étaient très-fortement tuberculeux, mais encore que la plupart des tubercules plus ou moins gros que contenaient ces organes, étaient dans état très-avancé de fonte puriforme.

Ici se bornent nos remarques concernant les effets exclusifs du feu appliqué sur les cavités nasales; car bien qu'alors il restait encore cinq des chevaux qui y furent soumis; comme ces cinq chevaux furent destinés, dans ce temps, à supporter un autre mode de cautérisation, il devient indispensable de tenir également compte, dès cette époque, des effets qu'il a pu aussi déterminer en eux; or, voici eu quoi consista ce mode de cautérisation, et pourquoi nous desirâmes en faire l'essai. Nous n'ignorions pas combien étaient vantés, dans la médecine de l'homme, les effets que depuis quelques années on prétendait avoir obtenus contre la phtisie pulmonaire par la cautérisation, appliquée assez fortement pour produire une ustion profonde des parois latérales du thorax (1). Dès-lors, voulant répéter et constater aussi ces effets dans les affections éminemment chroniques de la poitrine, et regardant ces cinq chevaux non-seulement comme atteints de la phtisie pulmonaire, mais encore comme perdus par conséquent, je convins avec le vétérinaire en second du régiment, que, pendant que ces chevaux étaient encore au vert dans les environs de Beauvais, une profonde et large escarre serait, au moyen d'un fort et épais cautère, produite de chaque côté de la partie inférieure des côtes, à vingt-cinq centimètres environ en arrière des coudes de chacun de ces cinq chevaux. Cette opération, extrêmement douloureuse, fut en effet pratiquée par lui le 15 juillet, et ce ne fut que le 5 du mois suivant que ceux de ces chevaux qui vivaient encore rentrèrent du vert.

Des douleurs locales très-vives, des engorgemens considérables, une réaction fébrile, non-seulement générale, mais encore très-violente; la chute de larges et épaisses escarres, suivie de l'établissement de grandes plaies très-vives et qui demeurèrent long-temps à se cicatriser, furent les effets immédiats de cette opération; bientôt aussi il commença à se manifester des modificatious diverses dans les maladies chroniques dont ces cinq chevaux étaient affectés. Cependant, les progrès de la mala-

---

(1) Voyez, à cet égard, les faits consignés par M. *Vaidy* dans le *Journal complémentaire du Dictionnaire des sciences médicales.*

die dont ils étaient atteints n'augmentèrent sensiblement que dans un seul d'entre eux, chez lequel
elle s'aggrava assez rapidement, en sorte qu'un
mois après qu'il avait reçu le feu de cette manière,
ce cheval (le *Bruyant*) fut dans le cas d'être abattu
pour *morve*. Les nombreux tubercules qu'il avait
dans les poumons, étaient, pour la plupart, entièrement, et dès long-temps, réduits en matière puriforme.

Mais les quatre autres, au contraire, vécurent
bien plus long-temps, et éprouvèrent une très-
grande diminution dans l'intensité de leurs maladies,
et dans la gravité des symptômes de celles-ci; en
eux, le flux nasal et les engorgemens des glandes
sous-maxillaires diminuèrent au point de devenir
presque nuls, au moins pendant des intervalles de
temps assez longs, mais dont la durée ne fut pas
la même dans tous. Seulement on observait que,
malgré ces changemens favorables dans leur état
de santé, ces quatre chevaux étaient maigres, ma-
lingres, en très-mauvais état, et que, de plus, ils
persistaient à demeurer dans la même situation,
sans que nuls soins, nul régime pussent les ramener
à un embonpoint plus satisfaisant et leur procurer
une santé plus complète; enfin, leur peau était
sèche, tendue, et leurs poils longs, secs, rares,
étaient aussi très-gros, ternes et hérissés.

Ils demeurèrent dans cet état pendant plus de
deux mois; et alors le *Géologue*, devenu morveux,
fut abattu le 25 d'octobre; il montra à son ou-

(418)

verture qu'il était attaqué de graves et anciennes désorganisations d'une partie très-étendue des poumons, consistant principalement en tubercules ramollis. Le *Dancour,* au contraire, qui avait, depuis long-temps, cessé de présenter aucun signe de *morve,* ou de toute autre maladie, sortit enfin de l'infirmerie le 8 novembre, pour reprendre son service, qu'il n'a pas discontinué depuis cette époque (1). (Il vivait encore à la fin de septembre 1827).

La *Calèche* arriva insensiblement à un état de marasme si grand, qu'on fut forcé de l'abattre le 23 avril 1822. A cette époque, elle jetait fortement par les deux naseaux, et offrait des engorgemens assez prononcés des ganglions sous-maxillaires : son ouverture nous confirma dans l'opinion que nous avions formée sur l'existence en elle d'une phtisie pulmonaire déjà très-avancée, dont elle avait donné tous les signes pendant sa vie; car, à son exploration, nous trouvâmes les poumons et les glandes bronchiques remplis de tubercules parvenus à différens états de fonte puriforme, et même une grande étendue de ces organes déjà envahie, tant par des

---

(1) Mais le *Dancour* avait, à différentes reprises, été soumis à l'administration intérieure de la dissolution acqueuse du deuto-chlorure de mercure, en sorte qu'il serait difficile de décider s'il a dû sa guérison aux effets des traitemens mercuriels, à ceux des deux modes de cautérisation qu'il a supportés, ou au régime du vert, etc., ou bien enfin à tous les effets réunis de ces différentes choses.

hépatisations anciennes, que par des dégénérescences lardacées plus ou moins volumineuses.

Enfin, le dernier de ces chevaux, la *Caracole*, demeura encore plus long-temps à l'infirmerie; sa maigreur, son mauvais état extérieur étaient toujours les mêmes; cependant elle ne jetait que très-légèrement, mais le flux nasal qu'elle éprouvait ne fut néanmoins jamais complètement interrompu; au reste, l'ancienneté même de son affection ne laissait que trop présumer quelle pourrait être, si on l'attendait, la funeste terminaison de la vie de cette jument.

Depuis près de trois ans que la *Caracole* était dans notre régiment, elle avait presque constamment été à l'infimerie, lorsque, le 20 août 1822, elle fut réformée, comme incapable d'être jamais rétablie. Enfin, le lendemain, elle fut abattue, parce qu'étant alors glandée, et se montrant, en outre, affectée parfois de flux nasal, on ne voulut pas, dans cet état de choses, la mettre en vente. A son ouverture, l'état d'inflammation chronique de la muqueuse qui tapisse les cornets et les sinus, laquelle présentait aussi, dans sa texture, beaucoup de petites granulations sèches de nature tuberculeuse; l'état squirrheux des glandes bronchiques, déjà en partie ramollies; l'existence de nombreux tubercules secs aux poumons, ainsi que la dégénérescence lardacée, et l'infiltration tuberculeuse d'une partie très-étendue de ces organes, nous firent bien évidemment connaître que nous ne nous étions pas trompés sur l'état d'incurabilité dans lequel cette jument se trouvait en effet.

Tous ces détails sont donc autant de preuves que, dans ces essais, par les deux modes de cautérisation desquels j'ai parlé ci-dessus, nous avons obtenu, comme il était naturel de s'y attendre, peu de succès dans le traitement des flux par les naseaux, causés par des maladies analogues à la *morve*, et déjà parvenues à un état chronique bien décidé.

§ III. *Effets obtenus dans le traitement des engorgemens des ganglions lymphatiques, par des applications, diversement modifiées, du proto-chlorure de mercure.*

Souvent l'une des plus grandes difficultés du traitement de la *morve*, est celle de faire disparaître les engorgemens glanduleux qu'elle produit.

Ces engorgemens sont de deux genres, qu'il est communément très-difficile de distinguer.

Les plus communs, au moins d'après ce que l'expérience m'a toujours démontré jusqu'ici, dans les nombreuses ouvertures de chevaux morveux que j'ai été à portée de faire, sont, en quelque sorte, sympathiquement produits par les tubercules pulmonaires, et par les squirrhes et les tubercules des ganglions bronchiques, ou plutôt sont de véritables *répétitions* de ces diverses affections. Or, alors, par conséquent, leur existence, qui dans ces cas est entièrement dépendante de celle de ces squirrhes ou de ces tubercules, n'est qu'un signe, qu'une suite purement symptomatique de ces affections internes, connues pour être toujours, par leur incurabilité constante, de la nature la plus grave; aussi ne peut-on, en aucune manière, espérer de guérir ces sortes d'engorgemens, si l'on ne parvient pas (ce que l'on sait être impossible, dans l'état actuel de la science) à guérir auparavant les altérations maladives qui les produisent; et, dans ce premier cas, on ne peut donc tout au plus espérer que de pallier, de masquer momentanément ces signes du véritable mal primitif, de la maladie essentielle enfin, dout le siége est dans l'intérieur du corps.

Les autres engorgemens des ganglions lymphatiques, beaucoup plus rares que les premiers, existent isolément, sans avoir été précédés, sans être accompagnés par d'autres maladies du même genre; ou bien après la disparition des affections qui ont pu les causer, ils continuent seuls à persister. Ils sont donc alors les uniques altérations morbides qui existent, tant qu'ils continuent à le faire sans avoir produit à leur tour, par une influence sympathique, le développement, ou des tubercules pulmonaires, ou des engorgemens, soit squirrheux, soit cancéreux, des ganglions bronchiques ou autres ; mais, quoique ces engorgemens, alors exclusivement existans, soient réellement les seuls que l'on puisse espérer de guérir, ils sont cependant presque toujours très-difficiles à faire disparaître, une fois qu'ils sont bien formés, et surtout lorsqu'ils ont déjà existé pendant long-temps ; car (circonstance qu'il importe de ne pas oublier), ceux qui sont récens, qui ne dépendent que d'une inflammation encore bornée à la membrane nasale, disparaissent très-bien seuls, et, pour l'ordinaire, se résolvent et guérissent bien dans ces cas, souvent même sans qu'il soit besoin d'employer contre eux aucune espèce de traitement qui leur soit spécialement applicable, puisque, leur existence alors étant uniquement liée à la phlegmasie de la muqueuse nasale, ils disparaissent effectivement aussitôt, ou au moins peu de temps après la cessation de celle-ci.

C'est donc la difficulté avec laquelle on parvient quelquefois à faire résoudre les engorgemens des ganglions lymphatiques, et même ceux de la deuxième espèce, qui nous a porté à rechercher de nouveaux moyens d'attaquer efficacement ce symptôme, si souvent rebelle, de la *morve*, maladie que l'on ne peut jamais regarder comme véritablement guérie, tant qu'il existe encore, dans les sujets qu'elle a déjà attaqués, même un seul de ses signes pathognomoniques.

La cautérisation, que j'ai souvent essayée, est loin de produire toujours, et d'une manière avantageuse, cet heureux résultat ; l'extirpation complète, que j'ai fréquemment pratiquée aussi, n'est pas toujours aisée ; elle n'empêche pas d'ailleurs de nouveaux ganglions, qui étaient sains et même inapercevables au moment de l'opération, de s'engorger quelque temps après qu'elle a été faite, et par

conséquent de rendre cette opération de nul effet.
Les maturatifs, les vésicatoires, etc., déterminent
rarement la suppuration dans les glandes engorgées;
les frictions d'onguent mercuriel, immédiatement
appliquées, demeurent très-souvent sans effet, mais
peut-être seulement, au reste, parce que l'absorption du mercure y est peu active, et dès-lors
incomplète. J'ai donc dû penser qu'il serait très-
avantageux de découvrir des moyens de traitement
capables de combattre ces engorgemens d'une manière plus efficace, au moins dans le plus grand
nombre des cas, et de m'occuper par conséquent de
la recherche de ces moyens médicamenteux; c'est
dans cette intention que j'ai fait plusieurs tentatives
sur deux manières différentes d'employer le proto-
chlorure de mercure, pour chercher à remplir
l'objet que je m'étais proposé.

La première manière dont je l'ai employé dans
le traitement des engorgemens des ganglions lymphatiques sous-maxillaires pour en obtenir la résolution, chez les chevaux qui les conservaient
après avoir cessé de jeter depuis quelque temps,
consistait à faire mêler exactement trois décagrammes de cette préparation mercurielle, bien
porphyrisée, dans douze décagrammes de térébenthine de Venise, et à recouvrir, avec une couche
épaisse formée d'une certaine partie de cette composition, les glandes engorgées, sur lesquelles on
laissait cet enduit, en quelque sorte emplastique,

jusqu'à sa chute spontanée, qui n'arrivait guère que douze à quinze jours après son application.

Pendant ce temps, cette couche épaisse de térében-thine, collée sur la partie, commence à se sécher et à se durcir; elle adhère fortement au derme, d'où elle ne se détache qu'en entraînant avec elle les poils et l'épiderme qui le recouvrent; bientôt la glande engorgée diminue insensiblement, s'amollit; ses grains se dessinent et deviennent plus roulans; c'est alors que l'enduit de térébenthine, complète-ment desséché, se fendille, et tombe par petites plaques; la peau qu'il recouvrait est souple, fine, détachée des grains glanduleux, et laisse, pendant quelque temps, suinter une humeur comme gélati-neuse, qui se sèche et se réduit en petites plaques grumeleuses attachées à la surface de la peau, où elle adhère pendant un temps plus ou moins long.

Mais, par ce mode d'application, bien que toutes les fois que nous en avons fait usage, nous avons remarqué une diminution très-grande, et souvent même presque totale, des engorgemens sur lesquels ce moyen de traitement était appliqué, jamais nous n'avons obtenu une résolution ni bien complète, ni bien durable, et nous lui avons reconnu, en outre, un autre inconvénient, moins grave à la vérité, mais qui, dans certains cas, ne laisserait pas d'avoir son désavantage, facile à apprécier; c'est que la partie sur laquelle il est appliqué demeure toujours ensuite, pendant très-long-temps, excoriée, et dès-lors entièrement dénuée de poils.

Déjà, pendant le troisième trimestre de 1820, nous avions essayé ce moyen, avec une légère apparence d'un succès peu durable, sur la *Bigame*, la *Calèche*, le *Dancour*, le *Dorique* et la *Caracole*, qui firent ensuite partie de ces neuf chevaux qui reçurent l'application du feu sur les cavités nasales, et nous en répétâmes encore de nouveau l'essai, mais toujours, comme je l'ai dit, avec un succès aussi incomplet que peu prolongé, sur deux chevaux d'officiers et sur quatre chevaux de troupe, qui furent tous abattus pour *morve* par la suite; en sorte que son peu d'efficacité nous a bientôt forcé d'en abandonner l'emploi.

Le deuxième mode sous lequel nous avons imaginé d'employer le proto-chlorure de mercure, pour opérer la résolution des engorgemens des ganglions lymphatiques sous-maxillaires, dans les chevaux traités pour la *morve*, consiste à se servir de cet agent médicamenteux, réduit, par la porphyrisation, en une poudre excessivement fine, pour faire avec elle, sur les gencives, auprès du collet des dents incisives de l'une et de l'autre mâchoire, ainsi qu'à la face interne des deux lèvres, des frictions fortes chacune de quatre à huit grammes de cette substance, frictions que l'on continue ensuite aussi long-temps qu'on le juge nécessaire, mais dont on a la précaution de suspendre l'usage de temps en temps, pour attendre que leurs effets aient eu le loisir de se manifester, et par conséquent pour ne pas exposer les chevaux à recevoir l'application de

trop fortes doses de ce violent médicament. Nous
l'avons employé souvent depuis trois décagrammes
jusqu'à six , dans un seul cheval, en frictions successives , faites chaque matin, mais dont on a toujours suspendu l'usage aussitôt qu'on en avait employé les trois premiers décagrammes, pour le reprendre ensuite si cela était nécessaire. Jamais nous
n'avons observé , pendant son emploi fait de cette
manière , ou à la suite de son usage , aucun trouble
manifeste et dangereux dans la santé des chevaux ;
seulement il donne toujours à la bouche du cheval
une odeur métallique infecte et repoussante. Enfin,
ce moyen de traitement nous a procuré des succès
assez marqués, dont nous rapporterons plus loin des
exemples assez multipliés, en donnant, dans l'un
des paragraphes suivans , les détails de l'histoire de
quelques chevaux attaqués de *morve*, et dans le traitement desquels il a paru contribuer à nous faire
réussir.

§ **IV**. *Effets des émissions sanguines pratiquées
dans le traitement de la* morve; *Observations
sur quelques cas où elles ont été employées seules,
et cependant avec succès*.

Pendant les derniers mois du séjour de notre régiment à Beauvais, en 1821 , et pendant les premiers
temps qui suivirent notre arrivée à Melun, dans le
mois de novembre de la même année, nos chevaux
furent très-fréquemment attaqués de la *morve*. Cette
circonstance , très-fàcheuse sous le rapport de la

conservation de ces animaux, était au contraire très-favorable aux essais que je me proposais de faire sur le traitement de cette maladie ; aussi m'empressai-je d'en profiter, autant que cela me fut possible, pour faire tourner à l'avantage de mon instruction les pertes très-multipliées que nous étions exposés à éprouver par les effets de cette maladie ; mais fort peu satisfait des résultats des essais de traitement de cette affection, tentés à l'aide de la cautérisation employée comme moyen dérivatif, et desirant d'ailleurs varier nos essais à ce sujet, nous nous proposâmes de chercher de nouveaux moyens de traitement à diriger contre la *morve*. Or, dans cette altération maladive, où, malgré le type de chronicité qui fait son caractère ordinaire, on remarque constamment, soit des traces plus ou moins permanentes d'irritation et d'inflammation dans les parties malades, soit des reproductions et des exaltations momentanées de cette inflammation aiguë qui accompagne toujours, à leur début, toutes les maladies capables de produire les altérations tuberculeuses et cancéreuses qui constituent la *morve ;* nous voulûmes chercher à reconnaître si les évacuations sanguines, convenablement employées et modifiées, ne pourraient pas être suivies d'effets plus ou moins avantageux, plus ou moins favorables à sa guérison. C'est d'après ces idées que nous résolûmes d'essayer, pour la première fois, les effets des saignées, tant générales que locales, dans des chevaux qui, attaqués depuis long-temps de symptômes de *morve*, se trouvaient, dans les mois de septembre et d'octobre 1821, à notre infirmerie.

Tous ces chevaux étaient, à l'époque dont je parle, atteints de flux chroniques très-anciens, qui s'étaient montrés rebelles à divers modes de traitement, et qui devaient même, dans la plupart d'entre eux, être attribués aux effets de la phtisie pulmonaire, dont ils donnaient déjà, depuis quelque temps, des signes bien certains; aussi n'obtînmes-nous d'abord sur eux, ainsi que nous nous y étions bien attendu d'avance, presque pas de succès capables de nous faire espérer leur guérison; mais cependant les effets produits par les saignées qui leur furent pratiquées, nous firent dès-lors penser que, dans quelques cas de maladies moins anciennes, et surtout moins avancées, nous pourrions peut-être, si leur guérison n'était pas physiquement impossible, obtenir de la pratique bien dirigée de la saignée des effets encore bien plus avantageux.

Il est vrai que les saignées générales avaient déjà été conseillées, dans le traitement de la *morve*, par M. *Chabert*, et qu'elles sont pratiquées aussi quelquefois dans cette maladie par la plupart des vétérinaires; mais les saignées dont il s'agit n'avaient été conseillées et n'étaient faites, en effet, qu'exclusivement à l'invasion de cette maladie, et que dans les cas seulement où, à son début, elle montrait des signes d'une inflammation générale intense, et dès-lors bien marquée. Au contraire, les saignées, tant générales que locales, dont nous allons parler, ont été par nous pratiquées dans tous les temps de la maladie, et quel que fût d'ailleurs l'état d'acuité ou de chronicité plus ou moins marqué des symptômes qu'elle pouvait présenter; en sorte qu'on ne peut, sous aucun rapport, les considérer comme des moyens de traitement que d'autres vétérinaires auraient, dans les mêmes vues que nous, mis en pratique avant les essais dont nous allons nous occuper.

Voici les règles que nous avons le plus constamment suivies dans l'emploi de ces saignées, dirigées non-seulement contre la *morve*, mais encore contre les maladies qui la simulent, ainsi que contre celles qui peuvent la produire, en se prologeant d'une manière indéterminée, ou en se reproduisant plus ou moins souvent.

Les chevaux, pendant tout le traitement, sont tenus à une diète modérée, mais dont la sévérité doit varier, et à un régime blanc exclusif. Toutes les causes d'excitations vives ou inaccoutumées, tant intérieures qu'extérieures, doivent être écartées avec soin ; ces attentions sont seules communes à tous les individus; car le nombre, la force, comme la natur des saignées, varient toujours, au contraire, en raison de l'âge, du sexe, de la force et de l'embonpoint, ainsi que des autres particularités relatives aux différens sujets. Les circonstances atmosphériques, la saison, et surtout la gravité du mal, doivent aussi, comme dans tous les autres cas, être prises en considération. C'est ainsi que les chevaux jeunes, gras, vigoureux, sanguins, dont les appareils digestif et pulmonaire jouissent d'une grande énergie d'action, sont soumis d'abord à une ou plusieurs saignées générales, faites à la jugulaire, avant qu'on ne leur pratique des saignées locales ; et il en est de même pour les chevaux chez lesquels il y a un état d'inflammation générale plus ou moins manifeste ; tandis que dans les chevaux faibles, maigres, plus ou moins vieux, et en qui il n'existe qu'une inflammation, soit aiguë, soit chronique, mais purement locale, de la membrane pituitaire du côté affecté, on se garde bien de pratiquer aucune saignée générale, les émissions sanguines locales étant seules suffisantes et seules avantageuses dans de tels animaux.

Les saignées locales dont il est ici question se pratiquent dans la cavité nasale (du côté où le cheval jette), à l'aide d'un bistouri droit, au moyen duquel on ouvre (à environ deux pouces, ou cinquante-quatre millimètres, au-dessus de l'orifice nasal, et vers la région de la membrane pituitaire qui recouvre la partie moyenne de la cloison cartilagineuse) l'extrémité du sinus veineux de cette membrane, en incisant sa partie la plus inférieure ; car, en se réservant ainsi la possibilité de pratiquer sur ce sinus plusieurs incisions successivement supérieures les unes aux autres, on peut, à des intervalles quelconques, répéter plusieurs fois cette saignée locale, comme cela est toujours nécessaire dans le traitement dont nous nous occupons ; en sorte que nous les avons répétées quelquefois jusqu'à huit jours de suite, malgré que l'intervalle que nous mettons alors entre elles ne soit jamais que de vingt-quatre heures. Quand la multiplicité ou la situation des premières cicatrices, ou même d'autres circonstances, empêchent de répéter la saignée locale autant de fois qu'on le desirerait, par la narine répondant au côté malade de la membrane pituitaire, on saigne alors de l'autre côté, malgré que cette manière de pratiquer les évacuations sanguines puisse les rendre moins directement efficaces.

L'abondance du sang que fournit chacune de ces saignées locales est toujours en raison inverse du nombre de fois qu'elles ont été pratiquées, la première étant ordinairement plus abondante que la deuxième, et ainsi de suite ; mais la première saignée de chaque sinus donne ordinairement beaucoup de sang, surtout du côté malade ; néanmoins nous laissons toujours couler le sang jusqu'à ce qu'il s'arrête de lui-même, et cette pratique ne nous a paru avoir aucun danger, quoique nous ayons vu des chevaux saigner jusqu'à arriver ainsi à un état bien voisin de celui de défaillance ; mais cette circonstance, quand elle est survenue, ne nous a jamais empêché de répéter le lendemain la même saignée. Il nous est arrivé plusieurs fois de percer la cloison nasale de part en part ; dans ce cas, comme on le pense bien, le cheval saigne par les deux naseaux, et la perte de sang peut être grande, mais il n'en résulte aucune autre espèce d'accident.

Les cicatrices de ces saignées, marquées pendant

quelque temps par une ligne plus ou moins apparente, guérissent promptement, et ne laissent ordinairement, au bout d'un certain temps, aucune
trace qui puisse faire reconnaître qu'elles ont été
pratiquées.

La facilité avec laquelle on opère ces saignées
nasales, la possibilité de les répéter aussi souvent
qu'on le veut, la grande quantité de sang qu'elles
fournissent, le peu de danger qu'elles présentent, et
par conséquent la grande utilité que l'on en peut
retirer dans bien des cas de maladies qu'il serait
trop long de citer ici, doivent attirer sur elles l'attention des praticiens; et malgré qu'aucun auteur
vétérinaire, du moins à notre connaissance, n'en ait
encore parlé, nous osons croire qu'elles pourraient
être quelquefois d'un grand secours, au moins dans
le traitement des maladies de la tête, des organes
des sens et des organes thoraciques eux-mêmes.

L'emploi des sangsues sur le côté malade de la
membrane pituitaire serait sans doute également un
moyen thérapeutique que l'on ne devrait pas toujours négliger dans le traitement de la *morve*. Nous
l'avons essayé aussi, en y procédant par l'application d'un certain nombre de ces animaux (depuis
dix jusqu'à vingt); mais indépendamment de la
cherté des sangsues, et du grand nombre qu'il en
faudrait employer, à différentes fois, pour tirer par
elles une quantité suffisante de sang, la difficulté de
les appliquer, de les faire prendre et de les maintenir en place un temps suffisant, dans un animal

aussi peu facile à contenir que le cheval, doit porter à préférer la saignée locale, faite sur le sinus veineux de la pituitaire, à l'aide du bistouri; mais comme, après avoir saigné le cheval de cette manière un certain nombre de fois, cette saignée finit toujours par ne fournir que très-peu de sang, c'est alors que les sangsues pourraient, si la saignée locale était encore nécessaire, être appliquées avec le plus d'avantages.

Pour placer les sangsues dans les cavités nasales, on les verse toutes d'une seule fois dans le creux de sa main, que l'on applique ensuite exactement, et que l'on maintient quelque temps à l'ouverture de la narine où l'on veut qu'elles se fixent; elles s'y attachent bientôt, et quand elles sont gorgées de sang, elles se détachent d'elles-mêmes, et tombent de suite (1).

Les sangsues, appliquées à plusieurs reprises sur des chevaux qui avaient, ou des ulcérations chancreuses profondes et multipliées, ou des érosions et autres plaies vives et larges, les ont également fait disparaître en peu de jours. Alors on voit celles-ci

____

(1) En appliquant les sangsues dans les cavités nasales d'un cheval, j'ai vu, une fois, l'une d'elles s'introduire dans le canal lacrymal, le parcourir dans toute sa longueur, et venir sortir immédiatement par le point lacrymal inférieur de l'œil correspondant. J'ai déjà publié ce fait dans le n.º de mars 1826, du *Journal complémentaire du Dictionnaire des Sciences médicales.*

promptement se sécher, pour se recouvrir de croûtes plus ou moins dures et épaisses, et pour se cicatriser enfin quelquefois complètement. Les saignées locales, pratiquées à l'aide du bistouri, m'ont procuré aussi, comme j'en rapporterai des exemples ci-après, quatre ou cinq fois le même résultat que je viens de citer; mais ici la guérison s'opère d'une autre manière; car, dans ces cas, si les pustules existent encore sans être ouvertes, comme si les chancres sont tout récens quand on pratique la saignée locale, ils disparaissent comme par résolution et insensiblement, sans se couvrir d'aucune croûte; ou bien encore, si les chancres sont, au contraire, anciens et profonds, ils se cicatrisent plus lentement, mais cependant comme des plaies simples, par un mode vraiment analogue à la cicatrisation de celles-ci, et toujours également sans se couvrir d'aucune croûte.

Cependant, tous ces moyens de traitement sont loin de produire toujours des effets avantageux; car les saignées, tant générales que locales, bien que très-convenablement pratiquées en apparence, restent souvent, à la vérité, sans effets durables, et même quelquefois sans aucuns effets bien satisfaisans, dans les chevaux surtout qui sont atteints d'une *morve* très-avancée, et principalement quand elle est produite ou entretenue par la phtisie pulmonaire, ou encore lorsqu'une grande vieillesse, le mauvais état du sujet, une conformation défectueuse, une constitution faible, vicieuse, maladive,

une affection constitutionnelle du système lymphatique, etc., aggravent ou contribuent à empirer
encore la maladie qui nous occupe. Dans les corps
de troupe, ces cas ne sont actuellement que trop
fréquens; mais, en revanche, les mêmes moyens,
sagement ménagés, concourent puissamment à produire souvent, dans certains cas, une suspension,
une disparition momentanée, et plus ou moins longue, de tous les symptômes de la *morve*, et même
à assurer, d'autres fois, une guérison vraiment sûre
et complète; aussi me semble-t-il que, sous tous
ces rapports, l'étude de leur emploi et de leurs
effets mérite incontestablement toute notre attention. Enfin, les émissions sanguines sont promptement efficaces dans tous les cas de catarrhes pituitaires plus ou moins récens, plus ou moins aigus,
et dans les cas où, par une cause accidentelle et
extérieure, soit mécanique ou autre, une irritation
plus ou moins forte, établie dans les cavités nasales,
détermine un flux qui, par une prolongation fâcheuse, pourrait, sans leur secours, devenir le principe de la *morve*. Je vais rapporter des exemples
de ces derniers cas.

Première observation. — Le *Colibry*, n.° 1, du
2.ᵉ escadron, vieux cheval provenant de l'armée
de la Loire, conservait, depuis plusieurs années,
une légère affection catarrhale des bronches, devenue éminemment chronique, mais qui, s'étant plus
ou moins fortement exaspérée à diverses reprises,
et se trouvant alors accompagnée d'un flux perma-

nent par les deux naseaux, avec engorgement des
ganglions lymphatiques sous-glossaux, nous força
chaque fois à mettre ce cheval à l'infirmerie, pour
le soumettre aux soins et aux traitemens convenables à son état, et cela notamment, 1.º du 16 août
1818 jusqu'au 31 du même mois; 2.º du 15 jusqu'au 21 août 1819; 3.º du 26 juillet 1820 jusqu'au 15 septembre suivant; et 4.º enfin, le 3 septembre 1821 (1). Cette dernière fois, son affection
parut plus grave, se montra long-temps rebelle
aux traitemens ordinaires; et ce fut seulement alors
qu'il fut soumis, plusieurs fois de suite et à diverses
reprises différentes, à de fortes saignées des sinus
pituitaires. Néanmoins, les symptômes qui existaient depuis long-temps en lui diminuèrent, dès
cet instant, d'une manière visible, mais cependant
si lente, qu'ils n'avaient entièrement disparus que
le 14 février 1820. Le 15 du même mois, ce cheval
fut remis dans son escadron, fit bien son service, à
Paris, pendant les mois de mars et d'avril, et demeura dans un état complet de santé jusqu'au 21
août de la même année, qu'il fut réformé pour cause
d'usure.

Deuxième observation. — L'*Eglabale*, n.º 12,
du 4.ᵉ escadron, cheval âgé de quinze ans, propre

---

(1) Les récidives de l'affection catarrhale de ce cheval ont
quelque chose d'assez régulièrement périodique qui m'a frappé,
mais sans que je puisse en assigner la cause.

au trait, servant de limonier au fourgon du régiment, provenait de l'armée de la Loire, et avait toujours joui de la meilleure santé, lorsque, le 16 novembre 1821, il reçut un très-fort coup de pied, qui lui fut donné par un autre cheval sur le sinus lacrymal droit; bientôt inflammation de la muqueuse nasale correspondante, flux copieux, engorgement des ganglions sous-maxillaires du même côté; repos, diète sévère, régime blanc, plusieurs saignées du sinus veineux pituitaire droit; elles furent toutes très-copieuses, et quinze jours suffirent à la guérison, qui paraissait être complète.

Troisième observation. — La *Guerre*, n.° 75, du 6.ᵉ escadron, jument âgée de cinq ans, entra à l'infirmerie, le 12 janvier 1822, dans un état très-fâcheux. — Flux très-abondant par les deux naseaux, adhérent, jaunâtre, corrosif et très-fétide; ganglions sous-maxillaires engorgés, durs, circonscrits, douloureux, rénitens, adhérens; pituitaire excessivement enflammée, mais livide, bleuâtre, et présentant encore, en outre, une teinte jaunâtre très-prononcée; et enfin, plusieurs ulcères chancreux de chaque côté des cavités nasales : tout cela, au reste, sans la moindre apparence de l'existence d'aucune fièvre de réaction. — Diète modérée, régime blanc, boissons adoucies par l'eau chaude.

Le 13, forte saignée à la jugulaire gauche; dès-lors diminution sensible et graduée des symptômes. Le lendemain, la saignée est répétée, mais elle est plus modérée.

Le 21, le flux nasal est devenu presque nul; l'inflammation, ainsi que l'engorgement de la membrane pituitaire, sont beaucoup diminués; les ulcères chancreux se dessèchent et se couvrent de croûtes blanchâtres, formées d'un pus blanc, homogène.

Le 22, troisième saignée à la jugulaire : continuation non interrompue du régime prescrit.

Les jours suivans, diminution graduée et bien satisfaisante des ulcérations nasales, comme de tous les autres symptômes, et dès-lors marche non interrompue de la maladie vers la guérison; enfin, cette jument sort de l'infirmerie, pour rentrer dans son escadron, le 12 du mois de février.

Quatrième observation. — L'*Étienne*, n.° 27, du 4.ᵉ escadron, cheval breton, d'une très-forte constitution, âgé de 12 ans, jetait par la narine gauche, et était fortement glandé du même côté, quand il fut mis à l'infirmerie le 14 juillet.—Diète assez sévère, régime blanc; une saignée générale et quatre saignées locales eurent bientôt fait disparaître tous les graves symptômes dont il était affecté, et ce cheval rentra dans son escadron, bien guéri, le 13 du mois suivant. (Le 30 septembre 1827, il vivait encore, et n'avait pas été malade depuis l'époque dont il est ici question).

Cinquième observation. — Le *Calipso*, n.° 9, du 2.ᵉ escadron, très-vieux cheval, d'une forte constitution, se trouva, le 18 janvier 1822, subitement affecté d'un flux de très-mauvais caractères, ayant

lieu par la narine droite ; on le fit conduire de suite
à l'infirmerie. — Flux copieux, jaunâtre, croûteux,
fétide, adhérent à l'orifice nasal ; pituitaire enflammée, légèrement livide, d'une teinte jaunâtre très-
prononcée, et bien manifestement engorgée ; ganglions lymphatiques, du même côté, légèrement
engorgés, adhérens, douloureux ; mais point de
toux, ni de fièvre ; point de tristesse, ni de perte
de l'appétit ; seulement peau sèche, tendue et poils
ternes, piqués et secs ; enfin, larmoiement de l'œil
droit. — Diète modérée, régime blanc, boissons
chaudes ; saignée assez forte de la jugulaire. — Le
jour suivant, saignée du sinus veineux de la pituitaire du côté droit ; dès-lors, mieux bien manifeste,
diminution de l'inflammation, et par conséquent du
flux nasal ; disparition de la teinte jaunâtre et violacée de la muqueuse ; le flux est plus blanc et légèrement floconneux.

Le 21, le flux était redevenu plus abondant ; il
était adhérent à l'orifice nasal. — Le matin, saignée
modérée du sinus droit ; sur le soir, le flux nasal
devient presque nul.

Le 22, presque point de flux ; mais persistance
de l'inflammation des muqueuses. — Saignée assez
forte de la jugulaire. Les jours suivans, tous les
symptômes, même l'engorgement des glandes, disparaissent, et ce cheval sort enfin de l'infirmerie
le 8 février, fait bien son service à Paris pendant
les deux mois suivans, mais est réformé le 21 août

1822, comme devenu, par son âge et les fatigues qu'il avait éprouvées, impropre à notre service.

Sixième observation. — Le *Grappin*, n.° 38, du 6.ᵉ escadron, entra à l'infirmerie, le 7 février 1822, avec un flux nasal de nature catarrhale, dû à une irritation évidemment chronique, et qui était compliquée d'un engorgement très-fort des glandes sous-maxillaires; plusieurs saignées nasales lui furent faites successivement; les symptômes existans en lui diminuèrent peu-à-peu, et le 25 février il sortit de l'infirmerie pour reprendre son service.

Septième observation. — Le *Coucou*, n.° 37, du 2.ᵉ escadron, cheval âgé de huit ans, fut attaqué d'un catarrhe nasal très-intense, le 30 juillet 1821, pendant la durée de notre service à Paris, et entra à l'infirmerie pour cette cause. Malgré tous les traitemens dirigés contre sa maladie, elle ne fit que s'aggraver constamment, quoique néanmoins d'une manière excessivement lente; et le 11 janvier 1822, le *Coucou* était dans un si mauvais état de santé et d'embonpoint, qu'il fut considéré comme pouvant être atteint de la phtisie pulmonaire. Cependant, on parvint, à force de soins, à le ramener insensible-ment à un meilleur état, et même à le mettre dans le cas de sortir de l'infirmerie, pour le faire rentrer, comme malingre et exempt de service, dans son escadron, le 5 mai, en attendant qu'on pût l'envoyer au vert, où il fut mis le 20 du même mois.

Peu de temps après son arrivée au vert, le 31 mai, ce cheval recommença à jeter, devint très-fortement glandé des deux côtés, et cet état s'aggravant assez subitement, on conçut encore de nouvelles craintes sur l'existence en lui de la phtisie pulmonaire. Ce fut seulement à cette époque que l'on imagina de le soumettre aux effets des saignées nasales. Après qu'il eut été plusieurs fois saigné de cette manière, on observa un mieux très-marqué dans son état ; ce qui engagea à réitérer ces saignées, et il s'en trouva encore mieux que la première fois : son flux nasal et ses glandes avaient considérablement diminué ; il devint bientôt très-gras ; sa peau se montra souple, et ses poils devinrent unis et fins ; dans cet état, le *Coucou* rentra du vert le 28 juin ; sa santé s'améliora chaque jour davantage : le 26 juillet il put être regardé comme guéri ; mais il ne sortit cependant de l'infirmerie que le 29 d'août, pour reprendre alors son service, qu'il a toujours bien fait depuis cette époque, jusqu'au 28 décembre 1823, qu'il fut abattu pour cause de *morve*, ayant été de nouveau attaqué de cette maladie.

Huitième observation. — Le *Dumas*, n.° 49, du 3.ᵉ escadron, cheval âgé de quinze ans, fut affecté de flux, par la narine gauche, le 9 mai 1822 ; il était glandé du même côté, ne toussait pas, et n'avait point de fièvre, ni aucun autre dérangement dans la santé : il fut mis à l'infirmerie. — Le 10, il fut saigné à la jugulaire. Le 11, le 12 et le 15, il fut saigné au sinus veineux de la pituitaire gauche, et dès cette dernière époque, les symptômes morbides, qui avaient graduellement diminué, n'existaient plus; le *Dumas* rentra à son escadron, bien guéri, le 23 du même mois, et a toujours, depuis ce temps, très-bien fait son service.

§ V. *Observations de quelques cas de* morve *traités avec succès par une méthode curative, dans laquelle il a été fait usage en même temps, et des saignées, et du proto-chlorure de mercure appliqué sur les gencives.*

Souvent, après une disparition entière de tous les autres signes de la *morve* par les saignées, tant locales que générales, les glandes lymphatiques engorgées persistent, comme je l'ai dit, à demeurer dans cet état morbide, et cette circonstance particulière nous a porté, par conséquent, à nous livrer, je le répète, à la recherche de moyens plus sûrs de produire la résolution de ces engorgemens que ceux que nous possédions déjà. Nous allons rapporter quelques exemples des effets avantageux que nous avons obtenus, dans ces cas, des frictions du proto-chlorure de mercure faites sur les gencives et sur la face interne des lèvres, mais à la suite des saignées.

Première observation. — L'*Emphis,* n.° 25, du 4.° escadron, cheval normand, âgé de dix ans, appartenant au régiment depuis le 8 mai 1816, et n'ayant jamais montré, depuis son arrivée au corps, aucune espèce de maladie, mangeait avec un cheval d'officier qui devint subitement morveux, et qui se montra chancré dès l'instant de l'apparition des premiers signes de la maladie. Aussitôt que cette chose fut connue, on prit, comme de raison, la précaution de séparer les deux chevaux ; mais cependant l'*Emphis* ne tarda pas à se montrer légèrement glandé du côté droit, et à présenter un commencement assez manifeste d'inflammation de la membrane pituitaire du même côté. Dans cet état, il fut mis à l'infirmerie, le 6 décembre 1821, pour être traité pendant que sa maladie, toute récente, n'avait pas encore eu le temps de faire de bien grands progrès.

Ce cheval était dans la force de l'âge, très-gras, et surtout très-vigoureux. — Pendant plusieurs jours, réduction à un trente-deuxième de sa ration complète pour toute nourriture ; régime blanc, eau légèrement blanchie par le son. — Dès le premier jour, saignée très-forte de la jugulaire ; le même jour, et peu d'heures après, saignée copieuse du sinus pituitaire droit ; les cinq jours suivans, nouvelles saignées du même sinus veineux. — Au bout de huit jours, plus d'inflammation de la pituitaire, mais persistance de l'engorgement des ganglions sous-glossaux ; alors quatre frictions, de chacune quatre grammes de proto-chlorure de mercure, furent faites sur les gencives ; et bientôt diminution graduée, et ensuite disparition entière de l'engorgement des glandes lymphatiques. Le cheval fut ramené par gradation à sa nourriture ordinaire, et remis enfin, le 3 janvier 1822, dans son escadron.

Deuxième observation. — Le *Bus*, n.° 44, du
1.er escadron, cheval âgé de neuf ans, arrivé au
corps le 11 février 1818, avait toujours, depuis ce
temps, montré une bonne santé, lorsque, le 4 septembre 1821, il fut affecté d'un flux nasal par la narine gauche, et, en même temps, fortement glandé
du même côté : dans cet état il entra de suite à l'infirmerie. Comme il était très-gras, on prescrivit
une saignée copieuse à la jugulaire, et on lui pratiqua, les jours suivans, plusieurs saignées du sinus
veineux de la pituitaire; aussi il avait, peu de temps
après, complètement cessé de jeter, mais il demeurait toujours très-fortement glandé. L'engorgement
volumineux qui affectait les ganglions sous-maxillaires était douloureux, adhérent, très-rénitent,
et par conséquent le cheval fut encore conservé à
l'infirmerie; mais ce ne fut que dans les premiers
jours du mois de décembre que huit frictions successives lui furent faites sur les gencives pendant
huit jours de suite, et chaque fois avec huit grammes
de proto-chlorure de mercure; cependant, bientôt
les effets de ces frictions produisirent une vive exaltation de la sensibilité, déjà si marquée en lui, des
engorgemens glanduleux sous-glossaux, et, en très-
peu de jours, ces engorgemens s'abcédèrent spontanément dans plusieurs points de leur étendue : la
suppuration en était fétide, épaisse, d'un gris san-
guinolent, et très-glutineuse; elle fut assez abondante. La cicatrisation fut néanmoins assez prompte;
et le 4 janvier 1822, ce cheval fut considéré comme

convalescent ; puis enfin il sortit de l'infirmerie ,
complètement guéri, le 21 du même mois , vint
ensuite faire son service à Paris dans les mois de
mars et d'avril suivans, et très-long-temps après a
continué encore à jouir d'une complète santé.

Troisième observation.—La *Bavarde ,* n.° 4, du
1.er escadron, jument âgée de 15 ans, était déjà depuis plus de trois ans attaquée d'une toux habituelle,
mais peu fatigante cependant, lorsque, le 23 novembre 1821 , étant à la manœuvre, elle fit , dans une
charge exécutée au galop, une chute sur la tête.—
Forte plaie sur toute la longueur de l'os nasal gauche, qui était dénudé complètement dans une étendue de plusieurs pouces (plus d'un décimètre) ;
fort ébranlement de cet os et de la cloison cartilagineuse, sans fracture cependant ; — successivement,
engorgement considérable de toute la face antérieure de la tête , et bientôt flux nasal *gauche,*
promptement suivi de l'engorgement des ganglions
lymphatiques sous-maxillaires, mais du côté *droit*
seulement ; — légère fièvre de réaction. La jument
entre alors à l'infirmerie le 26 novembre.—Diète
blanche, saignées nasales continuées plusieurs jours
de suite. D'abord diminution du flux nasal, mais
persistance de l'engorgement des glandes lymphatiques , et manifestation d'une toux plus fréquente,
suivie d'expectorations marquées. —Réitération des
saignées locales ; diminution de la toux et du flux.
—Comme l'engorgement des ganglions sous-glossaux demeurait toujours dans le même état, quatre

frictions de proto-chlorure de mercure, fortes chacune de huit grammes de cette substance, faites
quatre jours de suite, lui furent administrées. —
Mieux sensible en peu de jours, et bientôt résolution graduée, marche lente, mais constante et non
interrompue vers la guérison, qui était parfaite dès
le 1.er janvier 1822. Le 20 août 1822, la *Bavarde*,
réformée pour usure, a été vendue pour cette cause.

Quatrième observation. — Le *Cam*, beau cheval
navarin, âgé de six ans, appartenant à un officier
de notre régiment, avait été retiré depuis une ving-
taine de jours de la même place d'une écurie particulière, où un autre cheval, qui l'avait occupée
avant lui, était devenu affecté de la *morve*, lorsqu'il
en fut attaqué également d'une manière très-subite,
et devint aussi assez rapidement glandé du côté
gauche exclusivement. La glande fut très-grosse en
peu d'heures, et elle faisait beaucoup souffrir l'animal. — Accès fébril léger; perte de l'appétit; point
de flux; nulle inflammation de la muqueuse nasale,
mais existence de plusieurs pustules sur la pituitaire gauche, très-faciles à apercevoir, quoique non
encore ouvertes cependant. — A midi, saignée de la
jugulaire poussée jusqu'à un état voisin de la défaillance; à trois heures, saignée très-copieuse du
sinus pituitaire gauche, répétée le lendemain matin.
— Un sixième de la ration pour toute nourriture;
régime blanc; boissons tièdes. — Le troisième et le
quatrième jours, répétitions des saignées nasales.

Le quatrième jour, la sensibilité excessive de la

glande engorgée se montre beaucoup diminuée. — Friction de huit grammes de proto-chlorure de mercure sur les gencives. — Ces frictions sont continuées quatre jours de suite. — Résolution complète du tissu cellulaire engorgé environnant la glande malade, qui reste seule tuméfiée.

Le huitième jour, une fluctuation bien manifeste annonce que la glande est en pleine suppuration ; le neuvième jour, on donne issue à la matière suppurée qu'elle contenait, et pour tenir les bords de la plaie plus long-temps ouverts, on y passe un cautère actuel chauffé à blanc ; la peau environnant la plaie est enduite d'onguent mercuriel double ; les deux jours suivans, l'engorgement environnant la plaie est assez prononcé, dur, arrondi, rénitent. — Celle-ci suppure peu ; on panse avec l'onguent basilicum introduit dans la plaie sur un petit plumaceau. — Fumigations émollientes par les naseaux, pour faire tomber les croûtes produites par les plaies des saignées locales.

Le douzième jour, la glande suppure abondamment.

Le quatorzième jour, elle est complètement fondue, et par conséquent entièrement disparue ; la suppuration est moins abondante ; la plaie se ferme. — Les frictions de proto-chlorure de mercure avaient été jusqu'alors continuées sans interruption ; mais la dernière est faite ce jour-là.

Les jours suivans, on augmente graduellement la nourriture du cheval ; mais on continue toujours le régime blanc. Les croûtes de la pituitaire sont tombées ; il ne reste plus de plaie sur la muqueuse nasale que du côté gauche, dans un endroit où, en saignant, on a ouvert l'une des pustules qui, dès l'invasion de la maladie, existaient de ce côté.

Enfin, depuis ce temps, ce cheval continua, jusqu'au 30 septembre 1827, à se montrer bien guéri ; il a constamment fait son service, et a continué à jouir de la plus complète santé. Au reste, je ne dois pas oublier d'avertir que ce traitement a été fait par un temps très-froid, mais bien sec.

Cinquième observation. — Le *Cius*, n.° 89, du 2.ᵉ escadron, cheval âgé de neuf ans, jetait par la narine gauche, et était fortement glandé du même côté le 6 février 1822. Il entra de suite à l'infirmerie ; fut traité par les saignées nasales et les frictions du proto-chlorure de mercure sur les gencives, et se trouva bien guéri le 22 du même mois. Il sortit bientôt de l'infirmerie ; n'a pas cessé un instant de faire son service, et n'a montré cependant, depuis ce temps, aucun symptôme de maladie.

Sixième observation. — Le *Clou*, n.° 72, du 2.ᵉ escadron, cheval âgé de six ans, devint, le 15 janvier 1822, affecté d'un flux fœtide et adhérent, ayant lieu par la narine gauche ; il était glandé du même côté. Le même jour il entra à l'infirmerie, fut saigné le lendemain et tous les jours suivans, jusqu'au cinquième inclusivement, du sinus veineux de la pituitaire ; reçut en même temps six frictions successives de huit grammes chacune de

proto-chlorure de mercure, vit promptement tous
les symptômes maladifs qui existaient en lui céder
à l'emploi de ces moyens, fut complètement guéri,
et rentra dans son escadron, pour reprendre son
service, le 31 du même mois.

J'ai dit, en parlant des saignées locales pratiquées dans le traitement de la *morve*, qu'elles
avaient même quelquefois fait disparaître et cicatriser, pendant un certain temps, les ulcérations
chancreuses de la pituitaire dans cette maladie; je
vais en rapporter quelques exemples. A la vérité,
aucun des chevaux dans lesquels elles ont produit
de tels effets n'a éprouvé une guérison durable; et
cependant, je crois devoir exposer ces faits, pour
démontrer tout ce que l'on peut attendre quelquefois, dans le traitement de la *morve*, de la pratique
bien raisonnée des saignées locales surtout.

Déjà, dans les premiers jours du mois de septembre 1821, nous avions obtenu la disparition momentanée des chancres de *morve*, à l'aide des saignées locales plusieurs fois répétées, dans deux
chevaux, le *Basque* et le *Ganelio*, qui furent ensuite abattus, pour *morve*, le 19 du même mois,
lorsque, par les mêmes moyens, nous obtînmes, à
des époques postérieures, les résultats que je vais
rapporter.

1.° Le *Canon*, n.° 121, du 2.ᵉ escadron, très-
vieux cheval de l'armée de la Loire, fut attaqué de

symptômes de *morve* le 14 octobre 1821. Sa maladie fit d'abord des progrès très-rapides; mais elle vit bientôt sa marche être suspendue pendant quelque temps, et conséquemment arrêtée, par des saignées du sinus veineux de la pituitaire, qui lui furent pratiquées dans les premiers jours du mois de novembre, lorsque déjà plusieurs pustules très-prononcées, situées sur la membrane pituitaire frappée d'une inflammation de mauvaise nature, annonçaient en lui la prochaine formation des chancres; mais la *morve* ayant fait encore, postérieurement à cette époque, de nouveaux progrès, ce cheval fut abattu le 20 du mois de décembre. A son ouverture, on trouva, dans le lobe gauche du poumon, plusieurs tubercules assez volumineux, parvenus, pour la plupart, à un état de fonte puriforme, ou, pour mieux dire, de fonte tuberculeuse très-complète.

2.º Le *Gazon*, n.º 57, du 6.ᵉ escadron, cheval âgé de dix-sept ans, et complètement ruiné, entra à l'infirmerie le 14 février 1822, avec un flux chronique ayant lieu par les deux naseaux, accompagné d'engorgemens des ganglions sous-maxillaires. Il fut mis à un régime blanc, à une diète calculée sur les forces de son âge, et soumis à un traitement convenable à son état maladif, que l'on attribua d'abord à un arrêt de la transpiration; mais il devint bientôt chancré, et dut, dès-lors, être considéré comme morveux. Cependant, pour essayer sur lui quels effets il éprouverait par les saignées nasales, il y fut soumis plusieurs jours de suite : elles firent bientôt complètement disparaître les chancres qui existaient en lui, et suspendirent même complètement la marche de sa maladie jusqu'au 1.er mars 1822, que cette affection recommença ses progrès. Ils furent, au reste, bien plus lents que la première fois, et ce ne fut que le 9 du mois d'avril que le *Gazon* fut abattu pour *morve*, pendant que j'étais de service à Paris avec notre régiment ; je ne pus l'ouvrir, car ce cheval était demeuré à notre dépôt, à Melun.

3.° Le *Cythéron*, n.° 90, du 2.° escadron, très-vieux cheval provenant de l'armée de la Loire, mais qui n'avait jamais été malade depuis son arrivée au régiment, entra à l'infirmerie avec une affection d'apparence purement catarrhale, le 5 mai 1822. Ce cheval était très-gras et encore plein de vigueur ; en conséquence, le même jour il lui fut pratiqué une forte saignée générale ; le 8, il paraissait bien guéri, et fut renvoyé de l'infirmerie ; mais le flux nasal s'étant reproduit le 12, et un principe d'engorgement des ganglions sous-maxillaires existant en même temps, ce cheval fut remis à l'infirmerie. Deux jours se passèrent sans qu'on lui fît aucun traitement, seulement il fut mis à un régime blanc.

Le troisième jour, la teinte jaunâtre, mêlée à celle d'un rouge vif, que présentait la pituitaire du côté gauche, et la présence bien manifeste des pustules qui précèdent et forment ensuite quelquefois les ulcérations chancreuses, annoncèrent l'aggrava-

tiou de la maladie ; dès-lors le *Cythéron* fut saigné du sinus veineux de la muqueuse nasale, mais
il ne le fut cependant, comme on le pense bien, que
pour observer de nouveau en lui les effets des émissions sanguines locales sur la marche de ces signes
maladifs. La première saignée procura beaucoup
de sang, et le lendemain ce n'était qu'avec bien
de la peine que l'on pouvait reconnaître, à une
légère teinte bleuâtre qu'elle conservait, la place
que les pustules avaient occupée. L'inflammation de
la muqueuse, et la douleur vive des glandes engorgées, avaient aussi beaucoup diminué ; alors
cette saignée fut répétée plusieurs fois ; mais néanmoins, et malgré les bons effets qu'elle avait d'a-
bord produits, la maladie marcha bientôt, par des
progrès très-rapides, vers son dernier terme, puisque le 29 de mai le *Cythéron*, qui, à cette époque,
était très-fortement chancré, fut placé dans l'écurie
réservée pour les chevaux morveux destinés à être
abattus ; cependant on réitéra encore sur lui les saignées locales plusieurs fois et à des intervales très-
rapprochés, et ce fut même avec tant d'effet, que
ses chancres disparurent aussi complètement que
s'ils n'avaient jamais existé. Enfin, le *Cythéron*
cessa aussi de jeter ; mais il conserva encore long-
temps un engorgement assez prononcé des ganglions
lymphatiques, qui fut très-lent à disparaître.

Le 20 août 1822, le *Cythéron*, qui était redevenu
légèrement glandé, fut réformé ; dans cet état, je
ne jugeai pas prudent de le laisser vendre ; aussi

fut-il abattu ; mais des empêchemens causés par mon service s'opposèrent, à mon grand regret, à ce que je pusse, par l'exploration du cadavre, constater quel était alors son état intérieur.

4.° La *Bia*, n.° 122, du 1.er escadron, jument âgée de quatre ans, d'une très-faible constitution, arrivée de remonte le 21 avril 1822, entra, le même jour, à l'infirmerie avec une gourme asthénique, dont elle était affectée depuis quelque temps ; partit, dans le même état, pour le vert, le 20 de mai, y demeura jusqu'au 28 juin sans éprouver, dans sa maladie, aucune amélioration, rentra alors à l'infirmerie, à Melun, où elle fut placée avec les chevaux suspects de *morve*. Dans le courant du mois de juillet, il se manifesta en elle plusieurs chancres larges et profonds sur la membrane pituitaire du côté gauche ; elle fut alors saignée plusieurs fois du sinus veineux de cette membrane, afin d'éprouver si les saignées locales feraient disparaître ses chancres ; ce résultat eut effectivement lieu ; et depuis ce temps la *Bia*, qui vécut encore jusqu'au 15 de décembre, mais qui, sous le rapport de l'embonpoint, était dans un très-mauvais état, a bien toujours conservé un léger flux nasal, et des engorgemens des glandes sous-maxillaires, mais sans que sa maladie ait paru cependant faire aucun progrès bien sensible, au moins jusqu'au 30 de novembre.

5.° Enfin, une jument limousine, très-vieille, petite, d'une constitution nerveuse, faible, délicate et maladive, appartenant à un capitaine de notre

⋆

régiment, devint morveuse dans le mois de décembre 1821, et bientôt elle se montra chancrée;
cependant, son maître desirant qu'on se livrât sur
elle à quelques tentatives de traitement, elle fut,
entr'autres essais, soumise plusieurs fois aux effets
des saignées locales, et ensuite à l'application des
sangsues dans les cavités nasales : chaque fois que
nous avons employé sur elle ces moyens, nous
avons vu toujours les ulcérations chancreuses de la
membrane pituitaire se sécher, et disparaître pendant quelques jours, mais pour se montrer bientôt
de nouveau sur les endroits voisins de ceux qu'elles
avaient d'abord occupés. Cette jument fut enfin
abattue, mais il ne m'a pas été possible d'en faire
l'ouverture.

§ VI. *Exemple d'hémorragies nasales spontanées
guérissant la* morve.

Depuis que j'ai tourné mes réflexions du côté des
effets que produisent les saignées locales dans le
traitement des affections chroniques du cheval, qui
existent avec flux par les naseaux, j'ai remarqué le
fait suivant :

La *Donna,* n.° 92, du 3.° escadron, jument
d'une constitution très-grêle et très-faible, âgée de
quatre ans, arrivée dans notre régiment le 24 de
décembre 1821, était dans un très-mauvais état de
santé, lorsque, le 20 de mai, elle partit pour le
vert. Le 22 du même mois, elle y entra à l'infirmerie avec une gourme asthénique accompagnée

de symptômes d'un très-mauvais caractère, et fut traitée convenablement à son état; mais, malgré tous les soins qui lui furent donnés, elle ne guérissait pas; bientôt, au contraire, elle ne jeta plus que par la narine droite, et ne se montra plus glandée que de ce seul côté. Il est bon de remarquer ici que, pendant qu'elle était au vert, les engorgemens, très-prononcés, des ganglions sous-maxillaires qu'elle présentait, n'ayant paru disposés ni à suppurer, ni à se résoudre, furent profondément cautérisés. Elle rentra du vert le 28 juin, avec une cicatrice de ces glandes assez bien opérée; mais elle continuait à jeter par la narine droite : enfin, elle conserva ce flux nasal jusqu'au 6 de juillet. A cette époque, elle éprouva, à deux reprises successives, et en vingt-quatre heures, d'assez fortes *hémorragies* de la même narine par laquelle elle jetait depuis si long-temps. Depuis ce même temps, le flux qu'elle éprouvait a entièrement cessé de lui-même, et la jument est rentrée dans son escadron le 26 juillet, où, depuis lors, elle a encore ensuite et pendant long-temps fait son service.

Si, dans un cas de flux nasal causé par une affection aussi éminemment chronique que celle dont il vient d'être question, la nature a mis fin d'elle-même aux signes extérieurs de la maladie, par des hémorragies spontanées, et cependant suffisamment copieuses pour anéantir complètement l'irritation qui en était la source, pourquoi, quand une maladie du même genre se prolonge indéfiniment, et surtout quand l'engorgement de la pituitaire et de ses vaisseaux capillaires sembleraient alors en offrir l'indication, ne chercherions-nous pas aussi à imiter les procédés de la nature, et à faire cesser la maladie, par un usage sagement raisonné, tant des saignées, soit générales, soit locales, que des moyens capables d'aider à leurs effets? Ce fait, examiné isolément, prouverait bien peu, sans doute ; mais rapproché de ceux dans lesquels des saignées de tous genres ont également, et dans des cas de maladies chroniques avec flux par les naseaux, produit de bons effets, il est peut-être une nouvelle preuve que les émissions sanguines, qui d'ailleurs, quand elles sont locales, dégorgent plus ou moins directement les capillaires des parties affectées, pourraient être très-efficaces dans la cure de ces maladies: c'est à l'expérience qu'il appartient de nous l'apprendre, et je ne soumets ces idées au jugement éclairé des vétérinaires instruits que comme de simples vues qui me paraissent mériter d'être éclaircies par des expériences suffisantes.

Une partie des observations que je viens de rapporter semble donc démontrer,

1.° Que les effets de la cautérisation, appliquée tant sur les cavités nasales que sur les parois thoraciques, ne paraissent pas devoir être très-efficaces dans le traitement de la *morve*, et qu'il en est de même des embrocations faites sur les glandes engorgées, avec un mélange de térébenthine et de proto-chlorure de mercure ;

2.° Que quand les saignées, mais plus particulièrement celles localement pratiquées sur le sinus
veineux de la pituitaire du côté affecté, ne font pas
disparaître complètement, et pour toujours, le flux
nasal, l'inflammation, soit vive et récente, soit
chronique, qui le produit, et même les pustules
qui précèdent les chancres, ainsi que ces ulcères
chancreux eux-mêmes qui sont le signe pathognomonique de la *morve,* elles retardent au moins,
très-incontestablement, la marche de cette maladie ;
qu'elles en suspendent parfois momentanément les
effets, en produisant, pendant un certain temps,
la disparition de ses principaux symptômes ; enfin
que, quelquefois aussi, elles procurent la guérison
plus ou moins prolongée, ou même, quoique plus
rarement au reste, une guérison aussi complète
qu'assurée (1); et enfin qu'aucun autre moyen ne
semble produire plus souvent que les saignées des
effets aussi avantageux ;

---

(1) Le rapport fait, en 1822, par M. *Huzard* père, à la Société royale et centrale d'agriculture , contient la mention
d'une Observation de M. *Gaullet,* vétérinaire à Bar-sur-Aube,
qui est relative à un cheval morveux, lequel a été complètement guéri après avoir perdu assez de sang pour éprouver une
syncope. Or, je crois devoir faire observer ici, que les effets
singulièrement remarquables que nous avons obtenus dans la
morve, par les grandes émissions sanguines, tant générales que
locales, me semblent fournir une explication , assez plausible,
de la manière dont a pu agir ici la cause qui a déterminé la
guérison du cheval dont il s'agit.

3.º Que les frictions, sur les gencives et sur la face interne des lèvres, faites avec le proto-chlorure de mercure, procurent souvent une guérison entière et avantageuse des engorgemens des ganglions lymphatiques, lorsqu'après les effets des saignées ils persistent à exister dans les chevaux qui ont été affectés de symptômes de *morve;*

4.º Que dans aucun des chevaux qui ont été soumis à la pratique des saignées, ces moyens de traitement ne sont demeurés sans effets actuels; car, quels que peu marqués qu'aient été ces effets, ils ont toujours paru modérer, au moins d'une manière momentanée, la gravité des symptômes de la *morve;*

5.º Enfin, que les effets obtenus par les moyens exposés dans le premier paragraphe, sont au moins de nature à faire sentir la nécessité d'essayer de nouveau, dans le traitement de la *morve,* l'emploi combiné convenablement du deuto-chlorure de mercure, des acides minéraux, et d'une diète très-sévère, qui, sur sept chevaux, ont paru en guérir deux.

C'est pourquoi j'ai cru devoir appeler sur l'emploi de ceux de ces moyens dont les effets se sont montrés si énergiques, et sembleraient pouvoir devenir si utiles, toute l'attention des vétérinaires praticiens.

FIN.

TABLE.

FIN DE LA TABLE.

ERRATA.

Pag. 3, *lig.* 19, flegmon ; *lisez*, phlegmon. . . . . } et partout où ces mots sont
Pag. 9, *lig.* 28, flegmasiques; *lisez*, phlegmasiques, } écrits de même.
Pag. 8, *lig.* 29, le *Dermitite ; lisez*, la *Dermitite.*
Pag. 80, *lig.* 27, et il ignore ; *lisez*, et j'ignore.
Pag. 91, *lig.* 21, pistachier ; *lisez*, baguenaudier.
Pag. 112, *lig.* 24, la promptitude qui a reproduit ; *lisez*, la prompti-
tude avec laquelle s'est reproduit.
Pag. 274, *lig.* 25, qu'il ne fût ; *lisez*, qu'il ne se fût.
Pag. 285, *lig.* 14, courte-ouverture ; *lisez*, contre-ouverture.
Pag. 286, *lig.* 17, n'existe ; *lisez*, n'excite.